Psychodrama in the 21st Century
Clinical and Educational Applications

21世纪心理剧

［美］雅各布・格肖尼（Jacob Gershoni） 主编

詹启生 李永慧 等 译

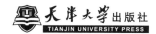

天津大学出版社
TIANJIN UNIVERSITY PRESS

The original English language work:
Psychodrama in the 21st Century, first edition
isbn: 9780826121752
by Jacob Gershoni MSW, ACSW, TEP
has been published by:
Springer Publishing Company
New York, NY, USA
Copyright © 2004. All rights reserved.
天津市版权局著作权合同登记号:02-2020-135号

图书在版编目(CIP)数据

21世纪心理剧/（美）雅各布·格肖尼
（Jacob Gershoni）主编；詹启生等译.—天津：天津大
学出版社，2020.10（2024.4重印）
ISBN 978-7-5618-6806-5

Ⅰ.①2… Ⅱ.①雅… ②詹… Ⅲ.①戏剧－应用－精
神疗法 Ⅳ.①R749.055

中国版本图书馆CIP数据核字(2020)第219578号

21 SHIJI XINLIJU

出版发行	天津大学出版社
地　　址	天津市卫津路92号天津大学内（邮编:300072）
电　　话	发行部:022-27403647
网　　址	www.tjupress.com.cn
印　　刷	天津泰宇印务有限公司
经　　销	全国各地新华书店
开　　本	169mm×239mm
印　　张	14
字　　数	290千
版　　次	2020年10月第1版
印　　次	2024年4月第3次
定　　价	49.00元

Foreword 主编序言（英）

It is an honor to have *Psychodrama in The 21st Century: Clinical and Educational Application* translated into Chinese. Previously, it was translated into other languages, including Portuguese and Turkish.

Traveling around the world, I have conducted psychodrama and sociometry workshops in many countries, where I do not speak the local language. With the simultaneous help of a translator, it was possible to do this work and to notice the universalities of human emotions, struggles and triumphs. While traveling, I learned a great deal about various cultures and noticed nuances of norms, modes of behavior and the specific history of the local people. It is this interest that motivated me to join the International Association of Group Psychotherapy and Group Processes (IAGP), where I serve on the board of directors.

A visit to China left enduring memories. In the year 2007 I was invited to a psychodrama conference in Suzhou, a city renowned for its beautiful canals and gardens. This was an opportunity to visit the region, beginning with Shanghai, a thriving city with an old history well represented in the great museum and many other historic sites and cultural institutions.

I would like to thank Professor Qisheng Zhan from Tianjin University for taking the initiative in translating this book. This book is a collaboration of colleagues from around the globe, and I hope it will continue to demonstrate the connective power of sociometry and psychodrama.

Jacob Gershoni, LCSW, CGP, TEP
The Sociometric Institute in New York
July 2020

Foreword 主编序言（中）

　　很荣幸，我的著作《21 世纪心理剧》一书被翻译成中文。此前，它曾有过葡萄牙语和土耳其语等其他语言的译本。

　　我周游世界，曾在许多不懂当地语言的国家举办过心理剧和社会测量学研讨会。在翻译人员的帮助下，我们成功地完成了这些工作，并注意到人类情感、奋斗和胜利的普遍性。在旅行中，我了解了很多不同的文化，注意到当地人的规范、行为模式和特定历史的细微差别。正是这种兴趣，促使我加入了国际团体心理治疗和团体分析协会(IAGP)，目前我担任其董事会成员。

　　中国之行给我留下了难忘的回忆。2007 年，我就来过中国，我应邀参加了在苏州举行的一场心理剧会议，苏州是一座因美丽的运河和花园而闻名的城市。这是一个访问这片土地的机会，于是我从上海这座繁华的城市启程，其悠久的历史在博物馆以及许多其他历史遗迹和文化机构中得到了很好的体现。

　　感谢天津大学詹启生教授主持翻译本书。这本书是世界各地同人们合作的结晶，我希望它能继续展示社会测量学和心理剧的联结力量。

　　　　　　　　　　　　　　　　　　　　　雅各布·格肖尼
　　　　　　　　　　　　　　　　　　　　　纽约社会测量研究所
　　　　　　　　　　　　　　　　　　　　　2020 年 7 月

Preface of translator 译者前言 ■■■■■

　　当我准备组织翻译《21世纪心理剧》这部著作时，关于心理剧的一个个片段在头脑中油然而生……

　　心理剧，始于1921年，由著名心理学家莫雷诺创立。

　　心理剧传入中国是在20世纪80年代，中国高校部分心理学工作者开始对心理剧产生兴趣，并开始在报纸杂志等媒介上介绍关于心理剧的一些知识或理论。

　　2001年5月20日，我在南开大学组织创建了心理协会，并担任了第一届南开大学心理协会理事长，同时把心理情景剧作为心理协会的活动之一。2001年12月31日，在学校元旦晚上，负责编导演出了"爱需要理解与宽容"的剧目。

　　首届上海高校心理情景剧邀请赛于2003年在华东理工大学成功举办；天津大学在2007年举行了第一届全校心理剧大赛，同年还举办了第一届天津市心理剧大赛；2009年衡水中学开始引入校园心理剧创新推动学生心理健康工作；2011年华东理工大学新校区首届心理情景剧大赛举行……

　　2018年5月31日，由中国心理学会心理危机干预工作委员会、全国高校心理委员研究协作组策划组织的首届全国高校心理情景剧大赛由天津师范大学与天津大学联合举办。

　　2019年5月31日，第二届全国高校心理情景剧大赛在西安电子科技大学成功举办。

　　2019年11月14日，在第十四届全国高校心理委员工作研讨会开幕式上中央电视台与全国高校心理情景剧大赛组委会联合启动了"剧暖心"行动计划。

　　第三届全国高校心理情景剧大赛决赛原定于2020年5月29日（星期五）在中南大学举行（从2020年开始，把"每年五月的最后一个星期五"作为"全国高校心理情景剧大赛决赛日"）。尽管因为疫情，决赛延期举行，但心理情景剧剧本大赛如期举行，截至2020年6月10日共收到465个参赛的心理情景剧剧本……

　　我明显地发现，二十多年来，中国的心理剧发展是非常迅速的。心理剧不仅作为一种心理疗法在心理治疗中逐步得到应用，而且更重要的是它作为一种传播心理健康的活动方式受到了广大高校甚至中小学师生们的欢迎。

　　同时，我也清醒地意识到，心理剧以及由此形成的具有中国特色的心理情景剧的理论探索仍是薄弱的，为此，我在2018年首届全国高校心理情景剧大赛时就创立了心理剧论坛，并且连续两届主持心理剧论坛并做主旨发言。

另外，关于心理剧的译著就更少，我看过几本，如《客体关系理论与心理剧》与《心理剧导论：历史、理论与实务》，但这都是中国台湾学者分别在 1998 年与 2004 年翻译的著作。

因此，当我第一次在互联网上看到《21 世纪心理剧》时，尤其是看了其内容介绍中讲到"心理剧与其他心理疗法的关系；心理剧在不同人群中的应用；心理剧在教育、培训与咨询中的应用"时，我的第一想法是希望获得这本著作，精细阅读，如果有可能最好能把此著作翻译为中文。

感谢留学基金委等的资助，在 2014—2017 年先后三次前往纽约市立大学、哥伦比亚大学访学时，我与《21 世纪心理剧》的主编 Jacob Gershoni 有了面对面交流的机会，并且专门参加了其主持的心理剧工作坊，在亲身体验心理剧魅力的同时，也初步谈好了翻译此著作的意向以及在中国开展连续两年心理剧培训项目的设想。由于种种原因，2018—2019 年 Jacob Gershoni 的连续两年心理剧培训项目虽然延后，但第一届与第二届全国高校心理情景剧大赛得以成功举办，并开创了一个中国高校心理健康教育活动的品牌。

为了进一步落实《21 世纪心理剧》的翻译事项，我预定了 2020 年 2 月往返纽约的机票，计划与 Jacob Gershoni 再次商定此事，突发的疫情虽然使纽约之行未成行，但经天津大学出版社有关老师的共同努力，我们把翻译的版权最终落实了，在此对天津大学出版社表示感谢。

在此特别感谢华东理工大学李永慧老师、东南大学邓旭阳老师、华中农业大学张延华老师参与本书的翻译。詹启生负责翻译第 1 章至第 8 章，该部分主要介绍心理剧与其他心理疗法的关系，如心理剧与团体心理治疗、家庭系统治疗、结构式家庭治疗、艺术治疗、心身治疗等的关系以及心理剧在日常生活中的应用等。李永慧老师负责翻译第 9 章至第 14 章，该部分主要介绍心理剧在不同人群中的应用，其中包括心理剧在潜伏期儿童、退伍军人、地震创伤患者、创伤与成瘾女性、LGBT 群体以及异性恋与同性恋夫妇等人群中的应用。邓旭阳老师负责翻译第 15 章至第 16 章，该部分主要介绍心理剧在体验教育与培训中的应用。张延华老师负责翻译第 17 章，该部分主要介绍心理剧在咨询中的应用。

感谢 Jacob Gershoni 的全力支持，感谢 Springer 出版公司的 Reina Santana 以及负责联络的 Jake Scott，正是你们的精心付出促成了此书的出版。

詹启生 于北洋园

2020 年 6 月 21 日，星期日

Editor in chief

雅各布·格肖尼（Jacob Gershoni），MSW，ACSW，TEP，编辑，曼哈顿私人诊所的心理治疗师，纽约长老会医疗中心的医务社会工作者。他毕业于耶路撒冷希伯来大学和密歇根大学，后来成为纽约市皇后区儿童指导中心的高级工作人员，专门从事家庭治疗。他对心理剧的兴趣促使他与心理剧培训研究所的联合导演罗伯特·西罗卡（Robert Siroka）和杰奎琳·西罗卡（Jaqueline Siroka）一起接受了多年的培训。雅各布是一名训练师、教育家和实践者，获得了美国心理剧、社会测量学和团体心理治疗考试委员会的认证。他现在领导培训和心理治疗小组，并在美国、土耳其、以色列和一些欧洲国家举办了许多研讨会和工作坊。与此同时，雅各布一直隶属于几个咨询中心，为纽约的女同性恋者、男同性恋者、双性恋者和变性人社区提供服务。2001 年，他因在变性人社区的工作而获得了美国团体心理治疗和心理剧协会颁发的尼尔·帕萨里埃洛纪念奖（Neil Passarielo Memorial Award）。

Foreword   序 ■■■■■■

雅各布·列维·莫雷诺（Jacob Levi Moreno）医学博士的开创性工作影响了本书的每一位作者。一些作者直接与莫雷诺一起学习。然而，大多数人都接受了第二代教练的心理戏剧和社会测量运动的培训。莫雷诺的作品更多的是像"约翰尼·阿普尔塞德（Johnny Appleseed）"（译者注：约翰尼·阿普尔塞德是美国 1774 年开垦时代的乌托邦题材农场童话《撒播希望种子的约翰尼》中的民间英雄，他穷尽 49 年时间撒播苹果种子，梦想创造一个人人衣食无忧的国度）。他的原创作品催生了许多变种和应用。这些创新是由培训者和实践者的个人倾向以及文化力量塑造的。如果像笔者一样了解莫雷诺，就会非常肯定他对作者描述的广泛的创造性应用感到满意。如果创新和开创性的贡献没有被注意到，或者被错误地归因于其他人，他也会很快注意到。莫雷诺确实是一位开创性的思想家。我们将留给其他人来确定每个特定概念、方法和技术的继承关系。可以说，莫雷诺的许多原创思想直接或间接地、有意识或无意识地影响了当代的心理治疗场景。

在莫雷诺创造、发展或强调的许多思想中，以下几部分以不同的形式包括在内：

（1）作为角色扮演者的人；

（2）自我从角色中走出来；

（3）自我是一种人际关系，而不是个人结构；

（4）自发性和由此产生的创造力是人类发展的动力；

（5）作为存在力量运行于社会关系中的"远距离"因素（相对于移情模型）；

（6）群体结构共同决定角色行为，并可由参与者进行评估（社会测量学）；

（7）心理治疗同时使用行动和言语——"展示和讲述"比"讲述"更完整；

（8）治疗师是客户/主角戏剧的积极制片人兼导演；

（9）心理戏剧疗法针对夫妇、家庭、自然和团体、组织以及个人；

（10）所有的心理治疗本质上都是集体治疗；如果不考虑个人的社会因素，就不能对其进行治疗；

（11）快乐、创造力和笑声对人类的生存至关重要，因此应该成为心理治疗的一部分。

1974 年，莫雷诺去世。当时，笔者是美国团体心理治疗和心理剧协会（1942

年由莫雷诺创立）的主席，在年会上向该组织发表讲话时表示，虽然莫雷诺的许多想法至少已有 50 年的历史，但还需要 50 年的时间才能理解和欣赏他的工作。本书通过阐述莫雷诺作品的一些力量、深度、广度和范围，让我们离这一目标更近了一步。

罗伯特·W. 西罗卡（Robert W. Siroka）

社会测量学研究所所长

纽约

Preface　　　　　　　　前　言 ■■■■■■

　　太多的心理治疗教科书忽视了心理剧所取得的进步：莫雷诺的书中没有发现新的修改、应用和与其他方法的整合。写这本书的决定是在最近的一次社会测量学研讨会上做出的，研讨会的负责人是纽约市社会测量研究所的联席主任雅奎·西罗卡（Jacquie Siroka）和鲍勃·西罗卡（Bob Siroka）。几十年来，他们已经用行动方法培训了无数的实践者，教授他们独特的和极富创造性的方式，这些方式将社会测量学、心理剧和团体治疗整合到每个小组会议和每个研讨会中。这些会议的参与者被工作的艺术性和有效性所吸引，被这些干预的优雅风格和权威所感动，我们开始认识到其基础上的、潜在的、累积的和系统的知识。我们感觉到有必要与其他专业人员分享这些知识，无论他们是否接受过这种特定的心理戏剧性练习方法的培训。

　　这些方法的一个内在特征是它们对广泛的问题、客户群体，甚至其他理论方法的可用性和适用性。这种能力可以说是其他任何单一治疗方法所无法比拟的。因此，通过应用的视角来组织本书似乎是合乎逻辑的。创新者以许多不同的方式使用了心理剧，他们在接下来的章节中描述了他们的工作。

　　如果说本书的所有作者之间有一个单一的链接，那就是我们从莫雷诺和他的学生们的写作、哲学和终身工作中获得的灵感。他的许多想法和技术已经被思想兼收并蓄的精神健康专业人员以次要或部分的方式采用。今天，相当多的知识证明了莫雷诺遗产的有效性和丰富性，而且进一步创新扩展的可能性是无限的。通过最容易接触到的例子：广泛的临床和教育应用，21世纪的心理治疗提供了其中的一些可能性，但绝不是全部。

　　这些作者皆因他们的演讲和出版物而闻名。一些人主要接受了其他方式的培训，如精神分析、家庭治疗、艺术治疗或格式塔治疗。本书许多章节描述了如何创建处理特定问题或患者群体的新模型。他们的创造力和原创性可能会激励其他从业者，丰富他们的工作内容，并活跃他们与自己的客户和团队的互动。

Acknowledgements 致 谢 ■■■■■■

　　这本由许多朋友和同事合作完成，他们花时间撰写并慷慨地贡献了他们的知识。鲍勃·西罗卡（Bob Siroka）和雅克·西罗卡（Jacquie Siroka）的持续支持对构思的形成和本书的撰写至关重要。我也要感谢社会测量学研讨会的其他参与者：路易丝·利普曼（Louise Lipman）、南·纳利-赛义夫（Nan Nally-Seif）、艾琳·里奥丹（Eileen Riordan）和亚瑟·利特曼（Arthur Littman）。在一次研讨会上，我们讨论了本书的许多主题并在实践中检验了它们，这不但拉近了彼此的距离，并让我们乐在其中。我应该对海琳·弗里德曼（Helene Friedman）表示感谢，我珍视与她的友谊以及她的智慧和广博的知识。如果没有她的帮助和积极推动，本书就不会面世。心理学家、作家查尔斯·西尔弗斯坦（Charles Silverstein）博士是女同性恋者、男同性恋者、双性恋者和变性人社区的杰出领袖，他也很慷慨地提供指导和建议。亚当·布拉特纳（Adam Blatner）、海伦·马丁（Helen Martin）、赫伯·普罗珀（Herb Propper）、韦恩·拉文德（Wayne Lavender）和马特·汤托诺兹（Matt Tontonoz）提供了额外的编辑帮助。哥伦比亚大学图书馆的希拉·金（Sheila King）和菲比·阿特金森（Phoebe Atkinson）帮助我找到了所需要的参考资料。最重要的是，我的伴侣杰拉尔德·鲁森达尔（Gerald Roosendaal）不断的鼓励、持续的情感支持和技术援助是无与伦比的。

雅各布·格肖尼

纽约

2003 年 10 月

Introduction 介　绍 ■■■■■■

　　《21世纪心理剧》分为三个部分。第一部分涉及与其他方法的整合。路易丝·利普曼（Louise Lipman）写到了社会测量学、心理剧和团体治疗的三位一体理论体系。她的方法是最不折中的，证明了独立于其他理论取向的这三种方法交织在一起的价值。将这些等同于科学的力量、艺术的优雅以及群体过程的治愈和闭合，利普曼描述了三位一体系统的有效性。精神分析学家桑德拉·加菲尔德（Sandra Garfield）通过团体治疗中的心理剧描述了她自己的移情分析品牌。尽管莫雷诺是系统思想的先驱之一，他从患者的家庭和社会背景来看待他们，但在后来被称为家庭疗法的大多数领导人中，他的创造性和史无前例的工作没有得到赞扬。雅各布·格肖尼（Jacob Gershoni）写道他在与儿童的工作中发展出一种模式，将心理剧和结构性家庭治疗结合在一起。克里斯·法默（Chris Farmer）和玛西娅·盖勒（Marcia Geller）根据默里·鲍恩（Murray Bowen）和心理剧的系统理论描述了他们的合作。

　　莫雷诺认为思想、身体和精神是不可分割的，并强调了想象力、幻想和精神维度对健康的个人和公共功能的重要性。玛丽·安妮·卡斯韦尔（Mary Anne Carswell）和克里斯蒂·马格劳（Kristi Magraw）在第一部分描述了连接心灵、身体和精神的模式。根据他们的说法，身体的信息被编码成感觉、图像和情感。翻译这些信号的关键在于我们进入身体的非线性经验世界的能力，然后用我们有意识的、理性的头脑来表达我们所感受到的和所看到的。心理戏剧性的技巧被用来达到理想的平衡与和谐。在第一部分的最后一章，作者让·B.彼得森（Jean B. Peterson）详细介绍了艺术治疗与心理剧的结合。

　　第二部分的章节描述了心理剧在不同群体中的应用。莫雷诺发展了角色理论和人格发展理论，现在不使用角色扮演来接受治疗师的培训是不可想象的，就像没有总统候选人会在没有模拟的情况下为选举前的辩论做准备一样。这些都是莫雷诺原著的衍生品。心理剧的这种非临床应用是亚当·布拉特纳（Adam Blather）关于心理剧在日常生活中应用的章节的主题。布拉特纳是心理剧和社会测量学方面最多产的作家，他用大量的例子说明心理剧可以用来提升小群体的情商和自信，从而有利于强化其与大群体的亲密关系，促进冲突的解决。第二部分的其他作者描述了行动方法在不同群体中的创新应用，与儿童（玛丽·乔·阿马特鲁达）和青少年（马里奥·科萨）的创造性工作模式以及夫妻治疗的技术（约瑟夫·罗曼斯）一起阐述。另外还有专门讲述从创伤中康复的情况。伊莱恩·卡默罗塔（Elaine Camerota）和乔纳森·斯坦伯格（Jonathan Steinberg）描述了他们与美国退伍军人及其家人的工作情况。基于最近的研究，人们越来越深刻地认识到，体验式工作在帮助创伤幸存者方面特别有效。伊斯坦布尔心理剧社区的领导人丹尼兹·阿尔蒂奈（Deniz Altinay）描述了土耳其地震受害者的工作，反映了社会危机干预的应用。田·代顿（Tian Dayton）专注于女性的创伤和成瘾工作。格肖尼在女同性恋者、男同性恋者、双性恋者和变性人社区的工作展示了心理剧是如何有效地处理内部和外部冲突的。在这一章的案例中，有一个在主流社区中心举办的系列研讨会——这仅仅是莫雷诺观点的另一个例证，即治疗工作可以在任何地方、任何阶段进行。

第三部分涉及行动方法在教育、培训和咨询中的应用。克里斯·法默（Chris Farmer）展示了在医生的咨询和培训中使用系统方法的心理剧的效力。赫伯·普罗珀（Herb Propper）是一位在文学、神话和戏剧方面的大师，他在课堂上详细介绍了这些方法的整合。律师詹姆斯·利奇（James Leach）描述了他在审判律师工作的不同阶段使用心理剧进行培训：陪审团选择、直接审查、交叉询问、开庭陈述和结案陈词。这项工作新颖，令人兴奋，以知识为基础，而且目的明确。

尽管人们对行动方法的魅力、有效性和强大的影响赞不绝口，但许多心理健康从业者并没有在这些方面上接受过良好的培训。正如作者所展示的那样，心理剧和社会测量学既可以作为独立的方法使用，也可以与其他方式结合使用。行动方法的广泛性、兼容性和多功能性使作者能够试验想法和技术，并发出自己的具有创造性的声音。我们希望本书将鼓励其他人探索和拓展自己的工作和愿景。

注释：

为保护客户和团体成员的隐私，身份识别的信息已被更改。案例的目的是突出方法和技巧，而不是辨认真人。

对于不熟悉心理剧和社会测量学基本概念和技巧的读者，我们建议阅读亚当·布拉特纳（Adam Blatner）的《表演》，其内容是基本概念的一般介绍。《心理剧的基础》是布拉特纳的另一部重要著作。它是对心理剧历史和理论中涉及的更深层次问题的智力检查，包括一个词汇表和一个广泛的参考清单。

Contents 目录

第一部分
心理剧与其他方法

第1章 | 三位一体系统：社会测量学、心理剧和团体心理治疗

露易丝·利普曼

当我开始研究心理剧的时候，我不知道心理剧的创造者雅各布·列维·莫雷诺（Jacob Levy Mereno）认为它是一个三位一体的系统。而我把心理剧看作一个整体。直到我开始准备我的第一个认证考试并阅读相关文献，我才意识到莫雷诺的三位一体系统的复杂性和优雅性。我的训练完全整合了社会测量学、心理剧和团体心理治疗。它们不是单独的学科。它们一起共存，相互依赖，以我当时无法想象或理解的方式交织在一起。

从那时起，我开始理解和欣赏这种方法微妙的复杂性、这一多层次过程中各阶段之间的无数联系以及它们相互支持和丰富的方式。每当我看到这幅织得富丽堂皇的"挂毯"有了新的一面，我都感到意外和震惊。我很惊讶莫雷诺的三位一体系统能够发现并治愈我们内心深处的创伤，教会我们这个世界上的其他存在方式，并通过自发性和创造性，为未来打开新的大门。

在这一章中，我将与大家分享我对社会测量学、心理剧和团体心理治疗是如何密不可分地联系在一起的理解。我将说明社会测量学如何为心理剧的热身、演出和分享过程提供一个框架和基础，并将展示它如何不断揭示群体的公开和隐蔽的结构，同时在不同的层次上促进群体过程和个人康复。

社会测量学不容易写，因为它本质上不是线形的，而是圆形的。读者必须记住，社会测量学信息是随着时间的推移一层一层揭示出来的，它是累积的。对群体复杂性的真正理解来自能够深入的多层次宇宙，这个宇宙是由群体成员的社会测量感知构建的，因为他们向彼此展示了他们个人和集体的社会原子。我们在社交方面受到了伤害，心理剧使我们能够重新体验"此时此刻"中最初的创伤，发展新的角色来应对伤害，并修复社交创伤。团体心理治疗最终帮助我们在处理和认知上标记从心理戏剧性行为中出现的经验性学习和新的社会测量结构。然后，这些行动洞察力可以集成到我们的永久知识库中。

在研究方法论之前，我认为理解理论背后的哲学思想是很重要的。当我们通过

社会测量学的视角来看待生活时，我们就在不断审视自己的选择和他人的选择。我们必须始终考虑到这些选择对一个人生活的影响以及它们在一个人的社会原子和与他有联系的其他人的社会原子中产生的反响。

社会原子是莫雷诺（1953）经常提到的世界上必要的人数。我们出生在一个由直系亲属组成的社会原子中，或者正如莫雷诺所说的那样，它是"我们的模范群体"。每个人的社会原子都是一个动态的结构，它会随着个人的生活增长、变化，并最终萎缩。它是自发的，是瞬间的，是不断变化的。社会原子是在特定时间、特定情况下的社会测量关系图。戴尔·布坎南（1984）在描述一个人的社交原子中的关系性质时写道："社交原子映射了我们关系的质量。有些人吸引我们，有些人排斥我们，有些人给我们的感觉是中立的"。

莫雷诺用"电话"这个词来指代一个人在社会原子中积极、消极和中性联系背后的感觉范围。电话是两个人之间的情感之流。莫雷诺认为它是一个人传递给另一个人最简单的感觉单位，这是一种人际关系的体验。"电话（社会力量）是个体之间无形的沟通渠道，它构成了我们社会的黏合剂"（布坎南，1984）。莫雷诺将电话定义为"洞察""欣赏"和"感受"另一个人的真实构成。它是决定个人在群体中地位的主要因素。我们在一个系统中感知自己与他人之间的有目的关系的准确性，将成为我们在任何给定群体中的充分性、成功性和满足感的指标。

我们无论走到哪里，都会随身携带我们的社交原子。每次我们进入一个小组，我们都会带来我们在模型小组社会原子中扮演的角色以及在那里建立的角色关系。在我们有生之年，这些功能正常和功能失调的角色关系在我们所属的不同群体中被重新创造出来。在心理剧治疗小组中，成员们有机会治愈他们在最初的社会原子中所包含的角色关系中所经历的创伤。人们复制他们在第一个社交原子中扮演的角色，并经常在与其他群体成员的关系中无意识地重新创造这个角色。当群体中的隐性和显性结构通过社会测量学被揭示时，在每个成员的个人生活中运作的转移和传授关系以及群体参与者之间的转移和传授关系也变得清晰可见。

在心理剧方面，莫雷诺（1977）认为，当一个人在新的情况下扮演了以前学到的角色（旧角色），而没有考虑到关系中的当前参与者时，移情就会发生。"电话"发生在此时此地，而移情则发生在"彼时彼地"。当一个人感觉到对另一个人的吸引或排斥只与投射到那个人身上的图像有关时，移情就存在了。这个图像并不一定与另一个人对他或她自己的形象相匹配。"电话"是一个人目前正在与之交往的人的真实知识。心理剧允许小组成员通过社会测量学揭示的电话关系和移情关系工作，并发展新的角色来应对旧问题。

社会测量学允许一个群体通过揭示群体的结构，确定每个人在给定时间内在群体中的地位，同时揭示人际和群体内的过程，来识别群体过程中的问题。它还帮助小组观察在热身、演出和分享的心理戏剧性过程中每个阶段所做的选择。选择的理由反映了每个小组成员深刻且有意义的感受。它们连接着我们无意识的内心生活，未完成的事业，核心的治疗问题，对健康、愿望、希望和梦想的阻碍。社会测量学也给人们关于它们的模式、偏好和价值观的反馈。这种反馈对团队的生活和健康很重要。它是心理戏剧探索的素材。社会测量学为群体直接处理他们的动态、解决冲突和协商角色开辟了道路，最大限度地包容和提高群体凝聚力。

彼得·门德尔森（Peter Mendelson）在《社会测量学作为一种生活哲学》（1976）一书中，将莫雷诺的社会测量学理论定义为一种生活哲学，一种务实的、以行动为导向的哲学。门德尔森列举了构成人文主义——存在主义信仰体系的 10 个主题，他用这些主题进一步阐释了莫雷诺的社会测量哲学。在阅读这篇文章时，我再次意识到理解该方法背后的哲学思想是多么重要，以及这些概念是如何影响在心理戏剧群体过程中使用社会测量学的价值观的。莫雷诺认为这个群体是宇宙的缩影——世界的缩影。通过将莫雷诺的社会测量学哲学与团体心理治疗的心理戏剧方法相结合，我加深了对莫雷诺三位一体系统的理解。

门德尔森（1977）讨论的第一个原则是莫雷诺相信我们是自由的，他挑战我们给自己下的定义。我认为，通过参与社会测量选择，我们有机会在群体环境中做到这一点。每次我们从社会测量学视角（sociometrically）选择一个人、一个地方或一件事，我们就是在塑造我们的身份。我们正在通过我们在特定情况下选择扮演的角色来定义我们的个性。我们在心理戏剧性行为阶段的社会测量学方式揭示了大量关于我们是谁的信息。"在社会测量体系中，自发性是自由的操作表现形式。自发性……是一种力量，人类通过这种力量使自己从集体中独立出来，同时将自己从私人和集体的过去中解放出来"（门德尔森，1977）。莫雷诺认为，人的自发性使其在所有事情上都有选择权。他所做的选择是人类对生活所呈现的东西说是或不是的生存自由的一种表达。

当我们将这些哲学思想应用到心理戏剧过程的实践方面时，我们看到的是社会测量选择的影响。每次小组成员在社会测量学训练（sociometric exercise）中自发做出选择，选择另一名小组成员扮演配角，或者在关闭过程的分享部分透露他们的身份认同时，他们都会暴露自己的内心生活、定义自己，并声称自己是独特的、自我的、自由的。

门德尔森引用的第二条原则是，莫雷诺希望我们培养个性。通过社会测量选择和群体过程，我们雕刻出我们个人生活的雕塑，并让所有人看到。这些选择揭示一个人在群体内外的个人生活的私密细节。

莫雷诺认为："人只有在与其他人互动和真正沟通的情况下，才能最大限度地发挥他的潜力。"第三个原则是"与你的同伴生活在对话中"（门德尔森，1977）。莫雷诺说，最小的生活单元由两个人组成。他说，我们通过与他人的关系来定义自己，没有人存在于真空中。他进一步惊呼，虽然我们在互动中受伤了，但互动也应该是我们疗伤的地方。因此，心理戏剧性团体心理治疗的参与者必须与其他人进行社会测量，揭示他们的喜好、行为模式和价值观，以促进康复。每做一次选择，就会显示出一种人际联系。这些选择是疗愈的途径。社会测量学信息有助于识别问题，然后可以通过心理戏剧性地处理这些问题。社会测量学是心理戏剧性康复的路线图。当心理戏剧工作完成后，每个小组成员的个人社会测量系统以及小组的社会测量系统都会受到影响。在团体心理治疗过程的分享阶段，这些变化可以在认知上贴上标签。然后，新的社会测量关系才会形成，旧的关系才会得到加强或调整，个人和群体层面的误会才能得到澄清。

莫雷诺（1977）假设生活在对话中并不意味着一个人必须放弃自己的自我。在第四个原则中，门德尔森（1977）认为，每个人都有必要重视自己的经验，并能够根据自己的社会计量选择和经验来创造世界。换句话说，一个人必须是其自己生活故事的制作人，通过行动讲述他或她的真相。在第五个原则中，门德尔森指出，一个重要的价值是"完全呈现在当下"（1977）。所有的群体成员都有机会通过他们在群体中自发做出的社交选择和他们选择上演的创造性心理剧来体现这一原则。因此，他们可以使心理戏剧性团队工作在此时此地所做的选择变得可见。

根据莫雷诺（1953）的说法，行动是真理的持有者。在第六条原则中，门德尔森描述了莫雷诺的观点，即创造力问题是"人类赖以生存的枢纽"（1977）。莫雷诺认为，一个人的生存取决于他们的自发性和创造性地生活的能力的持续生产。根据莫雷诺的说法，幸存下来的人是那些能够获得自发性的人，他们做出能够自发地反映自己此刻的选择，创造实现这些选择的角色，并与其他人互动，使这些选择成为现实。社会测量学是帮助群体参与者识别这些选择的框架和基础。然后，心理剧允许他们检查生活中导致他们发展出功能失调行为模式的事件。角色培训随后使一个人能够放弃旧的、无用的行为，创造可替代的角色，并实践与自己社会原子中的人互动的新方式。团体心理治疗有助于整合和理解正在发生的转变。

莫雷诺假设现实是共同创造的。这是通过社交选择来实现的。按照所做的选择行事，在莫雷诺看来，一个人不是一个演员，而是一个合作者。他认为人不能从他的宇宙中分离出来，人和人类是不可分割的。为了理解一个人生活的复杂性，有必要对个人世界和群体中吸引、排斥和中性反应进行社会测量探索。这项检查将显示每个小组成员在小组内外的社会网络，可用的支持系统以及将上演的戏剧，以合作治疗彼此的人际和精神创伤。这项工作是交互进行的,尊重每个人的限制。

门德尔森讨论的第十条原则涉及创造性个体在世界上遇到阻力的事实。然而,莫雷诺不认为这应该阻止我们的探索。自发性和创造性将帮助人们通过创造新角色和转换旧角色来应对阻力,发现新的可能性,并制定适当的解决方案。这些解决方案将通过心理剧的动作洞察力和通过检查社会测量选择重组关系来揭示。

心理剧的三个阶段

社会计量学的哲学原则和这些原则的实际应用是心理戏剧小组工作的三个阶段中不可分割的一部分。通过跟踪个人和群体社会测量学,并利用这些知识为心理戏剧工作提供信息,并照亮过程中的团体心理治疗部分,丰富的体验得到了扩展,治愈的潜力也得到了增强。每一部心理剧都分为三个部分:热身、演出和分享。每一个阶段都是必不可少的。社会测量学贯穿整个过程。这三个阶段是参与者获得完全整合的小组体验、完成过程以及随后整合已出现的材料所必需的。

热身

热身是心理戏剧团体工作的开始阶段。莫雷诺将热身定义为准备行动。下一个阶段是演出,当在热身阶段关注群体的社会测量时,演出会更有深度。在小组的热身过程中,建立了安全网,并建造了一个坩埚来支持和容纳随后的心理戏剧工作。这发生在导演帮助团队成员通过社会计量选择向彼此展示他们不同的角色时。在这一过程中,社会测量学的智力是团队导演的基本要素。心理剧导演需要时刻留意从个体成员和集体群体中涌现出来的社会测量因素。在热身过程中发现的信息使导演和团队能够发现团队结构的"此时此地"中的人是"谁"以及主题是"什么"。

社会测量学使无意识成为意识,因为它揭示了群体的隐性和显性结构。当人们在社会测量练习中选择对方时,它有助于识别群体中的电话关系和移情关系。社会测量学衡量的是人们通过选择而与彼此产生的联系。它是能量系统的制定,这些能量系统在特定的时刻处于任何给定的人类结构中。它赋予团队成员的价值观、愿望和梦想以有形的形式,因为他们清楚地表明了他们的个人和集体选择,阐明了系统中存在的有意识和无意识的价值。当选择被揭示时,成员们形成依恋,确定他们在团体内的支持网络,并找到他们在现在和未来的戏剧中扮演角色所需要的人。

社会测量学有助于群体凝聚力。包含在群体隐蔽结构中的社会测量配置在社会测量练习中随着成员形成可见的二人组、三人体和亚组而显露出来。孤立者被识别出来，群体之星就出现了。这些社会测量学的职位都有积极和消极的部分。最重要的是，他们是更大的社会测量地图的一部分，这个系统在任何给定的时间都在形成群体。社会测量学是当下的潮流，这是自发的。在一个健康的群体中，它总是在变化，而在一个功能失调的群体中，社会测量可能会停滞不前，同样的配置会一次又一次地出现。

角色产生于一个人在系统中的社会测量学的地位。在热身阶段，当成员透露他们的选择时，一个人在群体中的社会测量学的地位就会得到明确。目前，我们能够看到每个人在当前系统中的角色。随着群体隐蔽和公开的社会测量学网络的揭开、主题的浮现，个体参与者的行为欲望变得清晰，群体中存在的开放的紧张系统被定义，列出了该小组的主要关注事项。随后，社会测量学在群体选择主角的过程中起到了重要作用。

演出

社会测量学在心理戏剧过程的动作部分继续运作的方式有很多种。主角对扮演戏剧角色的时间、地点、场景和配角的选择就是他或她的社会测量学的吸引力的例子。它们揭示了主角的个人生活及其团体生活中存在的电话和移情关系。

"边走边说"开启了心理戏剧化的进程。主角和导演一起绕着舞台走，边走边说，让他们建立了治疗联盟，并巩固了他们的社会测量联系。这种联系为支持这部戏剧奠定了基础。"边走边说"还揭示了主角在选择场景时人际和内心的社会测量世界以及将在剧中扮演配角的团队成员。这些选择揭示了主角在他或她的生活和群体中与人、地点、事物和想法的社会测量学联系。导演和主角签订了一份合同，（这合同）将引导他们完成心理戏剧性的行动。在充实这份合同的同时，每一次选择都为主角过剩的、现实的"此时此刻"开始出现的复杂的社会测量图景增添了一层。

心理剧是对主角社会原子的审视。当人们在生活中受到创伤或伤害时，他们的社会原子就会受到影响。关系被丢失、断绝或转变，人际关系被重新安排。当人们的内心角色受到影响时，他们对自己的看法也会改变。心理剧是社会原子修复工作。它帮助参与者重新审视他们过去和现在的社交网络。它在审视社会制度中受到影响的角色时暴露了创伤。通过演出，主角有机会演绎过去或现在发生的任何事情以及未来可能发生的事情。参与者在心理戏剧性动作的此时此地解决社会伤害。新角色的种子已经播下，不同行为的实践开始了。随着新角色的发展和社交关系的转变，自发性会催化创造力。随着关系的转变，创伤开始在社会测量学上愈合。主角开始将新的角色融入他（或她）现有的角色剧目中，随着剧中联盟的修改和重新安排以及在剧组成员警惕的眼神中，社会测量学地位也发生了变化。

主角对配角的选择揭示了另一个层面的社会测量信息：群体过程的区域。配角的选择反映了主角在群体内部的社会测量联系。它们揭示了主角在群体中的电话和转移联系，并说明了主角如何在群体的社交网络中感知他或她自己。同时，这些选择显示了个体群体成员在主角的社会网络中的社会测量地位。

当小组成员进入一个小组时，他们会携带自己的社会测量网络。一个组中的每个人都在一个单独的社交网络之外运作。所有这些网络都是重叠的。它们是交织在一起的。主角在戏剧中所做的选择有助于从主角的角度揭示这些社交网络之间的互动。心理戏剧性行为改变了主角在他（或她）的社会网络中的角色。这个群体的成员可以在他们看待自己的社会原子的方式上经历类似的转变，这取决于他们对主角戏剧的认同感以及他们扮演和/或观看的角色。此过程会影响小组成员的角色剧目。当一个人的角色剧目被修改时，这个人在组中的社会测量地位也会改变。这些社会测量学的转变、洞察力和启示将在心理戏剧小组工作的下一阶段进行处理。

分享

在戏剧过程中，主角从群体中分离出来，需要重新融入社区的社会测量框架。已经发生了几次社会测量方面的转变，主角和群体的社会测量发生了变化。在心理戏剧性动作中，主角的社会原子重新排列，与社会网络中的人的关系也发生了改变。这些转变需要得到承认，并在认知上贴上标签，这样主角才能整合他（或她）的社会原子的行动力、洞察力并进行重组。

当被选择扮演配角的群体成员步入这些角色时，他们就走出了他们在群体中的角色，进入了主角的社会原子。演出结束后，他们需要放弃他们扮演的社会测量角色，这样他们才能处理演出中出现的感觉和洞察力，并重新进入群体的社会测量社区。当团队成员在演出中与主角或彼此进行互动时，他们会发现对自己的生活和彼此之间的联系的感受和体验。这些认识需要大声说出来、处理和分享，这样它们才能融入群体的社会测量意识。分享有助于团队再次走到一起，成为一个社区。然而，由于已经发生的社会测量变化，群体的结构将会改变。

通过分享，小组成员重新检查他们与主角和彼此的社交联系。需要探讨的问题包括：在这部剧中，你认同谁？主角？配角？换句话说，你和这部戏剧有什么社交联系？这部戏剧是如何与你的个人生活（你自己的社交原子）联系在一起的？你认同自己扮演什么角色？这些角色是你个人角色剧目的一部分吗？在这部剧中，你可能与特定的配角有什么社交联系？与扮演这些角色的人有什么联系？它们是否复制了你目前拥有或曾经在你生活中拥有的任何角色关系？

配角需要"去角色化"，摆脱他们与主角世界的直接社交联系。为了做到这一点，在心理剧中扮演配角的小组成员分享他们扮演的角色。然后，他们会处理这些角色与他们自己的个人体验之间可能或不可能联结的方式。这种分享有助于澄清小组成员之间的电话和移情连接。当人们彼此分享他们的联系、断开联系和身份认同时，群体中的社会测量就会发生变化。主角慢慢地重新融入这个群体，因为成员们展示了他们彼此之间的社交联系。新学习的认知标签出现了。系统中的角色被识别为小组成员，并且整个组的社会测量重新安排自己。

社会测量学在热身、演出和分享的整个心理戏剧过程中的整合，有助于小组成员锻炼他们在生活中的选择，澄清他们的个性。通过选择提供的自由，我们不断地定义自己。当我们参与这一过程时，我们通过有意识地转变我们的角色剧目，承担起发展我们生活的责任。

第 2 章

分析性心理剧中的移情

桑德拉·加菲尔德

导言

在美国，将分析概念和实践整合到心理剧中已经拖延了很长时间。这种延迟被莫雷诺对分析的反感充分地播撒了种子：他的著作充满了对弗洛伊德和精神分析的敌意。莫雷诺与弗洛伊德是同时代人，他对分析的评论是建立在最早的经典理论和实践的基础上的。虽然他活到了 1974 年，但他没有考虑到他有生之年在这一领域的重大发展。莫雷诺的态度和误解在北美几代心理戏剧师中流传下来。当然，还有许多其他因素导致了精神分析和心理剧的分裂。最后，这种划分是令人遗憾的，因为莫雷诺卓越的技术在分析概念和实践的基础上应用时，其治疗潜力得到了极大的增强。有希望的是，美国的几个认证的心理戏剧师也接受了培训，并获得了精神分析学家的认证，越来越多的临床心理戏剧师从事正式的精神分析培训。

然而，分析心理剧的各种方法在美国以外蓬勃发展，特别是在阿根廷、巴西和法国。除了由某些法国作家在 1952—1984 年和 1999 年的著作外，关于这些方法的著作很少有英文版本，这对我们这些美国人来说是个遗憾。这一系列工作对我来说是一个令人兴奋的发现。这些作者对分析性心理剧的研究方法与我多年来独立开发的方法是平行的。这一鼓舞人心的发现说明了单一语言孤立性的不幸。

自 20 世纪 50 年代以来，法国精神分析学家发展并维持了强大的分析心理剧流派。值得注意的是，莫雷诺的技术是由那些已经接受过分析培训的人引入的。心理剧由福凯和莫诺德介绍到法国，他们都在 20 世纪 40 年代中期与莫雷诺一起训练（安子久，1960）。勒博维西（1956a，1956b，1974）和他的同事（勒博维西，迪亚特金与凯斯滕贝格，1952）将心理戏剧应用到他们对个人和群体的分析工作中。他们的个人分析性心理剧雇用了一个治疗师团队，其中包括一名指定的负责人和几名接受过培训和分析的配角，这些人与一名患者一起工作。"戏剧性的群体分析"指的是他们与至少由两名治疗师及四到五名患者组成的小组进行工作。安子久（1960，1982，1984）曾在儿童临床小组、心理学家的临床培训以及精神病院的大量专业工作人员中使用心理剧。莱蒙（1977）用群体分析心理剧的方法借鉴了拉康的理论。舒森伯格（1975）将莫雷诺、弗洛伊德和勒文的方法结合在一起，形成了一种名为"法国三位一体心理剧"的方法，这种方法被描述为群体分析、T-群体或分析和存在主义群体心理治疗的延伸。它阐述了群体心理剧和群体内个体心理剧之间的重要区别。布朗格的作品（1965）源于并类似于这些法国分析家的作品：它描述了潜伏年龄的儿童的群体分析心理剧，用行动象征性地戏剧化他们的冲突。

法国分析家赞扬了将分析理论和实践与莫雷诺的技术相结合的临床丰富性，但与他的理论大相径庭。法国分析心理剧与古典心理剧大有并驾齐驱之势，其对移情和阻力的分析以及解决过程，主要存在以下不同之处。法国的作者强调了与首席治疗师以及那些扮演配角的人和其他小组成员有关的移情和抵抗的解释的价值，强调了首席治疗师的中立性。经典的心理戏剧性实践可能包括否定或最小化移情到首席治疗师身上，基于这样一种信念，即移情现象主要是通过那些扮演配角角色的人来表达的。治疗师绝对不是中立的，以高度公开的方式参加小组会议。法国作家强调阻力分析的重要性；宣泄本身的价值被最小化。经典的心理戏剧从业者可能会在他们将宣泄作为主要治疗目标的高估中否定阻力分析；强有力的唤起技术被用来费力地穿透呈现阻力，而不是探索阻力。法国人认为言语解释移情和抗拒是必不可少的，而经典的心理剧则基于"行动不言自明"的信念而不鼓励言语解释。对于法国人来说，对移情和抗拒的解释使经典心理剧的三个阶段的结构和内容黯然失色，用自由自在的小组过程讨论取代了热身和分享阶段；口头会议可能会穿插着戏剧性的行动。严格遵守经典心理戏剧性热身、动作和分享阶段的结构和内容，就排除了对小组过程的仔细及时的分析和处理。在经典的心理剧中，角色训练是一种行为方法，经常被用来解决冲突，而法国人则否定角色训练的疗效。法国人欣赏角色互换技术将自我防御和压抑的自我和客体表征带入视野的独特方式。他们的做法和我的做法相似。

20 世纪 70 年代末，莫雷诺去世后，将分析概念融入心理剧的出版物开始出现在英语文献中，而不是从法语翻译过来的。著名的贡献者有福尔摩斯（1992，1993），凯勒曼（1979，1992，1994，1995）、鲍威尔（1986）和陶冯（1998）。特别是福尔摩斯和鲍威尔从客体关系的角度讨论了心理戏剧方法。陶冯介绍了将心理戏剧实践与群体分析心理治疗实践中衍生的群体行为理论相结合的丰富性。在很大程度上，这些作者应用分析概念来理解古典心理戏剧实践中固有的和强化的过程，但仍然坚持经典的方法。另一组作者将分析概念和实践结合到修改经典方法中，表明构成有效心理治疗的因素发生了重大转变。其中包括巴克利（1989）、哈默（1990）和威利斯（1991）。这些文献来自英格兰，那里的许多团体治疗师都接受过团体分析和心理剧方面的培训，并综合了毕恩、福克斯和莫雷诺等人的作品。

这部分集中在正在进行的临床心理剧群体中的移情分析。它探索了通过角色互换和配角扮演技术表现出来的独特的移情和抗拒的形式。这些想法在很大程度上源于我私人执业的临床工作，目前正在进行的小组每周开会 1 次，每次 2 小时。团体成员资格的期限从 1 年到 10 年不等。这些小组限制为 6 人；当有人退出时，新成员就会加入。这些小组由 1 名治疗师领导，小组成员扮演戏剧中所需的配角。

移情的观点

移情会在不同程度上发生在所有的关系中，但在精神分析的情况下，移情可能会更加清晰。在精神分析本身中，附加到分析者身上的移情每天都在振荡；分析者可以在任何一个会话中向被分析者表示来自被分析者过去的一个或多个人物，或者自我的一部分。在团体心理治疗中，移情是多重的和分散的，并且依附于团体成员和治疗师；更多充满焦虑的移情在治疗师身上转移到团体成员身上的情况并不少见。移情也可能发生在作为一个整体的团体上。

移情是一种客体关系。克恩伯格（1984）和桑德勒（1990）和其他许多分析师都写了大量关于内化过程的文章，即婴儿通过与外部世界的互动建立来自自我和他人的主观知觉和幻想经验的心理表征方式。随着儿童的成长，这些最早的内化可能会通过与环境中重要的其他人的持续互动来修正或改变，特别是在治疗关系中。内化过程包括三个组成部分：客体表征、互补性自我表征和对特定情感状态的倾向（克恩伯格，1984）。换句话说，在我们每个人的体内，有多个单位的自我形象与包括自我和客体的情感色彩的客体图像相互作用。福尔摩斯（1992）在他的《客体关系理论和心理戏剧》一书中称这些内部客体为"我客体"和"其他客体"。桑德勒（1990）将这些内在客体称为"人不断无意识地与之互动的内在'存在'的来源"，"进而影响感知、思维、幻想、当前的客体关系和移情"。在心理剧小组中，角色互换和配角角色扮演技术的使用，使这些自我和客体的移情变得更加明显。

角色互换阐明了压抑的自我表征和客体表征

角色互换技术的独特之处在于，它用来阐明团体成员被压抑的自我表征和客体表征，或内部客体世界。在角色互换中，团队成员在戏剧过程中交换位置，"成为"

另一个人、自我的一部分，或者是一个被宣泄的无生命的物体。在一部戏剧的开始，主角通常与另一个重要的人互换角色，以了解被选中扮演该角色的组员——配角，以及主角对角色内部的看法。主角可能会在戏剧中自发地与配角互换角色，以纠正配角的刻画，或者治疗师可能会要求角色互换，以收集特定的信息。一种普遍和有限的观点认为，这种技术的功能是为了增加主角对他人实际的想法、感觉和态度的同理心，这破坏了人们的认识，即感知是高度主观的，并受到并非完全有意识的力量的影响；角色互换的功能的扩展观点是，它有助于逐渐唤醒一个人对内化的他者的体验。

在角色互换中，一个人"踏入"被防御的事物。角色的承担提供了一种短暂的伪装、一种面具、一种保护，防止有时痛苦地意识到被防御的他人的方面以及在与他人互动时的自我。自我的防御在角色互换中松弛；通常通过投射和位移表达的东西在角色互换中被主角的行为展现在人们的视野中。临床上很明显，角色互换表面在某些时刻保护他人，例如当角色互换中的主角自发地以特定方式描绘他人时。被选来扮演这个角色的组员按照主角所描绘的那样把它反射回来。主角当即对配角的角色刻画不以为然，说："我不是这样演我妈妈的！那不是我妈妈。"然而，对治疗师和小组来说，很明显，配角的描述与主角的呈现非常接近。当然，这一现象要求我们去探索主角的阻抗。

主角的角色互换让内化的他人的方方面面映入眼帘。被选来扮演这一角色的小组成员最初根据主角在角色中的感知来形成对他（或她）的角色。因此，配角描述在一定程度上代表了主角的客体表征的外化。在整部剧中，主角和配角之间持续不断的互动有助于重建主角自我和客体表征的性质以及使这些互动具有惊人清晰度的影响。换句话说，在角色扮演中，个人与内化的他人的关系是明确的。通过角色互换和配角角色扮演，人们意识到决定对小组成员和治疗师的移情反应的客体关系的类型。

下面的临床小插曲说明了角色互换和角色扮演技术在阐明内化的自我表征和客体表征方面的作用，这些表征决定了群体成员的移情反应的各个方面。梅丽莎对分离和失去极为敏感。当小组中的另一名成员没有出现在会议上时，她感到懊悔，并大声说她想知道，她在前一次会议上是否说了什么话来赶走另一个人。她对治疗师的假期反应强烈，她感到被抛弃了。这群人中的另一位妇女珍妮特时不时地感到沮丧和孤僻，梅丽莎对此的回应是焦急地试图唤醒珍妮特的感情，她说："我必须让她脸上带着一个微笑！"有一天，珍妮特宣布，由于新工作的要求，她将离开团队一个月。梅丽莎几乎要哭了，她说："如果你真的关心我们，你会想办法留下来的！"由于这一反应抓住了群体中其他人的情绪，她成了主角。在探索她对珍妮特即将离开的反应时，她联想到自己 7 岁时的记忆，有这样一句话："我又要和我的母亲说再见了！"这一幕的上演揭示了梅丽莎的母亲在梅丽莎童年时期因严重抑郁症而住院的几次事件中的一次。

在整部戏剧中，梅丽莎作为母亲的角色互换，扮演了一个极度抑郁的女人。作为母亲的梅丽莎显得昏昏欲睡和孤僻，她耸着肩膀，弓着腰，说话的语调很平淡。身为母亲的梅丽莎如此沉浸在忧郁之中，显然对女儿的痛苦无动于衷。毫不奇怪，梅丽莎选择珍妮特来扮演母亲的角色。珍妮特令人信服地扮演了这个角色，反映了梅丽莎从多个角色互换中向团队展示的母亲。梅丽莎，作为她自己的角色，最初对她母亲离开的消息做出了听天由命的悲伤回应。随着剧情的发展，她一再遇到反应迟钝的母亲，她的情绪随着紧急请求母亲留在家里而升级。她向母亲承诺她会是一个"好女孩"，会打扫她的房间和洗碗，这让一种古老的信念浮出水面，她应该为她母亲的不快乐承担某种责任。她想知道是不是她偶尔的"坏"、她顽固的不服从、她的愤怒，把她的母亲赶走了。

这部戏剧展示了梅丽莎的客体关系，这种关系助长了她对情感的退缩、分离和失落的极端敏感。通过角色扮演产生的自我和客体表征和情感是移情解释的有用参照点。需要澄清的是，任何一部戏剧都不能构建这种关系的所有复杂性，这一点很重要。相反，在未来的许多戏剧中，在相当长的一段时间内，在小组成员在语言交流期间同彼此以及与治疗师之间的持续互动中，这是一个渐进的过程。

配角角色扮演与移情

虽然配角扮演者根据主角的感知来塑造他（或她）的角色，但配角的有意识和无意识的角色认同加强了这种塑造。小组成员的角色扮演激活了他们内心戏剧的表达，因此具有治疗价值。下面的例子来自一个长期团体，在该团体内部，两名女性之间存在微妙的冲突。在一次会议中，其中一名妇女成为主角，与代表她姐姐的一名配角上演了一场戏。在角色互换中，大姐被主角描绘成易怒、记仇、攻击性强的形象。对于她妹妹的角色，主角选择了与她发生冲突的人。被选为配角/妹妹的人恰好有一个妹妹，主角在选择的时候并没有意识到这一点。这位配角兴致勃勃地扮演了这个角色，但在戏剧结束后流下了眼泪，不知道她极度痛苦的原因。逐渐探索这位团员的角色塑造的意义，发现这是她在类似的情感和态度中对妹妹的防御的突破。在此之前，她在很大程度上把她们的关系理想化了，生活在反作用的队形中，极其慷慨和殷勤。这种通过配角扮演浮出水面的洞察力，随着时间的推移，帮助她解决了与当前关系中与竞争相关的一些核心问题。这部剧还揭示了这两个女人之间在戏剧之前存在的冲突的起源，暗示了相互的移情反应。

主角选择素质与角色要求相似的群组成员作为配角是很常见的，在后续剧集中出现时，群组成员通常会被分配同样的角色。移情可能出现在角色的选择中（勒博维西等人，1952 年；莱蒙，1977）。当一个新成员加入一个有凝聚力的长期小组时，就会出现这种现象的一个例子。团队成员表面上张开双臂欢迎她，但却一直选择她扮演"另一个女人"或"讨厌的兄弟姐妹"等角色。

其中一些选择是由对对象的实际特征的无意识感知决定的，而不是由幻想的特征决定的。当然，这些现实很可能会发生和成熟移情。例如，在一个新团体的早期阶段，早在团体成员熟悉其他人的历史之前，主角在婴儿时期就被收养了，她戏剧化地幻想着与亲生母亲的团聚，并选择了一个实际上正在寻找她放弃收养的女儿的团体成员作为她的配角/母亲。莱蒙（1977）将这些有时令人震惊的选择归因于"视觉恐惧"或"主要相似"，这可能是有意识的，也可能是无意识的，并给出了一个新的群体成员的例子，她"选择了她母亲的角色，她和她的母亲一样，希望成为一个母亲，而不是嫁给她孩子的父亲"。对扮演配角的群体成员的移情不仅取决于主角，还取决于配角的反应方式。在对群体进行解释时，考虑移情的这些相互影响是很有用的。

移情阻力在角色选择过程中表现得尤为突出。例如，在角色互换中，主角自发地将对方描述为攻击性的，但选择了一个对他或她的攻击性有很强防御力的小组成员来扮演这个角色。角色选择最终转变为防御能力较弱的群体成员，这可能表明主角正在努力克服这种阻力。主角或被选中扮演某一角色的群体成员不情愿或拒绝角色互换，表明他们不愿更多地意识到自己或客体表征的各个方面。这些现象适用于更多充满焦虑的移情，无论是积极的还是消极的，在严重忽视、虐待或最近遗失的情况下并不少见。

显然，通过角色选择和角色扮演明确表达的对团队成员的移情并不局限于戏剧。无一例外，在戏剧之外表达的联盟和冲突，即戏剧之前和之后以及单纯的口头会议期间，在一定程度上是由小组成员在彼此的戏剧中扮演的角色决定的。正如勒博维西（1974）所写："在群体心理剧中，群体中个体成员扮演的戏剧性角色改变了患者对群体的永久角色。因此，重要的是要观察个人立场与舞台上制定的内容以及团队结构中实际发生的与事情有关的情况。"保持一个关于谁在别人的戏剧中扮演了谁的心理记录是很有用的，这有助于理解和解释移情决定的互动。

总而言之，所有外化在角色中的活动（患者选择或拒绝扮演的角色、分配的角色、打折的角色、角色塑造的方式以及角色选择的变化）都为移情现象提供了很好的洞察力。对这些事件的讨论和解释在整个团队中都是必不可少的。对于一些练习莫雷诺经典方法的人来说，使用一种名为"去角色"的技术并不少见。在这部戏剧之后，扮演了令人不安的角色的团队成员被指示去扮演角色，或者走出所扮演的角色，重新承担自己的身份，而不考虑角色描述的个人意义，而事实上，他们"隐藏"的身份已经在角色中浮出水面。不用说，这种做法与对移情的分析是背道而驰的。角色反馈是移情分析的一部分。

移情到治疗师身上

虽然延伸到群体成员的移情关系是重要的治疗剂，但角色互换和配角角色扮演在体现这些关系的有效性方面造成了一种常见的误解，即移情主要是通过配角来表达的。专注于移情到配角上可能会让治疗师从移情的热度中解脱出来。即使有明确的移情到配角上的表现，治疗师始终是中心移情对象。安子久（1984），博兰格（1965），巴克利（1989），勒博维西 1956a，1956b，1974），勒博维西等人（1952）、莱蒙（1977）、沙弗（1995）和舒森伯格（1975）都强调了探讨移情到治疗师和小组成员身上的价值。在分析性心理剧群体中向治疗师的移情在某些方面与个体分析中的不同。治疗师是移情的唯一对象，更高的频率和连续性的会话促进了移情的发展、分析和工作的细化和深入。移情到团体治疗师身上当然可能是激烈的。然而，某些因素可能会减轻对其彻底分析的影响：团体成员通常不经常见面，移情振荡于治疗师和团体成员之间以及多种关系和互动创造了移情扩散。配角的角色活动在构建移情过程中起着重要作用，移情到配角或另一个小组成员身上可能是对更多负罪感（积极或消极）移情到治疗师身上的一种防御。小组成员之间的配角扮演和其他移情反应可能会增强对移情到治疗师身上的意识的抵触，必须从这个角度加以审视。在任何一部戏剧中思考主角对配角扮演者的反应是否可能是从移情到治疗师身上的防御性转变，这是很有用的。

下面的例子详细说明了从治疗师转移到配角扮演者的移情。环境是一个长期的、有凝聚力的整体。在一个团体成员离开两个月后，有一个新成员加入了这个团体。团队成员表面上欢迎他的到来，在会议中口头上对他很亲切，但一直让他在他们的戏剧中扮演竞争对手的角色。这位新成员发现，在这些角色中成为这种愤怒的接受者是令人不安的。有人解释说，小组成员对他们对目前这个竞争对手的愤怒避而不谈，而是通过角色选择发泄出来，他们是在发泄对治疗师的愤怒，因为治疗师把新的人引入了小组。这一解释让这位新人松了一口气，但小组成员否认了他们对治疗师有所不满，合理地解释说，他们预计空缺很快就会被填补，然后迅速转向兄弟姐妹关系的讨论。

在接下来的小组会议中，一名妇女正在讨论她与姐姐的关系，她认为姐姐受到了母亲的青睐。在她的戏剧中有一个场景，主角泪流满面，愤怒地告诉她的配角/母亲，母亲与姐姐的特殊纽带是如何导致她与自尊的斗争的。这一幕激发了团队的能量，几名成员自发地为主角加戏。在这部剧结束时，有一种解释认为，将他们的愤怒发泄到配角/母亲身上比发泄到治疗师身上要安全，因为他把一个新的"兄弟姐妹"带进了团队。在犹豫了一段时间后，不同的小组成员回忆起他们的母亲对他们行为的严厉反应——发泄对兄弟姐妹的愤怒。有人解释说，他们担心治疗师会有类似的反应。他们对治疗师的愤怒逐渐显露出来。他们更喜欢一个较小的小组，每个人都有更多的时间来得到治疗师的注意，他们质疑治疗师是否对经济收益比他们的福祉更感兴趣。关于这位治疗师和这位新的小组成员之间特殊而秘密的关系的幻想浮出水面，这名成员是一名心理学研究生，她正在接受培训，准备成为小组的领队。当配角扮演者被当作移情对象时，口头解释的作用是将移情还给治疗师。

戏剧中的移情可能会从配角角色扮演者转移到治疗师身上。在一部戏剧中，主角将年轻男孩与辱骂他的父亲互动的场景联系在一起。在一场重演中，主角突然转向治疗师，大喊："你为什么不停下来呢？"治疗师建议在之前与父亲的场景中，在主角、配角/父亲和代表治疗师的配角扮演者之间进行场景转换。主角与治疗师的角色互换以及随之而来的互动表明，治疗师已经"变成"了主角的母亲，这位母亲未能干预和保护她的儿子免受父亲的虐待。

任何一部戏剧呈现的问题都可能是变相地暗示要移情到治疗师身上。例如，一位主角想要探索在教授面前感受到的焦虑。治疗师邀请主角到舞台区域开始演出。主角眼神低垂地向治疗师走去。当他抬起头，他的目光与治疗师的目光相遇时，他犹豫不决，向后退了一步。这一自发动作成为该剧的第一场戏；主角以角色互换的方式呈现治疗师，然后挑选一名组员出演角色，主角遇到治疗师的焦虑瞬间被重新上演和探索。很明显，这种对治疗师的移情反应已经转移到了主角的身上。

团体心理治疗中报告的部分或全部团体成员的梦境通常在阐明包括移情在内的隐蔽团体过程中具有特殊的价值。作为说明，将首先讨论在这样一个梦想之前的一组事件。在一个全是女性的团体中，一个非常可爱的女人穿着朴素的衣服，遮盖着身体，淡化了她的身体天赋。在极少数情况下，她会在进入诊疗室时，调整短裙，以遮住更多的腿部，或迅速扣上毛衣的纽扣，以掩盖暴露的乳沟。有一天，她上课迟到了 30 分钟。她连连道歉解释说，她汽车的警报器在开车时响了，这迫使她在加油站停下来寻求帮助。在接下来的小组会议上，她说出了自己迟到的真正原因。她解释说，她和一位朋友在附近的一家精品店购物，忘记了时间，因为他们在试穿性感衣服时玩得很开心。她担心真相会招致组织的批评（也许这是所陈述的借口中的"警报")。她的故事逗乐了这群人;他们感到惊讶的是,她竟然认为会受到他们的斥责。小组成员支持她成为主角的愿望,以了解她的信仰与他们的实际感受之间存在差异的原因。这场闹剧导致了她青春期的一幕,当时她试图偷偷溜出房子去见她的男朋友。她化了比平常更浓的妆,穿得很迷人。她的母亲抓住了她,狠狠地训斥了她一顿,然后禁止她离开家。这部戏剧和随后的讨论展现了她与父母关系的多重记忆,随着她成长为一名体态优美的年轻女子,她与父母的关系发生了变化。这种行为相当于激起了她母亲的愤怒/失去了爱。她的父亲开始收回他的感情,显然是感受到了他对女儿的威胁。许多团体成员认同主角故事的方方面面;他们比以前更公开地谈论他们的禁忌和冲突。

在接下来的会议中,小组中的另一名成员报告了以下梦境:小组已经召开会议,而你(治疗师)迟到时大吃一惊。你和其他人一起走进来,宣布小组的新成员。我们很震惊,因为你总是提前让我们知道,因为他是一个高大的、非常有吸引力的男人。你们两个非常友好,在房间中央开始了一段性感的、有暗示意义的舞蹈。我们试图加入,但你生气了,把我们推到一边。

对这个相当透明的梦进行了心理戏剧性的探索,并捕捉到了该群体抵制更公开地谈论他们的性取向的各个方面。他们共同抵抗的一个方面的原因是俄狄浦斯性质的焦虑。这群体中有魅力的新男人代表着被禁止的父亲,他正在与母亲/治疗师"亲密相处"(感性的舞蹈可能代表着原始的场景)。更明确地解决性问题会增加被母亲/治疗师"推到一边"的焦虑。此时,大多数团员都认同这部剧的这一方面。然而,一个更隐蔽的主题出现在一个团队成员在扮演母亲将女儿推到一边的经历中;她对这个角色中感受到的兴奋感到惊讶。扮演一个胜利的另一个角色允许表达她在自己的角色中还没有安全感受到的愿望——希望俄狄浦斯胜利。

对转移到治疗师身上的意识的抵制可能会在小组会议期间表现出来。下面的例子发生在治疗师宣布她即将迎来为期一个月的假期后不久。最初,小组成员打趣说,他们很高兴在治疗师的假期里有了更多的钱和时间。随后的会议带来了一系列不同寻常的群体对主角戏剧的反应。当主角和治疗师一起走到舞台区域时,他们会逐渐离开座位,在诊室的长沙发上紧密地聚在一起。在戏剧性的过程中,他们一起分享脖子和肩膀的按摩。扮演配角角色的请求引起了人们的呻吟;他们的角色描述变成了漫画,而不是对指定角色的近似。对这些现象的探索揭示了他们对治疗师的愤怒,因为他又一次被遗弃了。他们用拒之门外的方式来抵挡被拒之门外的感觉。他们不仅把治疗师拒之门外,还把与治疗师合作的主角拒之门外,后者在幻想中代表了治疗师的度假伴侣。

心理分析剧中治疗师的角色与经典心理剧中的不同。经典心理剧治疗师经常以高度公开的方式参加小组会议；一些人可能会在小组戏剧中扮演角色。巨大的自我表露污染了移情的发展；角色扮演促进了反移情反应和法令。心理剧的一种分析方法，侧重于对移情和抗拒的解释，强调治疗师的中立性。布朗格（1965）断言治疗师中立的重要性，包括避免扮演配角角色。Lebovici（1974）假设，首席治疗师的角色扮演可能会使移情反应持续下去。中立的立场允许更清晰地发展团队对治疗师的移情，并促进治疗师仔细观察和解释的能力。

经典的心理戏剧实践不鼓励建立在相信行动本身就能说话的基础上的口头解释。虽然经典的练习者可能会在戏剧中提供动作诠释，但这种技巧并不总是有助于提高主角的意识。对于戏剧的主角来说，将这种经历比作催眠状态是很常见的，因为一个人可能太过沉浸戏剧，以至于无法意识到它的意义。对部分戏剧的压抑并不少见，重复的口头解读不太可能发生。治疗师在戏剧期间和之后的口头解释对于促进洞察力和工作至关重要。没有口头解释的戏剧可以看作是没有诠释的表演。

移情到治疗师身上可以通过行动和随后的解释相结合的方式进行富有成效的探索。当动作技巧被用于达成这个目的时，重要的是治疗师在戏剧过程中保持他（或她）的中立，也就是说，避免扮演他（或她）的角色。这要求主角在角色互换中展示他（或她）对治疗师的看法，并从小组中选择一名配角来代表该角色。指派一名小组成员担任治疗师的角色可能会暂时转移治疗师的注意力。然而，通过戏剧之后的解读，这种移情可以有效恢复。

结语

分析性心理剧涉及定义有效心理治疗的重点变化，或者是促进稳定和持久的行为改变的因素。这就需要改变经典的心理戏剧实践，形成另一种方法——类似于许多法国分析家的工作——建立在精神分析理论和实践的基础上，同时纳入莫雷诺的巧妙技术。这些变化的核心是对移情和阻抗的分析观点以及解决问题的过程。

经典的心理剧采用了一种行为改变的概念，这一概念在近 100 年前的精神分析中被发现是不充分的。弗洛伊德发现了分析阻抗的重要性，这是精神分析技术发展过程中的一个里程碑。催眠被用来访问记忆，以达到发泄或释放被压抑的情绪的目的；当他专注于患者体内反对记忆和感觉的力量时，这项技术被抛弃了。对阻抗的认识、理解和处理获得了优势，而宣泄的主要价值则退居次要地位。行为改变本质的现代观点包括宣泄和认知相结合。

工作的过程涉及对口头获得的见解的重复和阐述，这是一个非常耗时的过程。除非有时间进行讨论、解释和理解，否则在每一次小组会议中上演的戏剧很可能会给小组带来大量的素材，并起到防御的作用。在这种背景下，承认和解释移情到治疗师身上以及移情到团队成员身上，从而将扭曲的观点与其他人的现实看法进行对比，是至关重要的。

注释

1.本章以 1994 年 8 月在英国牛津举行的英国心理剧协会国际会议、1996 年 4 月在以色列耶路撒冷举行的国际心理剧大会和 1998 年 8 月在英国伦敦举行的第 13 届国际团体心理治疗大会上的发言为基础。此手稿的较短版本发表在论坛 2000 年第 8 卷第 2 期（国际团体心理治疗协会）上。该部分经许可转载。

2.本章引用的法国作家提出了分析心理剧的多种方法，在这些文献中出现了几种思潮。为了这一目的，我把它们称为源自法国人，或法国作者/作家。

致谢

我感谢雷内·马里诺博士、丹尼尔·保罗和艾米·谢弗对这份手稿最有价值的评论。

第3章

心理剧在鲍文家庭系统治疗中的应用

克里斯·法默，玛西娅·盖勒

导言

心理剧在系统论和家庭战略治疗方面的呈现（威廉姆斯，1989）及其与后米兰系统治疗的整合（法默，1995）说明了心理剧可以在常规家庭治疗实践领域中使用的一些方法。更广泛地说，作者描述了家庭治疗中的行动方法（蔡辛、罗思和博格勒，1989）和其他利用空间和运动的传统方法，包括家庭雕塑（杜尔、坎特、杜尔，1973；帕普，1976）、战略治疗的形式（马丹、海莉，1977）以及结构方法（米努钦，1974）。然而，心理剧在家庭工作中的直接应用起源于莫雷诺（1937）。

心理剧除了本章描述的鲍文理论外，还特别适用于代际治疗的模式。在客体关系理论中，如弗拉莫（1982）和沙尔夫（1987）所应用的，自我和他人的内在化表征可以部分地视为多个角色簇的配置（福尔摩斯，1992）或内在化的家庭系统（施瓦茨，1995）。心理剧可以解决语境问题（博佐尔梅尼-纳吉和乌尔里希，1981），并且可以用于家庭剧本的改编。宾格-霍尔（1995年）提到"儿童学习家庭剧本中的角色"，运用戏剧的比喻，确定舞台上和观众中的几个视角。穆雷·鲍恩在他的论文集所阐述的理论，可以看作许多代际方法阐述的蓝图，每一种方法都为其他方法提供了进一步的洞察力。博文（1976）引用分化作为他的理论基石：在一个家庭中，融合最多的区域最容易受到严重的临床问题的影响。另外，隐喻的现成运用使得心理剧与惠特克（1982）和安多菲（1979）的存在主义方法相容。

更正式地使用空间环境，将治疗师作为治疗过程中不可或缺的协作部分，出现了"希腊合唱团"（帕普，1980）、"观察系统"（福斯特，1981）和"反思团队"（安徒生，1990）的概念。斯坦顿（1986）使用他们的"挑选—达利马戏团"模式，包括整个治疗团队进行监督，使用与家人、家人朋友和转介人的自发行为。即使正好以大脑为中心的理论家，如鲍恩（1978），也会指示人们坐在哪里（特别是在多重家庭治疗中），并会激发对话或打断对话，利用他们在系统中的存在作为支点，以避免三角测量的尝试。然而，治疗师作为共同参与者有意识地参与婚姻/治疗的努力，早在 1939 年，莫雷诺就已经这样做了。"在心理剧中，导演和辅助自我并不像木偶剧的导演那样处于戏剧过程之外，他们是作品的一部分，因此是分析的一部分，并与社会宣泄中的客户分享"（莫雷诺，1975）。泽卡·莫雷诺（Zerka Moreno）（1991）对心理剧在治疗一个庞大而复杂的混合家庭中的使用进行了全面而详细的描述。本章描述了两位治疗师如何通过心理剧的媒介进行以鲍文为导向的家庭系统治疗。这两种理论和实践模式可以相辅相成，比单独使用任何一种方法都能达到更好的系统治疗效果。作者感谢霍兰德（1992）对莫雷诺和鲍文家庭系统的比较。

心理剧的技法

心理剧建立在人际关系的发展和本质的哲学基础上，它的实用价值很大程度上归功于它对大量心理社会探索和干预的适应性。这通常是在团体环境中进行的，但当莫雷诺治疗关系而不是个人心理的目标明显实现时，也可能适用于夫妇和家庭治疗。虽然在这一章中描述了不同的技巧，但这些技巧是从一种综合的治疗方法中提取出来的，该方法包含了一系列相互关联的概念（例如，角色理论、社会测量、自发性、创造力和宣泄），并运用了戏剧的力量。

我们经常使用的心理戏剧性技巧有使用空椅子、替身、镜像、独白和角色互换。作者使用的角色互换的一种是互惠角色互换，这直接发生在一对夫妇之间，而他们正在进行正常的丈夫/妻子互动。正如凯勒曼（1994）指出的那样，处于严重冲突中的家庭成员可能会抵触这种技术，有时可能更倾向于"代表性"角色互换（例如，使用替身）。这些技巧的作用是提升了行动的动力，扩大了认识面，增加了视角。角色的深化和扩散提供了各种各样的行动选择，所有这些都是为了增强自发性，提高自我反思和实现的能力。因此，心理戏剧法提供了一种创建二级治疗的手段（霍夫曼，1993），也提供了一个将感知、感觉与思想联系起来的系统模型。

鲍文理论

鲍恩理论（克尔、鲍恩，1988）是我们治疗家庭、夫妇和个人的理论框架。它是我们理解家庭如何作为自然系统发挥作用的基础，能够将家庭生活相互作用的方方面面包含在一套连贯的概念中。鲍恩理论使用的术语能够使所有这类现象有意义地相互关联，它为我们的各种干预提供了理论基础。

下面描述我们工作中使用的鲍恩的主要概念。

1.自我的差异化

在与重要的人保持关系的同时，在思想、感觉和行动上保持自主的能力。

2.三角形

当两人系统中出现焦虑时，就会形成三角形。当一方不能移动而不影响另两方之间的距离时，"三人行"就变成了"三角形"。变成"三角化"会威胁到一个人的自我分化。

3.核心家庭情感系统

在没有分化的家庭中，慢性焦虑通过可渗透的边界从一个家庭成员传播到另一个家庭成员，可能会以三种方式中的一种或多种表现出来：子女受伤害，配偶中的一方（有时是双方）出现心理或身体症状以及公开的婚姻冲突。

4.家庭投射过程

一个孩子被挑出来首当其冲地承受来自一方或双方婚姻伙伴的投射，导致父母和孩子之间的分化不足。这样的孩子往往是第一个或最后一个出生的，或者是与其他兄弟姐妹性别不同的孩子。有时孩子的兄弟姐妹地位与父母相同。

5.多代传播过程

当投射到孩子身上并转移到孩子自己的孩子身上时，未分化的过程可能会代代相传，在此过程中甚至会进一步侵蚀自我的分化。

6.情感上的隔绝

为了避免过度的投射或替罪羊效应，家庭成员可能会中断所有联系，通常是因为身体上的距离。矛盾的是，这种回避并不会导致区别，因为它是对其他家庭成员的反应，而不是从主体和家庭之间的相互投射中自主地描绘自我。隔绝是他人引起的，不是自主决定的。

心理剧在家庭系统治疗中的运用

这一部分描述了在由两位作者共同进行的治疗会议中心理剧被用来探索鲍恩的概念的一种方式。文中所描述的例子是一对已婚夫妇，因为其更典型，但类似的原则也适用于我们对个人、整个家庭、多个家庭群体和一群陌生人的工作。鲍文将与一个人一起进行家庭治疗，并在接受指导的情况下使用相同的原则。当与个人或夫妇一起工作时，使用教练是鲍文的主要技巧；玛西娅也主要使用教练和教育方法。卡特和麦戈德里克（1976）将鲍文视为他们有影响力的理论家和导师，他们详细阐述了如何指导个人从他们的家庭中分化出来。

与我们一起工作的家庭通常正在接受玛西娅的治疗，她在介绍这个家庭之前与克里斯进行了非常简短的讨论。与经典的心理剧一样，治疗始于"此时此地"。在会议进行时，玛西娅在必要时提供背景信息。克里斯利用他家庭新人的身份，扮演了一个"天真的询问者"的角色，他提出的问题是让家庭成员重新思考他们的困境。每个人都试图向新来的人提供一个连贯的描述。

然后，克里斯邀请他们所有人成为调查者，找出他们之间的共同点或不同点，并确定他们的观点与玛西娅的一致程度。为了鼓励他们提出对彼此的看法，并帮助他们理解他人对情况的不同看法，他构建了一个"问题导向系统"（Anderson，Gollshan，Windermand，1986），该系统避免求助于预先确定的"客观真理"，避免"真实"与"虚假"的二分法。在采取反思的姿态时，克里斯衡量了他的存在对家庭成员的影响以及他们对自己的影响。与他们所说的内容相比，他们希望从心理剧中获得什么？他以二级的方式与玛西娅公开讨论了家庭期待心理剧可能意味着什么，因为这本身似乎意味着希望冒着新风险寻找有用的东西。这样的评论间接地温暖了一家人从期待到热切的期望。这种开放的"反思团队"（Andersen，1990）的方法在整个会议期间一直保持不变。

案例：迪克和蒂娜

迪克和蒂娜来到玛西娅的咨询室，与他们的婚姻治疗师和她的心理剧同事克里斯进行会谈。到目前为止，他们的工作一直是与玛西娅一起按照鲍恩的模式进行。克里斯已经知晓了这对夫妇背景的一些重要细节。没有人知道这对夫妇将在会议中提出什么具体问题，或者工作将在哪里进行。

这对夫妇的咨询从哀叹两个小时前的一件事开始，在迪克送儿子时，一辆校车倒车撞上了他的车。蒂娜斥责他对这一事件的处理。这显然是一个开始心理剧的存在主义时刻。

克里斯开场："让我们重新创造这个场景"（对最近一次事件的快速描绘，开始从边缘走向中心（莫雷诺，1991）。

克里斯对迪克："在撞车前，就像坐在车里一样坐着。你在哪？到底怎么回事？"

迪克："迈克尔，我的儿子，在我旁边。我们已经在学校门口停下来了，他正要下车。唉哟！后面突然发出嘎吱嘎吱的声音。哦，见鬼！校车撞到我了。整个后备厢都折叠起来了。"

克里斯（在他旁边放一把椅子）："现在坐在这里，（扮演）迈克尔坐在副驾驶座位上。"

迈克尔（迪克饰）展开了场景："公交车司机要下车了。是个女人！她要过来了。爸爸问我是否还好，告诉我一切都会好起来的。他说要出去上学。"

（角色互换让迪克变得热情起来，他增加了更多的细节，从而增加了体验的强度。）

克里斯："又是迪克坐在驾驶座上。你和迈克尔相处得很好。"

迪克："那个女人看起来很凶，我下了车（他站了起来，转身面对她）。她挥舞双臂，为自己的清白辩护。"

克里斯："现在做这个女司机。你是什么样的人？你在说什么？"女司机（迪克饰）："我穿着这件绿色的制服，戴着这顶帽子。我个子很大，而且我很愤怒，见鬼，你以为你在干什么？你的车停得离大门太近了。你觉得我该怎么停住呢？空间不够。告诉我，先生，你有什么要说的？看我公交车前面的凹痕！见鬼，你为什么不把车停得再远一点儿，停在那棵树旁边？"

（迪克一边摸着眉毛，一边叹息，自动回到了自己的角色中。）

迪克（旁白）："天哪，我把驾照忘在家里了。笨死了。我什么都处理得不好，现在我对这个女人完全无能为力了。我该对她说什么呢？"

玛西娅："我是女公交车司机（她生气地打手势）。"

克里斯："角色互换。这意味着你们也交换了立场。"

（然后迪克把玛西娅看作是他自己（一面镜子），看起来既害羞又被骚扰。他的心沉了下去。他已经感到失败了，立即重新扮演迪克的角色。）

迪克（旁白）："不管我多么努力地为自己辩护，我最终还是要赔偿车的损失。"

克里斯："好吧，你的感觉就像迪克。继续做迪克。玛西娅又要当司机了。"

迪克（旁白）："对那个女人发火是没有意义的。"

（他为局势降温，以避免不必要的激化和对抗。然而，在独白中，他谈到了他的挫折感，加上让自己变得恼火、焦躁和紧张而感到羞愧。他回忆说，当他还是个孩子的时候，当他变得沮丧时，他会努力控制自己愤怒的情绪。此外，他也不希望向蒂娜报告这一切。）

玛西娅（替身）："我觉得不值得。我不配为自己挺身而出。"

（迪克更加意识到他内心的自卑、绝望和无助。）

蒂娜一直在非常挑剔地看着这段插曲，现在她责备他没有变得更坚强。"我不会让他得逞的。"她宣称。

克里斯："蒂娜，你能告诉我们如果你是迪克，你会怎么处理吗？"（玛西娅继续担任女司机）

　　蒂娜痛斥女司机（玛西娅），并非常明确地表示，蒂娜不会赔偿损失。她是一个令人敬畏的对手，因为她大喊大叫，咒骂不休。

　　蒂娜（旁白）："我知道我会赢的。"

　　（蒂娜的自我展示也是为了扮演迪克的角色。）

　　（迪克的耻辱显然因他妻子的谴责而加剧。然而，他似乎接受了她的谴责，似乎他已经预料到要忍受并接受它。"我习惯性地错了。"他哀叹道。

　　克里斯对迪克："你现在对自己有一种非常负面的看法。你能想出一个场景让我们知道它是从哪里来的吗？"

　　玛西娅和克里斯反思道："迪克现在对自己的一种非常负面的看法。它可以追溯到很久以前。他脸上带着非常痛苦的表情，好像他遭受了极大的羞辱。或许迪克能想出一个场景来告诉我们它是从哪里来的。"

　　迪克："我从我妈妈那里收到了这条信息。"

　　克里斯："扮演你的母亲，就像她在这个场景中一样。"

　　迪克（扮演他的母亲）："他从来没有做对过。他真没用。他太笨了。"

　　克里斯："让那把椅子当你的小儿子吧，迪克。你在跟他说什么？"

　　妈妈（迪克）大喊大叫："你不会有什么好结果的。"

　　克里斯："现在告诉他你在生活中不说的话！"

　　母亲（迪克）："我对你的唇裂感到失望、愤怒和羞愧。"

　　玛西娅做母亲的替身："这是我成为坏母亲的标志，我不忍心看着你。"

　　（母亲（迪克）点头表示同意。）

　　（迪克感觉到母亲的消极态度对他自尊的影响。）

　　（蒂娜看到迪克成为一个被遗弃的孩子的情景时泪流满面。她似乎对他的痛苦有了更多的理解和同情。）

　　克里斯："蒂娜，你真的总是赢吗？"

　　蒂娜："不是和我妈妈一起。绝不可能！"

　　玛西娅："我可以做你的母亲吗？我和你在一起是什么样子？"

　　（蒂娜大喊大叫，挥手示意她的母亲是如何让蒂娜安静下来的。那么，作为母亲，玛西娅也会做同样的事情。）

　　克里斯："角色互换。蒂娜，你可以做你的母亲吗，而玛西娅现在可以变成蒂娜了。你叫什么名字，妈妈？"

　　母亲（蒂娜）："我叫丽莎。我说了算。我挑拨蒂娜和她哥哥对着干。如果蒂娜想提高嗓门，我就不说话了。如果她不完全照我说的做，她知道我很生气，她对此无能为力。如果她大喊大叫，她将一事无成；我让她的声音消失，收回我的爱。"

克里斯和玛西娅反思道："我们听到很多女性的喊叫声，公交车司机，蒂娜对她大喊大叫，迪克的母亲，现在又是蒂娜的母亲。这里'喊'是什么意思？"

克里斯："丽莎，还有其他人喊吗？"

母亲/丽莎（蒂娜）："我自己的母亲，蒂娜的祖母埃塞尔，今天还在大喊大叫！冲我发火！就像蒂娜对迪克大喊大叫那样。我对母亲仍然感到完全无助，就像我还是个小女孩一样。"

克里斯："丽莎，那你怎么处理你自己的无助感呢？"

丽莎（蒂娜）："嗯，我知道当我对蒂娜和她的哥哥展示我的力量时，我就能掌握它。"

（玛西娅随后代表埃塞尔，对退出的丽莎（蒂娜饰）大喊大叫。）

（蒂娜从两个角度见证了她母亲的统治：作为接受者蒂娜以及作为母亲本身，他们在角色互换中。在这里，蒂娜的母亲身上隐藏着一条线索，可以看出她自己的坚强。然而，蒂娜也看到了她母亲在祖母埃塞尔面前的脆弱。）

克里斯："蒂娜，从你母亲的角色中走出来，做回你自己，做回蒂娜。你听到你的祖母埃塞尔对你的母亲丽莎大喊大叫，然后你看到你的母亲后退了。当你母亲长篇大论地训斥你时，你也会感到无助。蒂娜，我们也听到你大喊大叫，就像你对女司机所做的那样。你是从你母亲或你祖母那里遗传的吗？"

蒂娜："嗯，我想两者都有。但是当我看到丽莎和埃塞尔在一起看起来很无助的时候，就像迪克从我身边退缩一样。感觉无助的是我！我大喊一声，他就退后一步，一副闷闷不乐的样子。但是当他这样做的时候，我变得如此狂野，我甚至更大声地叫喊。"

克里斯："所以你当然可以大喊大叫，但是如果你对迪克大喊大叫，那不是因为它让你觉得自己很强大吗？"

蒂娜："不！对他大喊大叫是完全无助的表现。我就是联系不上他。我对他尖叫得越多，他与我的距离就越远，就像我母亲一样。"

（蒂娜的愤怒就像她母亲的愤怒一样，是对她脆弱的反应。）

玛西娅和克里斯反思："所以迪克和蒂娜都有过被母亲大吼大叫或批评的痛苦经历，但他们的反应方式不同。迪克觉得是如此的失败与无用，从而对反应感到无助。另一方面，蒂娜利用她的叫喊能力试图克服被察觉到的弱点——迪克和她自己。矛盾的是，她喊得越多，当她得不到迪克的回应时，她就越感到无助。的确，迪克对蒂娜大喊大叫的无声回应实际上破坏了她自己的权威。假如迪克意识到了这一点呢？他会有不同的反应吗？我不确定他能否做到。我认为双方都需要意识到他们对对方行使的权力。"

（玛西娅和克里斯的角色互换是这对夫妇的一面镜子。）

蒂娜和迪克在童年时各自遇到了自卑、拒绝和软弱的问题，现在根据两人都目睹了对方的场景来回顾，这些场景来自家庭出身的经历。

共享阶段

克里斯："迪克，当你车祸后回到家时，你需要蒂娜做什么？"

迪克："做像你这样冷静和支持我的人！"

蒂娜："（恳求，为自己辩解）我过去常常斥责他，希望能让他坚强起来！"

克里斯和玛西娅反思道："迪克的功劳很大，尽管他自己的自我价值感很低，但他似乎表现得很有能力。在工作中，众所周知，他觉得束手无策，但他设法控制住自己的情绪，使自己变得高效。他需要什么才能获得他应有的荣誉？我们知道他作为父母是多么支持他，这是他从自己的父母那里学不到的。他们是儿子迈克尔最好的父母，而迈克尔正是迪克从未有过的父母。他能接受我们对他能力的确认吗？如果是从蒂娜口中说出来，他可能不会这么想。但蒂娜当然不能容忍他明显的无助，因为她认为这是她自己的延伸，就像她母亲轻视她时的感觉一样。她对迪克的低落自尊如此警觉和敏感，以至于迪克只感受到了她的谴责，而没有得到他所需要的认可和支持。"

蒂娜："我明白了。"

（她被小男孩迪克打动了——被告知他一事无成——以至于她能够真诚地表达她对他在工作中的成功以及他作为一个冷静、关心和支持父母的人的钦佩。）

玛西娅和克里斯反思："迪克也一定很难意识到蒂娜，在她的愤怒和掩饰下，需要从他那里得到一些她也缺乏的东西。"

迪克："是的，现在我看到了！她需要保证，但是……我不知道。我不是总能找到合适的词。"

克里斯："你能不能以非语言的方式给她看一下？"

（迪克搂着蒂娜，她稍稍哭了起来。）

玛西娅：你越来越了解你在养育和支持方面需要什么，而这是你们原生家庭所缺乏的。看起来你们现在也在寻找为彼此提供安慰和支持的方法。

鲍文方法的解读与评论应用

第一个序列将蒂娜和迪克描绘成一对没有差别的夫妇，蒂娜对迪克车祸的消息有明显的反应。她认为他应该表现得像她所做的那样。她的斥责导致迪克对自己的感觉更加消极，并从她身边退缩。他越后退，蒂娜就越觉得他软弱，她就越生气，这个过程不断升级，直到迪克面临情感上被切断的风险。这对夫妇以他们无差别的风格跳着"距离者与追赶者"（佛加蒂，1978）的舞蹈。

迪克和他母亲之间也缺乏区别。母亲赋予他负面的自我形象源于家庭投射过程。他的唇裂被视为母性不佳的迹象或证据。（之前的一次会议透露，蒂娜和迪克是各自家庭中"被选中"的孩子：蒂娜是女孩子，迪克在身体残疾方面是不同的。反过来，迪克把迈克尔作为他"选择"的孩子，他和迈克尔发展了一种无差别的关系。）

三角形的概念从四个方面进行了说明。

首先，在这对夫妇和女校车司机的三角关系中，公交车司机最初是让这对夫妇争吵的一种手段，但随着行动的进行，这对夫妇自己对彼此的矛盾感情进行了探索，其他与原生家庭有关的问题也得到了解决。

其次，会议中的法令使女司机和迪克的母亲的问题能够被直接解决，尽管是在戏剧中，而不是被用来维持迪克和蒂娜之间的冲突。作为戏剧性法令的非参与者，每个人都有机会以观察者的身份反思对方的情感系统，而不是被动地参与。这些戏剧性的法令涉及他们伴侣的原生家庭。

再次，治疗师虽然参与了各种"三部曲"，但并没有在系统中变成"三角"。作为心理剧中的导演或配角，他们一次只与一方接触，并试图让主角清楚而直接地与他们讲话的人接触。因此，在家庭出身的工作中，每个伴侣都直接与他（或她）的母亲交谈，而不仅仅是谈论她。

最后，两位治疗师需要保持彼此之间的区别，以避免在一位治疗师和夫妇之间或在夫妇中的一位成员和两位治疗师之间出现三角关系。他们的伙伴关系被设计成一个团队内的个性和合作伙伴关系，而不是僵化的二元关系。两种不同的工作模式——"家庭系统顾问"和"心理剧导演"——允许角色的灵活性，并根据情况需要允许立场的组合或分离。

家庭情感系统是以这对夫妇呈现的方式来说明的。他们公开的问题是反复出现的婚姻冲突。一对没有分化的夫妇的慢性焦虑可能表现为以儿童为中心的问题，或者表现为配偶中的一方或双方的心理或生理病理。

蒂娜被认为受到了一种多代遗传过程的影响，蒂娜的母亲丽莎经历了自己母亲的愤怒，以至于这似乎敏感化了丽莎对蒂娜这一点的不容忍。蒂娜与她的家庭出身没有分化，她依次对迪克和女司机做出反应。在治疗过程中，蒂娜能够根据她与母亲的经历来看待她的反应能力，并反过来理解她母亲的操纵性特征是对祖母专横倾向的回应。通过专注于这一传播过程——与交流的确切内容不同——蒂娜能够将思考、反思和理解带到她的感受上。她还能够将它们应用到角色中，并通过在与母亲戏剧性的相遇中表现出直接和无反应的方式，开始一个就地分化的过程。在治疗时段结束时，每个伙伴都能够以非语言行动给予对方适当的回应。

心理剧与家庭系统观念的整合

通过长期的联合，共同治疗师作为一个自我调节的团队发挥作用。通过关注自己辨别想法和感觉的过程，他们将同样的模式传达给客户。这涉及对彼此的干预做出反应，而不是反应性。在治疗过程中，每个治疗师都毫不犹豫地与另一个人公开讨论正在进行的是哪种类型的治疗过程，需要探索什么以及应该如何进行这一过程。这包含了安徒生（1990）反思团队的一些想法。然而，在适当的时候，它也是一个活跃的、非常有指导性的团队。这两位治疗师注意到他们自己的区别——他们作为独立个体的自主性。虽然玛西娅是家庭治疗方面的专家，克里斯是心理戏剧家的同事和顾问，但他们仍然保持着角色的灵活性和互惠性，从而增强了彼此的自发性。

这种团队合作可以被视为客户群体中正常运作的夫妇的典范，使这对夫妇不仅能够纳入团队对解决家庭功能模式的观点，而且通过积极的内嵌式识别，成为共同合作的范式。然而，这种模式中的家庭治疗师和心理戏剧师是不可互换的。作为正在进行的家庭治疗师，玛西娅通常召集会议，将克里斯介绍给这对夫妇，作为她邀请与她一起在会议中工作的精神戏剧师同事，她接着总结了她对治疗进展的看法。最后，她组织了闭幕和后续的安排。玛西娅知道这个家庭来自哪里，也知道他们需要去哪里继续他们的治疗。另一方面，对于克里斯来说，这可能是他第一次也是唯一一次与这家人见面。

讨论

以上讨论的心理剧方法说明了解决鲍恩概念的技术问题。然而，除了追求鲍文家庭系统疗法最终目标的直接目的之外，戏剧本身增强认同感的治疗力量也需要考虑。这些扮演不仅仅是描述、探索和排练；它们作为有意的戏剧安排，是人与人之间不同于传统互动的相遇。这个治疗时段是一种新的相遇，需要参与者做出新的回应。

心理剧的每个家庭参与者都有四个形象：①由主体呈现的自我；②由主体呈现

的他人的形象（如在角色互换中）；③他人对自我的描绘（如使用镜子配角，或再次在角色互换时）；④他人对其自己的描绘。通过吸收这些不同的表征，个体增强了他们体验自己的能力，并感觉到被他人视为离散的存在，通过角色扮演定义了自我的边界，因此较少受到投射和导致鲍文所称的自我融合状态的自我边界的相关模糊的影响。

心理剧的导演不仅仅是使用个人技术。艺术在于他们为戏剧服务的方式。行动（Action）在这里指的是"动作内化（Active-in）"（布拉特纳，1988），而不是"动作外化（Active-out）"。它的用法既不表示回避思想，也不表示对这种感觉的不容忍。我们从三个方面来看待这些心理剧环节中的动作。首先，它可以是实现明确目标的动力和承诺的标志。治疗师的行动指令是为了在此时此刻的个人参与中保持清晰和准确。"给我们看""做吧""说出来""向他解释""看着他""转换角色，成为他""用语言表达你自己"和"保持那种感觉"，这些都是将注意力集中在他人面前的自我完整体验上的一些戒律。行动的第二个用途是作为一种自发的特征，以释放情感和思想的流动。第三个方面是它给了我们反思的机会：有时只有从我们的行动中，我们才能了解我们真正相信的东西，也就是我们实际上做出的选择，与我们认为我们可能做出的选择截然不同。

在整个治疗时段期间，当在"台下"时，玛西娅的角色不断地从观察者、评论员、系统顾问、教育者、教练和灵感来源者转变为支持者和见证者。在舞台上，她扮演了替身、配角自我和镜像的配角角色。这些角色是导演的工具，但却代表主角来体现主角的经历或扩大主角的意识。然而，有时，玛西娅可能会指导，克里斯可能会成为替身。由于这两位治疗师经常作为潜在的联合导演发挥作用，通常几乎没有必要进行提示。例如，玛西娅可能会为配偶中的一人做替身，作为她自己的干预，在这个过程中给克里斯一个线索。这些治疗时段的学习过程既是大脑的，也是情感的，这种结合起到了宣泄作用，在心理剧中，宣泄通常被认为是将情感与洞察力相结合的一种手段。感受、经历和表达，在促进辨别和同化方面起着工具性的作用。作者与鲍恩模型的一个方面的重点不同，因为他们关注思想与情感的联系，而鲍恩则强调了将两者分开的重要性。虽然同意它们不能合并，而且仅仅根据感觉行事是在自我分化中不受鼓励的做法，但作者采取行动的目的是为了增强对感觉的认识。此外，他们采取行动的目的不是为了发泄情感，因为他们认为情感和思想之间的联系是注意力的主要焦点，是为了遏制思想和情感的联系（拜昂，1967），而不是要切断纽带。其目标是实现思想和感觉的融合，而不是完全分离或融合中模糊在一起。

将心理剧与鲍恩的概念结合起来，不只是将两种不同的治疗方法结合起来。这两种思维方式和实践方式具有特殊的互补性。两者同时兼顾体验的个性和共性，它们可以完全融合，以提供更大的洞察力、更多的个人意识以及更强的关联能力和灵活性。而不是任何一种单独的方法。

致谢

　　感谢弗恩·克雷默·阿兹玛博士、约翰·宾格-霍尔博士、菲尔·盖林博士、朱迪思·兰道博士、泽卡·莫雷诺博士和索尔·谢德林格博士在本章的最后准备过程中提出的最周到和最有帮助的建议。

第 4 章　结构式家庭治疗和心理剧的运用：
一种儿童团体的新模式

雅各布·格肖尼

导言

　　本章描述了结构式家庭治疗和心理剧相结合的新模式以及它们在领导儿童小组中的应用。这里阐述的概念和干预措施是作者在一家儿童指导诊所担任高级精神科社会工作者的 5 年时间里开发出来的。几个实际因素导致了针对这些特殊儿童的集体治疗模式的构建。协同治疗师是一名女社会工作学生，她在诊所实习了一学年。在接下来的一年里，另一名女学生取代了她。随着一些成员的离开和新成员的加入，小组的组成也发生了变化。根据我们的资金，平均治疗时间为两年。到了秋天，一些孩子会经历从与一个合作负责人分离到与另一个负责人合作的适应过程。由于这些孩子大部分都经历了父母的分居和/或离婚，我们预计这些负责人的更替会激起他们强烈的情绪，并引发过去问题的再次出现。由于这些原因，不依赖长期的传统方法似乎是合理的（夏梅斯，1976），因此要根据诊所的要求开发另一种方法来满足儿童的需要。我们还试图挖掘孩子们未得到充分机会显露的品质：自发性、想象能力和嬉戏精神。在致力于变革的事业中，这些是不可或缺的（米努钦、菲什曼，1981；帕普，1976b），孩子们对他们的表达激发了领导者的创造力（惠特克，1976）。试错的过程是一个活生生的、不断变化的、系统的典型，在这个群体模式的发展中也起到了一定的作用。

　　该小组的理论观点是基于结构性家庭治疗的基本概念（米努钦，1974）。我们将整个群体视为一个整体系统，将协同治疗师视为执行子系统，将儿童视为兄弟姐妹子系统。在米努钦提出"充分发挥功能的家庭"之后，我们试图保持子系统之间清晰的边界。我们意识到需要制定具体的规则，并始终如一地遵守下文所述的结构。我们支持和塑造我们自己和孩子之间的直接交流，尊重每个孩子的个性和独特性。我们在团队内部表达了温暖和爱意，同时也施加了坚定和温和的权威。虽然我们的一些干预措施的灵感来自米努钦的工作（例如，最初由默里·鲍恩发明的"三角测量"，1978 年），但其他的干预措施是基于各种著名的家庭治疗师的想法，具体地说，改变可以通过行动来实现（帕普，1976a），治疗的目的是帮助患者在他们自己的生活中发展适应性关系，而不仅仅是与治疗师的关系（海莉，1976）。

建立一个框架

这个小组的最初目标是检查孩子们如何重建他们的家庭角色，或在小组内重演家庭问题。同时，我们要设计干预措施，旨在改变或修改他们的角色以及有问题的联系或沟通模式。为了实现这一点，我们得到了正在进行的咨询的帮助，这也促进了更好的共同治疗关系。在所有的案例中，我们对每个孩子的表现问题、发展史、家庭背景和其他相关信息都有全面的了解。这些孩子的年龄从 6 岁到 8 岁不等，他们被转介的原因是学校问题、同伴关系问题或家庭严重困难。所有被选入该小组的儿童都表现出压抑倾向，并存在社交问题，与父母和/或兄弟姐妹的关系也很紧张。有些是因为在家里或学校的扰乱、不守规矩或反对行为而被转介的，而另一些有心身症状的是由家庭医生或护士提醒我们注意的。在他关于团体心理治疗的大量著作中，雅洛姆（1985）确定了 10 个治疗因素。其中，两个是发展这个模式的中心：对主要家庭群体的矫正重述和矫正的情感体验。在我们的小组模型中，第一个因素同时以诊断和治疗为目的。当我们观察孩子们如何重建他们的家庭冲突或角色时，我们也试图为他们提供改变这些角色的工具。当我们使用心理剧来增强情感表达和努力解决冲突时，第二个因素在治疗时段中非常突出。其他团体心理治疗师和心理戏剧师也注意到这些治疗因素的重要性（班尼斯特，1997、2000；希伦，1980 年）。

小组治疗时段每周举行一次，持续 90 分钟。在领导这些治疗时段时，我们依靠已知的团体治疗原则（施瓦茨、扎布拉，1971；斯拉夫森、希弗，1975）。会议的结构旨在为小组成员提供一个安全的、支持性的环境。我们相信，这让他们能够自发地表达自己并承担风险。随后，出现了大量的诊断和治疗材料，这使得领导人能够检验假设，并越来越精确地进行干预。治疗时段分为三个部分，反映出我们为创造家庭般的氛围所做的努力。

围着圆圈说话

在每组的初始阶段，第一步是最困难的。它包括长达半个小时的谈话和几条基本规则，所有这些都由领导者明确解释，以便建立一个明确的等级。每个孩子都可以通过谈论他或她想谈论的任何话题来参与，只要是与他或她的生活经历相关的即可。由于这些孩子中的大多数不善于口头表达，所以需要很多支持和鼓励，特别是在每个新小组开始的几周内。当一个孩子表现出某种强烈的情感时，我们探索其他小组成员对此的感受。允许其他人表达类似的感受通常是对发起人的支持，也有助于先发制人，分散对个别儿童的攻击，或将其作为替罪羊。虽然我们坚持每次只有一个人发言的规则，但我们并没有硬性执行。如果发生侵犯或暴力事件，我们会进行干预，以防止成员之间发生争执。"禁止打架"的规定已经规定了很多次，也是唯一一条我们没有让任何孩子违反的规定。

我们鼓励和支持成员之间的直接沟通。这不仅仅是通过建议、信号或干预来完成的，而且是由联合领导者积极效仿的。我们表达了我们对观察到的内容的看法，计划何时从一部分转移到另一部分，强调我们觉得被其他人忽视或错过的东西，甚至公开表示不同意。对于大多数孩子来说，这种成人之间直接交流的方式是一种新的体验。每隔一段时间，它就会引起焦虑，并试图通过告诉我们应该做什么来打断我们，跨越代际界限。虽然我们对每个孩子的反应取决于他或她的相关问题，但我们试图传达这样的信息：我们负责这个群体，表达不同意见是朝着解决问题迈出的重要一步。在任何时候，我们自己的交流都表现出了对彼此的尊重。

这些一般规则在治疗时段的第一部分已经讲得很清楚了，我们有意识地试图在整个治疗时段过程中保持这些规则。在分配的时间内的某个时间点，领导者将相互协商，并决定进入下一阶段。

休息一下吃零食

在孩子们被要求将椅子靠墙移动后，小组按性别进行划分，家务轮流做：一个小组摆桌子，另一个小组和领队一起去拿零食。这位男领导没有必要，也没有一直监督从事这项杂务的男孩。我们觉得摆桌子或上菜不一定要分性别。零食休息允许进行各种观察，特别是在分享食物、进食节奏或其他方面。这也是从一个通常被视为更"严肃"的阶段向另一个与"乐趣"相关的阶段过渡。治疗时段持续了大约15分钟，在此期间，领导者为更安静、更缓和的气氛定下了基调。

当第一阶段提出的主题令人心烦意乱时，或者当成员们坐立不安或焦躁不安时，领导们宣布小吃休息时间为"安静时期"。在一段安静的时间里，所有的交流都必须通过窃窃私语进行。在这样一个阶段结束时，每个孩子都要清理自己的空间，以期待下一个部分。

活动期

在最后一段时间里，我们试图通过各种活动来结束小组治疗时段，包括抽签、制作卡片和用棍子搭建。这些活动促进了通过非语言方式的持续表达，就像在前面讨论的主题的图画中一样。当我们结束治疗时段时，这也帮助他们减轻了焦虑。在大多数情况下，领导也会参加同样的活动，并指导孩子们在需要时相互帮助。随着每个小组变得更有凝聚力，成员之间鼓励和提供更多的分享和帮助。

一些活动（例如，用棍子搭建银行或房屋）在许多治疗时段期间进行。这为孩子们提供了扩大容忍延迟满足的能力的机会。当某个项目被所有成员完成后，他们就可以把它带回家。在整个团队赛季结束之前，每个成员都会收到一个文件夹，里面有他（或她）所有的绘画和手工作品。在特殊场合、节假日或计划中的聚会期间，分段的顺序被改变。然后，所有的成员参与晚会的准备工作，并在治疗时段开始时做好了准备，最后提供了零食。

干预技术

下面的案例举例说明了从结构性家庭治疗和心理剧中衍生出来的干预技术，这些技术是在小组工作的过程中发展起来的。

三角测量与非三角测量

林恩是一个可爱、胖乎乎的女孩，声音沙哑，当她被推荐到诊所时，她已经快7岁了。治疗申请是在她父母离婚后不久提出的，此前她经历了一场令人不快的监护权争夺战。

当她的母亲在学校辅导员的催促下申请治疗时，她抱怨林恩不服从她，无视她的命令、尖叫、辱骂。这种行为在探望林恩父亲前后表现得尤为明显。林恩的老师报告说，林恩要求得到极大的关注，而且很固执、喜欢捣乱。她经常和同学吵架，有时甚至打他们。

当小组成员谈到其与同龄人的问题时，林恩会很快告诉他们应该怎么做。在小组活动中，她会变得非常兴奋，想通过抓取材料来成为"第一"，但完成任务却有很大的困难。当讨论到父母纠纷时，林恩明显变得焦躁不安，会用一种孩子气的方式说话。她试图控制讨论被领导人用来帮助林恩和其他小组成员用言语表达他们的感受。例如，万圣节过后，当孩子们回忆起他们的乐趣时，林恩说："我玩得不开心。我父亲来接我。他喝醉了，冲我妈妈大喊大叫，还打了她。"小组成员和领导者的支持回应促使林恩谈论她父母的争吵。反过来，这又帮助其他小组成员表达了对家庭打架的不愉快情绪。

支配其他孩子，给出建议，但又感到贫穷的二元性代表了林恩在家庭中的核心冲突。她和父亲很亲近，父亲会不恰当地让她与母亲对立。父母都像孩子一样行事，让林恩感到无人照顾、无人保护、痛苦不堪。虽然她对待小组中的同龄人就像她是一个领导者一样，假装是成年人，与协同治疗师跨越界限，但她也非常脆弱和焦虑。从对林恩历史的观察和先前的了解中可以明显看出，三代人分散的家庭界限对林恩与同龄人和成年人的关系模式产生了显著的影响。由于不能信任成年人作为看管人，林恩会摆出成年人的姿态，结果却因为自己无法"领导"他人而感到沮丧，又会感到无助和焦虑。

当我们观察林恩在这团体中的行为时，有一种模式很突出：林恩习惯性地看着男领导，和他交谈，而忽略了女领导。这显然是复制了她与父亲的亲密关系以及与母亲的敌对、轻蔑的关系。我们决定通过对她进行三角测量来帮助她改变这种模式。每当她向男性领导者提出问题或陈述时，他都会转向合作领导者（指女性领导者），并做手势让她直接回答林恩。经过几个月的三角测量，林恩开始以一种不同的、更积极的方式体验这位女性领导者，并最终能够与两位治疗师直接沟通。

在杰森的案例里，有必要进行截然相反的干预。他8岁，极度焦躁不安。他被转介的主要原因是兄弟姐妹之间的激烈竞争、社会孤立以及与继父的摩擦。在一次激烈的分离之后，当父亲和继父互相伤害时，杰森和他的母亲和妹妹搬到了继父的房子里。随后，这位父亲每周都会与孩子们保持联系，并会告诉杰森不要听从继父的话，称他为"流浪汉"。似乎是为了实现父亲的预言，这位继父失业了几年，每天都在家里抽大麻。

在这个团体中，杰森开始重演他与林恩的兄弟争斗。在讨论过程中，他会变得紧张不安，打断合作领导者的话，质疑他们的计划或权威。每当其中一位领导与孩子交谈时，杰森就会立即打断对话。然而，当两位领导人相互交谈时，他是最具破坏性的。我们的主要干预措施是对杰森去三角化，让他摆脱持续监视他人的需要。在回应他挑战和破坏执行子系统的焦虑努力时，我们一直传达这样的信息：作为合作领导者，我们负责整个团队，并将做出最终决定。我们还向他保证，我们知道如何领导这个团队。在这一年里，杰森学会了接受这一现实。随着与他的家人进行类似的工作，减少了杰森将自己插入父母子系统的需要，他开始冷静下来，逐渐了解到两个成年人之间的对话并不一定会导致冲突或潜在的恩怨。

心理剧的整合

在每个小组的开始阶段,我们观察到成员谈话的内容相当有限。他们总是选择谈论喜事、美好愿望或趣闻轶事。当我们设定目标,帮助这些孩子在小组和家庭环境中以不同的方式体验自己时,领导者们发起了一些讨论。这些都集中在广泛的情感上,从而允许成员们谈论并最终表达出来。这些孩子认为悲伤、愤怒和恐惧是消极的。这种感情的表达没有得到父母的鼓励,这导致了压抑的过程。引入心理戏剧性技巧帮助该小组应对恐惧和愤怒。

心理剧影响了家庭治疗师的工作,他们试图发展人们的表达能力,帮助他们摆脱困境(尼科尔斯,1984)。家庭雕塑(杜尔、坎特和杜尔,1973;萨蒂尔,1972)和家庭编排(帕普,1976a)的技巧受到心理剧的启发,发展出除了说话之外的其他手段,以帮助家庭表达情感和解决问题。在我们小组中,心理戏剧技巧也帮助孩子们演出和表达他们的角色或问题,并扩大他们的角色剧目。

莫雷诺的心理剧创作与他从事与儿童的工作息息相关。1911 年,当他还是维也纳的一名医科学生时,莫雷诺观察到孩子们在城市公园里玩耍,并对他们的创造力和言论自由着迷。仔细观察时,他还注意到积极的情感影响那些参与他们的幻想、情感和担忧的人。然后他会给他们讲故事,让他们扮演各种角色。这导致了对即兴演出技术的进一步实验,让孩子们参与进来,有时还包括他们的父母。1922 年,他创建了自发性剧场,借鉴了神学和古希腊戏剧及其仪式(莫雷诺,1947),后来将其原则和方法整合到团体心理治疗和社会测量学(莫雷诺,1969)中。心理剧的主要目的是达到更高的自发性,从而允许创造性的表达。他指出,这影响了朝向健康和成就感的活力和精神发展的根源。布拉特纳(1973)将心理剧定义为"通过设定冲突情境,而不是谈论问题,帮助一个人探索其问题的心理层面的方法"。与其他以行动为导向的方法一样,心理剧对于语言能力最弱的人(在我们的例子中,是儿童)和那些倾向于过度智能化的人来说也是非常有效的。它是一种体验式和参与式的方法,导致宣泄、行为改变和洞察力。在它的典型形式中,它有三个阶段:热身、行动和分享。

解决恐惧和愤怒

下面的案例展示了心理剧在促进更好地表达恐惧和愤怒以及解决相关问题方面的应用。当决定上演一部戏剧时,谈话片段被用作热身,然后我们开始行动。小吃是在会议结束时供应的(闭馆)。

案例：赫克托

赫克托因为经常做噩梦、梦游、在学校表现不佳和自卑而被推荐到诊所就诊时，他的年龄是 7 岁半。他的父亲是西班牙裔黑人，母亲是白人，他有两个同父异母的姐妹和一个同父异母的兄弟。第一次噩梦发生在 3 岁半的时候，当时赫克托和一个保姆在一起。大约在那个时候，他的大姐结婚了，搬到了另一个州。一年后，这对父母分居了，然后又无数次团聚。在转介期间，另一个分离的威胁笼罩着他。随着父母之间的争吵愈演愈烈，他的母亲毫不掩饰她的观点，即"嫁给一个来自其他种族的男人是一个错误。"这无疑影响了赫克托作为一个黑皮肤孩子的自我形象，他否认自己是黑人，认为自己很丑，尽管每个看到这个迷人的、天真的孩子的人都觉得他很可爱。

一个关键的心理戏剧性场景是当赫克托谈到他在晚上对怪物的恐惧。当在热身阶段获得团体支持时，他说自己害怕怪物，"担心他会再来伤害我。他是个大坏蛋——到了天花板。他有绿色的眼睛，红色的手，他的脚是蓝色的，他有锋利的牙齿。"

在这部剧中，另一个孩子扮演了怪物的角色。赫克托试图逃离它，躲在桌子下面，但没有成功。怪兽追着他。我们问是否有人知道如何对付这个怪物。几个男孩在这出戏中激动不已，自告奋勇要做替身。他们不约而同地提议敲打"守护神"（抱着的枕头）。赫克托随后跟随他们的脚步，大喊大叫，攻击枕头。后来，他甚至自告奋勇地自己扮演怪兽的角色。在关闭期间，我们试图帮助赫克托和这群人冷静下来。他说他感觉好多了，也不那么害怕怪兽会回来，如果它回来了，他会告诉我们的。

案例：辛迪

辛迪在 6 岁半的时候被转介到诊所。她看起来比实际年龄小，非常苍白和脆弱，声音柔弱得几乎听不见。她娇嫩的外表与促使她被转介的问题截然相反。在父母分居后的两年里，辛迪一直是如此狂暴，以至于她的母亲不知道如何控制她。在那之前，他们对彼此进行了身体上的虐待。她的怒火直指别人（攻击她的弟弟，向她的母亲扔盘子）或她自己。她有一次跳下楼梯，偶尔会扯下自己的头发或打自己耳光。在学校里，她很孤僻，就像她加入这个团体时的样子一样。

她行为中最重要的变化是对小组谈论"愤怒情绪"的反应。当时，心理剧被用来探索愤怒的感觉，并找到足够的方式来表达它们。在一部戏剧中，当另一个孩子扮演对她哥哥愤怒场景的主角时，辛迪的眼睛亮了起来。她变得活跃起来，显然被这种共同的感觉所感动，并自愿做替身。当她做替身时，领导者指示她提高嗓音，并与她的身体动作协调一致。然后，主角模仿辛迪，接着撞上了代表弟弟的枕头。在分享阶段，辛迪因出色且乐于助人的替身而受到表扬。在这个过程中，扮演替身既是为了发展辛迪的表达能力，也是作为一种角色训练（雪伦，1980），发挥了双重作用。这也为其他以辛迪为主角的戏剧铺平了道路。

由辛迪发起的一系列心理剧开始于她对弟弟表现得非常恼火，因为弟弟在她做作业时打扰了她，或者撕毁了她的笔记本。后来，她还谈到了自己对一位与家人住在一起的阿姨的愤怒情绪。辛迪抱怨说，她的姑姑挑剔她，而她母亲在争吵中站在姑姑一边。当时，她说："生母亲的气会让人紧张。"这一说法得到了其他孩子的证实，他们直接承认这种感觉确实存在。辛迪在为别人做了更多的替身之后，准备向她的母亲表达她的愤怒，并试图解决这一问题。场面的激烈程度令人震惊。辛迪大喊大叫说，当她需要她的时候，她的母亲不在乎，当她的哥哥迈克尔打扰她的时候，她的母亲也没有帮助她。她一遍又一遍地踩踏着枕头，拒绝听（扮演她母亲的）配角说的话。在结束期间，她说发泄愤怒"感觉很好"，并继续将这项扮演贴上"仇恨游戏"的标签，该组织采用了这个名字，并多次要求扮演。在这些心理剧之后，辛迪的变化是显而易见的。她变得非常健谈和自信，发起了许多小组讨论。她试图鼓励其他倾向于保守的成员，告诉他们她过去也很安静。当孩子们谈到父母离婚和重逢的愿望时，辛迪说她不想让父母结婚，因为"他们不想结婚"。她在学校和同龄人中的进步令人震惊，她似乎已经解决了父母离婚的情绪问题，并找到了更好的方式来表达自己和与他人互动。在她离开前不久，她在治疗时段期间保持沉默。当被问到原因时，她惊呼道："你知道，有时候人们就是不想说话！"

摘要

结构式家庭治疗与心理剧有明显的共同之处。这两种方法都被描述为"行动方法"（布拉特纳，1973；米努钦，1974），而且都试图改变个体在系统中的自我体验。虽然心理剧直接取材于戏剧，但家庭治疗是用戏剧的术语来描述的。例如，米努钦（1974）将重组动作定义为"治疗的亮点。它们是戏剧性的干预，创造了朝着治疗目标的运动"。整合这两种方法的尝试已经实施（杜尔与杜尔，1981；斯塔尔，1977），尽管这位心理剧的创作者在家庭治疗和系统思考方面的开创性贡献并未得到应有的认可（坎佩诺尔，1981）。莫雷诺总是考虑患者的关系背景，他将其定义为"社会原子"(哈雷与哈雷，1996)。泽卡·T. 莫雷诺(Zerka T. Moreno)和克里斯·法默(Chris Farmer，1995)将 J. L. 莫雷诺(J. L. Moreno)1937 年发表的《人际治疗和人际关系的精神病理学》的报告视为一个里程碑。它标志着一个新时代的开始，它对待的是系统和关系，而不是个人或"心理"。威廉姆斯(1989)还将心理剧描述为一种系统治疗，并将其理论和技术等同于系统论和控制论。

在开发上述群体模型时，应用了这两种方法的概念和技术。在热身阶段和加入之间，以及行动和重组之间也注意到了明确的相似之处。心理戏剧技巧不仅有助于儿童重建家庭角色或冲突，而且促进了更深层次的情感表达。对于他们中的大多数人来说，这导致了他们可以扮演更广泛的角色，无论是在团体内部，还是与家庭或学校的其他人之间。在大多数情况下，注意到提出问题的明显改进和解决。为这一模式选择的年龄组传统上是我们诊所最年轻的年龄段。这是孩子们第一次尝试与家人分离，并每天与外部结构和同龄人打交道后不久的年龄。这是一个重要的里程碑，有着特殊的回报、困难和调整挑战。这个年龄段的干预是较早的，可以被视为预防性的。然而，这个群体模型可以应用于其他年龄段或家庭生命周期的不同时期。

这一群体的协同治疗呈现了一个问题：师生之间的不平等和学生的离开引发了儿童生活中以前的分离感觉。这个问题必须反复解决，目的是最大限度地发挥疗效，使儿童受益。在领导类似的群体时，可能会有许多不同的变化，这可能类似于不同类型的家庭：稳定的、持续的由两个领导者组成的团队，单一的领导者，或者同性领导者，这里仅举几例。当我们试验本章中提出的想法时，总体感觉是有无数的可能性可以进一步发展此模型。

第 5 章

身体会话：用心理剧和隐喻连接心灵和身体

玛丽·安妮·卡斯韦尔，克里斯蒂·马格劳

带着狂野的奇思妙想，（魁奎格）现在用他的棺材做了一个水箱。他花了很多时间把各种奇形怪状的人物和图画雕刻在盖子上；在这里，他似乎是在用他粗鲁的方式，努力复制他身上扭曲的纹身的一部分。而这个纹身是一个已经去世的先知和他的岛屿预言家所做的，通过那些象形文字，他们已经在他的身体上写出了一个完整的天地理论和一部获得真理的艺术的神秘论著。所以，魁奎格在他自己是适合揭开谜团的那个人，（这是）一项奇妙工作。

——赫尔曼·梅尔维尔，《白鲸 1964》

我们的身体想要说话，但是我们怎么听呢？我们常常忽视他们的谈话企图——"那只是我的肩膀又疼了"——忽略了我们内心的现实。长期接触电视和电影教会我们把现实看成是展现在"外面"的东西。这超出了我们的能力范围；我们不是其中的一部分。我们可以描述它（身体），但我们既不把自己想当然地放在它里面，也不参与它。我们如此习惯于这种互动模式，以至于我们没有注意到我们正在与我们的身体互动，就像它们是东西一样，不知何故与我们自己分开了。但是，心灵和身体之间的沟通对于保持健康和福祉是必不可少的。当我们关注潜在的情感问题时，身体症状会有所改善。例如，当疾病的情感表现被放松和可视化技术平息时，湿疹的身体表现显著改善（格罗斯巴特、谢尔曼，1992）。各种各样的放松技巧也有助于缓解恐惧对头脑的顽强控制。反过来也是正确的：当我们面对实际危险时，我们可以采取适当的行动，这会降低恐惧在我们身体中扎根的可能性。

我们该怎么办呢？我们需要双向沟通。我们需要培养倾听我们身体的方式，我们需要用我们的身体能理解的方式说话。但是，光靠语言是不足以弥合这一长期存在于身心之间的鸿沟的。我们需要培养新的语言工具。在这一章中，我们描述克里斯蒂从她 25 年来教人们如何表达身体形象和感觉的经验中发展出来的语言。基于治疗性隐喻的概念，这种语言可靠地将信息从身体传递到心灵，然后再传递回来。

我们首先简要讨论一下我们通过隐喻理解的内容。

隐喻

隐喻在形象的领域中运作，因此，在感觉经验和用来描述它的词语之间架起了一座桥梁。它的有效性取决于它的生动活泼。如果它是准确的，隐喻通过非语言的东西成为言语的，从而加深我们对它的体验，唤起心灵和身体的融合。隐喻可以教我们用"身体思考，用头脑感觉"，也可以教我们用"头脑思考，用身体感觉"。诗人通过各种技巧试图让读者以一种新的方式看待事物，比如将意想不到的元素罗列在一起。意想不到的事情让我们大吃一惊，我们改变了看法。我们看到，我们过去的感知方式已经搁置了太长时间，没有经过检验，被认为是理所当然的。我们感到精力充沛、有创造力与更有思想。我们已经认识到我们可以学习。这真令人振奋。

例如，在路易斯·马勒（Louis Malle）的电影《与安德烈共进晚餐》中，性格外向、富有戏剧性和活力的安德烈向书生气十足、更为保守的沃利讲述了他在纽约时的许多冒险故事。这两个人是老朋友，他们的人生观截然不同。沃利全神贯注地听着。他注意到了他们之间的不同之处：安德烈更倾向于跟随自己的内心，承担许多风险，而沃利每天列出他想做的事情，然后在完成时逐一勾选出来。在电影的结尾，沃利打车回到了他的公寓。在出租车里，他坐在座位上，眺望着从小就知晓的熟悉场景，但在与安德烈共度了一晚后，他通过安德烈给他的新"眼睛"重新审视了这一切，就好像他以前从未见过一样。

就像魁奎格一样，我们都有"纹身"，这是我们所有经历以及我们携带的遗传密码留下和留在我们内心的印记。当我们试图给这些记号命名时，我们在自己的生活中找到了一种模式的特定意义，这种模式可能在我们的家族中世世代代都在展开，比如酗酒或过敏。这是一个改变我们的过程。因为隐喻唤起了身心的融合，它提供了一种真实的体验。我们找到的意义是一种联系、上下文、关系和过程。如果命名是准确的，那么在那一刻，我们与我们自己和我们的世界是真实的连接。"玫瑰就是玫瑰，"格特鲁德·斯坦（Gertrude Stein）在《神圣的艾米丽》（1913）中说，试图嘲弄语言无法呈现现实的能力；但具有讽刺意味的是，当然，她的尝试本身就唤起了尝试过程中的经历。

一些隐喻在文化中普遍使用，例如，"需要是发明之母"。另一些则更为本土化：心理剧的"自我家庭"概念对心理戏剧师有意义，但不一定对其他人有意义。还有一些是个人为了自己使用而创造的，例如，在他们的梦境中使用，或者在他们与关系亲密的人发自内心的交流中使用。无论这个比喻来自哪里，它都是单独起作用的。一张图片让一个人联想到的东西，可能根本就不是它使另一个人联想到的。图像的内容可能不是很重要，但上下文和人与图像的互动非常重要。正如沃利发现的那样，在与之互动的邀请中，隐喻是可以给听者带来直接体验的礼物。隐喻是多层次的，含义多种多样，我们从中获取我们需要的东西。如果我们在不同的时间听到它，我们可能会听出它的另一层含义。

我可以用隐喻把我最深的感情传达给你。你可以随心所欲地理解我的隐喻（如果你非常关心我，你会的），但我创造的隐喻对我来说是有意义的，即使你选择不参与它的解码，我把它给你也对我有意义。通过隐喻，我给了你了解你自己的可能性，也给了你了解我和我们的可能性。隐喻的美妙之处在于，因为它是经验者的语言，它可以准确地表达一个人当前独特的经验。在与身体沟通的过程中，找到合适的隐喻是治疗师和客户作为一个团队一起工作的问题。下面有很多例子。

如何与身体对话

身体会记住头脑忘记的东西。

——J. L. 莫雷诺

与身体对话并不是我们通常学到的一种技能，它可能看起来是一个奇怪的想法。实际上，它很容易学，而且效果可能会立竿见影。克里斯蒂开发了许多进行心灵/身体对话的技巧，并以几种不同的方式使用它们。基本上，所有这些技巧都有助于训练人们倾听自己身体信号的能力。它们让人做好凭经验工作以及理性工作的准备，具体包括情感方面、比喻方面与感官方面。它们还可以帮助人们达到情绪释放的宣泄水平。最后，身心对话可以作为一种结束工具，让人在会话结束时进入休息状态。

在使用这些方法之前，客户和治疗师之间的关系必须建立在一个安全的地方，以揭示脆弱性，因为这种水平的工作可能会触发储存在身体中的创伤记忆。经历这些创伤可能会非常令人沮丧，客户和治疗师之间的纽带必须足够牢固，才能抵御这种风暴。对于治疗师来说，一个重要的前提是亲身体验过他们与客户一起使用的方法。经验赋予治疗师对时机的敏感度，教会他们避免解释，并帮助他们在治疗过程中理解和管理自己的身体信号。对病人来说，一个重要的前提条件是有一定程度的自我力量和/或既往的治疗经验。正在进行的评估以及与客户的直接咨询，是下一个重要的问题。例如，治疗师和客户需要找出客户是否可以分离。她是否会深入到过去的痛苦深处，以此作为逃避当前紧迫问题的一种手段？如果她去到这些深处，她会找不到回来的路吗？或者她觉得这个过程很容易，而不一定意识到自己在做什么？有些人可能选择不深入自己，因为他们缺乏心理头脑——内心的旅程对他们来说是未知的。他们可能受到非常严密的保护，或者受到非常严厉的压制。他们可能有太多的自我力量，以至于他们不能放手。对于其他人来说，在当前问题上采取行动必须放在首位。每个人做这件事的方式都不同。在将头脑和身体、头脑和心灵融为一体的过程中，没有一种方法可以包治百病。学习如何做到这一点会带来巨大的回报：我们可以学会打破防御模式和消极信念对我们生活的束缚。

暖身

就像运动员在开始更剧烈的训练之前需要时间来热身一样，客户在开始身心交流之前也需要对他们的情感"肌肉"热身。

最好的热身之一就是练习在身体里寻找隐喻。在任何治疗开始时，治疗师问一问："你今天对身体有什么感觉？"这是很有用的。简单地聚焦于一种感觉（例如："我的手很重"），然后找到一个比喻（例如："像铅一样重"），就可以开始一系列的感觉和图像，从而导致叙事。

顾客："我有点儿头疼。"

治疗师："在你脑子里的什么地方？"

顾客："嗯，我能感觉到眼睛后面的压力。"

治疗师："这是一种剧烈的压力还是一种迟钝的压力？"

客户："剧烈的与刺痛的。"

治疗师："大约和 a 一样大……"

顾客："一颗钉子！有人在那里钉钉子。"

治疗师："那是什么感觉呢？"

客户："嗯，非常令人惊讶。好像有某东西想要引起我的注意。"

治疗师："那你的身体里的某些东西是从哪里来的呢？顾客：我也感觉到胃里有压力。"

治疗师："这种压力的性质如何？"

顾客："正在向上升。像火箭一样上升到达我的头！我的胃在大叫：'我生气了！'"

运动是身体/心灵交流的另一种热身方式。治疗师可能会问的问题是"你的身体现在想要怎么运动？""哪一部位移动起来有困难？""这场运动告诉你什么？"病人会根据他是否准备好在身体内工作而做出回应。如果他还没有准备好，他会有很少的感觉，并且很难用比喻的方式来描述它们。如果他处于高度唤醒的状态，他会有许多感觉，但可能很难描述，而且他的感觉可能有一种冷冻的性质。然而，如果他轻松地找到感觉并将其转化为隐喻，如果他通过这种方式表达自己感到安慰（或病情减轻），或者很容易与他目前生活中的事件建立联系（例如，"我的老板是个令人头疼的人"），那么客户就准备好进入随后的情感艰苦的工作。

身体和宣泄时刻

宣泄是一种强烈的身体/精神/情感事件。有时就像爆炸一样，这一事件同时发生在所有三个层面上。宣泄打破了护身衣，让我们以更适合当前环境的方式体验我们的身体。反过来，这些新的身体感觉体验支持并使我们能够选择更符合我们意愿的行为方式，而不是按照旧有的方式行事，让模式来支配我们。并不是所有的情感释放都是宣泄。要真正放开防御模式，需要有重大改变。身体发生重大变化的标志是机动性增加，而在头脑中，有一种可以替代或选择余地的感觉——有自发的空间。

当创伤经历发生时，我们往往不会释放痛苦。因此，这种体验不能舒适地整合到记忆中。它变成了一个碎片，从有意识的头脑中分裂出来，引起激荡的情绪，伴随着身体的不适，最终产生了不适应的信念，比如"我是一个完全没有价值的人"，这有助于保持碎片的分裂。在我们称之为"盔甲"的过程中，身体用它自己的僵硬来保护性地回应这种不适应的信念。长时间的压力会抑制血液循环，削弱和/或使肌肉僵硬。

顾客："我很难爬上去，因为我的胸口都缩起来了。感觉就像棒球上的绳子，紧紧地缠绕在中心，用马皮缝制起来。"

治疗师："然后会发生什么呢？"

顾客："我觉得太难受了，我都哭了。"

治疗师："没关系。接下来会发生什么？"

顾客："我觉得不太好。我感到羞愧，我无法呼吸。哦，我现在想起来了！我第一次登山是在和情人分手。我就是这么觉得的。"

治疗师："如果你下次攀岩时让自己哭，会发生什么？"

顾客："我想试试看。我只想确保没有人和我在一起，他们会拦住我或者说我愚蠢。"

我们中的一些人需要更大的强度来获得我们身体中的情感，而我们中的一些人需要得更少。只要适量，我们就能体验到身体感受到的情绪——哭泣、颤抖、叫喊和大笑的变化。这些通常可以从外面观察到。然而，更微妙的表达——能量转移或轻微的肌肉和器官释放——本质上也可以是宣泄的。

宣泄不仅仅是情感。有一个重要的认知元素，一种双重意识，它让我们知道我们正在强烈地感受以及处于那种强烈感觉的时刻。这种认知元素让我们能够带着较少的恐惧进入强烈的宣泄体验。我们需要知道我们可以随意离开宣泄领域而不会被困在其中的安全感。我们需要一种安全感，因为我们知道我们有从宣泄经历中获得意义的资源，比如自我力量、情绪稳定、支持网络和积极的锚固。安全可以由另一个人、一种精神框架或适当范围的治疗技术和结构来培养。然而，首先也是最重要的是，它是由我们自己的精神资源提供的，也就是说，我们愿意用心倾听我们的身体和情感。

身体上有效的宣泄体验包括呼吸、声音、手势和动作。伴随宣泄而来的呼吸比正常呼吸更深。为了做好准备，把重点放在肋骨和横膈膜上。胸腔一侧的伸展运动很有帮助，胸腔下的按摩和慢慢呼吸时的计数也是很有帮助的。快速呼吸可以帮助疏通鼻腔。

许多人害怕制造噪声。那些在虐待的照顾者手中经历过创伤的人可能已经学会了保持沉默的生存策略。这些人可能需要重新学习发声的技能。这可能是情感上的挑战。第一步是从一声响亮的叹息开始的。然后，也许声音可以与身体中的疼痛联系起来，重复声音来释放疼痛。治疗师可能会加入与客户一起发声的行列中，以使开始变得更容易。更深入地说，客户可能会做一个手势来伴随声音。最后，这个人可能会最大限度地发出声音，并伴随着情绪——抽泣、嚎叫、哀号、尖叫、喊叫或大笑。

当以身体为导向的治疗师使用运动、动手技巧或精神集中来治疗紧绷的肌肉群时，患者可能会有全身的宣泄。当牵涉慢性盔甲化的筋膜和肌纤维放松时，治疗师会感觉到病人的组织软化和松动。病人可能会报告有拉动的感觉，然后是热感、刺痛感或肌肉松弛。关节和韧带可能会移动，让人找到一种新的、不那么僵硬的姿势。

宣泄体验的标志是运动。身体运动本身，没有公开的基于问题的焦点或治疗改变的愿望，可以直接导致情绪宣泄。例如，许多人报告说，在瑜伽或有氧健身操课上突然浮现出情绪或洞察力。无论是结构化的还是非结构化的，带着观察却不加评判的头脑进行的运动都可以成为过去侵入现在的一面镜子。为了最大限度地利用身体的能力来帮助我们了解自己的情绪，我们需要意识到、了解到身体在说什么，即使我们不希望它与我们交谈。许多人一直抵触锻炼，因为它有可能唤起他们不确定自己能处理的情绪和记忆。无论这种选择看起来多么安全，选择不移动这些人也会阻碍他们创造的自发性。活着就是在运动。

身体独白：我优先

除了极少数例外，身体和它的感觉没有足够的通话时间。因此，在开始心灵/身体对话之前，身体需要自己的独白。我们建议一种称为"身体信号跟随"的过程。

从沉默开始，鼓励深呼吸，接触内心的流畅感。当开始说话时，让客户从基于身体感觉的陈述开始，比如"我感觉紧张""我感觉扭曲"或"我感觉沉重"，然后进入比喻连接，比如"我感觉像鼓一样紧""像扭曲的铁丝一样弯曲"或"像石头一样重"。然后鼓励客户进入满足需求的陈述中，比如"我感觉紧张得像个鼓，我想放手"。在这一点上，身体经常想要释放，无论是情感上的还是身体上的。在治疗时段接近尾声时，可能会出现这样的解释，比如，"我觉得自己像一根皱巴巴的电线，因为我被我祖籍家庭中自相矛盾的信息搞糊涂了。"虽然洞察力可能会自然而然地出现，但重要的是不要强迫它们。首先，允许全身参与，这样洞察力就可以建立在身体感觉和隐喻的基础上。这创造了可以继续支持洞察力所指示的变化的生动。

身体的疼痛可以唤起情感主题，所以倾听客户如何描述身体疼痛，然后将其与客户情感困境的本质联系起来，这一点很重要。这也可以朝另一个方向进行。当客户描述一个情绪化的主题时，倾听那些有身体参照的词，如轻、重、大、小。提出一些问题，帮助客户发现身体的哪个部位可能在表达这种情绪。

莎拉可以感觉到沿着肝经沿着腿往上爬的感觉。克里斯蒂问那是什么感觉。莎拉说她的小腿感觉很重。"在什么方面沉重？"克里斯蒂问道。"对于细节，"萨拉说，"就像我在上一份工作时，必须处理所有的细节。"克里斯蒂说："你不会飞。"莎拉回答说："是的！就这样。他们都能飞了，而我没有，那几年我画了那么多鸟的照片。"克里斯蒂随后鼓励萨拉，让她一边用力踢，一边用声音表达她的愤怒。萨拉停顿了一下，发现她的家人和她上一份工作经历都缺少了反思的经历。当克里斯蒂问她身体里缺失的感觉在哪里时，萨拉指了指她的右上背部。当克里斯蒂移动到她的背部，也是肝脏区域工作时，萨拉的腿有颤抖的感觉，她抖了起来。然后，她有之前要去手术地点的感觉。克里斯蒂要求提供一张那些感觉与她通过手术植入的膀胱沟通的图像。莎拉说："这是静止的水，上面倒映着移动的云彩。"克里斯蒂说："你被反射了。"莎拉说："是的，感觉太棒了。一些我真正想要的东西。"

破译信号和隐喻从来都不是一帆风顺的，因为经验系统有许多曲折、跳跃和突然的变化，这是其固有构成的一部分。重要的是要与客户保持良好的关系，这样才能平稳地度过沮丧或困惑的时刻，治疗师努力遵循客户的暗示，而不是强制执行僵化的程序。同样重要的是要辨别客户的紧急或抗拒行为是否有某种模式在起作用。高度唤醒状态是一些虐待幸存者的常态。他们解决问题的努力伴随着紧迫感，这种紧迫感只会复制并确保这种状态的持久性。在这种情况下，最好是进程与模式背道而驰，并鼓励客户端放慢速度。在抵抗中，根本性情感的表达，如恐惧或悲伤，默认为首选的替代，如愤怒，从而阻止客户找到解决方案。这样的话，如果客户一直被引导到根本情绪上，那就是最好的。

我们怎么知道身体和它所提供的情感宣泄是顺应还是抵抗一种不适应的模式呢？他们提供的是发布和重定向，还是仅仅复制了模式的某些方面？作为第一步，重要的是要清楚应用深度或压力技巧的背景。经历过极度痛苦的人可能会因这种技术而再次受到创伤。当病人用这些方式工作觉得安全时，治疗师就可以通过观察病人自主神经系统的功能来评估宣泄的进度。

自主神经系统由交感和副交感两个分支组成。交感神经参与活动和应激状态。副交感神经处于放松和休息状态。健康和平衡是通过有规律的活动，然后同样有规律地恢复休息来保证的。休息和活动一样重要，因为这是吸收和同化的时候。培养在休息和活动之间自由、轻松地流动的能力是身体导向疗法的理想最终结果。神经系统在任何时候都在运作的线索之一是客户的脸色。当一个人受到惊吓时，肌肉会进入"战斗、逃跑或冻结"模式——所有这些都是交感状态。脸色会变得苍白，看起来很紧绷，眼睛会很大。如果这个人的脸是红色的，或者是污迹斑斑的，看起来很紧绷，眼睛盯着他看，恐惧中可能夹杂着愤怒。相反，当一个人的副交感神经处于放松状态时，脸部会轻微发红，眼睛周围变得柔软。

一个人的呼吸模式是观察哪个神经系统处于凸显位置的另一种可靠的方式。在交感神经的过程中，呼吸更短促，胸部起伏更大。在副交感神经过程中，呼吸缓慢而深沉。在交感神经过程中，心跳较快，而在副交感神经过程中，心跳较慢。在战斗或逃跑状态下，客户的情绪表达往往会显得僵硬或自主，当回到放松状态时，会显得更加松散和自然。肌肉紧张、呼吸模式不均匀或胸痛可能会阻碍交感神经过程的完成。通过使用身体信号跟踪来强调和承认这些剩余物，有助于处理它们，让人进入一个愉快的副交感过程，伴随着充分的呼吸、肌肉释放和胸部的温暖。

在一个治疗（时段）过程中，客户可能会经历几个副交感/交感神经改变周期。如果在治疗工作中访问了记忆，患者的身体可能会改变为交感模式，直到记忆得到充分处理，此时身体将返回副交感。治疗师可能会在治疗开始时让病人开发一个舒适区或安全的地方，以帮助恢复到休息和消化过程。在治疗过程中出现过度觉醒，也很有用。客户应该给这个安全的地方一个他(或她)强烈相关的名字。有时,仅仅给它起个名字(例如,"绿地"或"大公园")就足够了。首先,在身体感觉中定位这个舒适区(例如,"你身体里的绿地现在在哪里?")可以帮助你在结束时回到它的身边。以副交感状态结束治疗时段,以便客户可以消化治疗(时段)过程中发生的所有事情。

身体对话: 以合作伙伴的身份走在路上

身体反映了精神和情感上的冲突。例如,当人们感到矛盾时,他们脖子上方的"是/否"肌肉就会相互对立。"是"的肌肉冲动是点头,而"不"的肌肉冲动是摇头。这种冲突会造成颈部紧张。给每个冲动不间断地呈现出来的时间——在心理剧中我们称之为登台——允许更深层次地理解和释放相互关联的情感和思想。相反的冲动之间的对话可以带来身体上和情感上的解决。

为了说明身体对话技术,我们将使用一个客户的例子,他选择在膝盖和肩膀之间进行对话。客户扮演的角色可以由配角扮演。(在一对一治疗中,这应该是治疗师)。如果病人选择扮演膝盖的角色,配角将扮演肩膀的角色。然后,两人互换角色。虽然这些身体部位可能包含父母或更年轻的自我部分,但暂时留在身体部位(例如膝盖)是很重要的,因为他们可能有一些重要的身体信息需要交流,比如,"在我冒险进入情感领域之前,我需要加强锻炼。"一旦进入直接的情感体验领域,在进入解释和解决问题之前,停留足够长的时间让情感释放出来也是同样重要的。在这一阶段,治疗师可能会陷入他们自己未解决的情绪的压力中。他们可能会试图催促客户去一个对他们来说更舒适的地方。治疗师需要锻炼耐心。在这个阶段,治疗师应该观察病人身体的变化,看是否有恢复副交感神经的迹象——深呼吸、放松、姿势紧张,脸色通红。

有时一个问题就是需要深入宣泄才能转移两个身体部位之间的冲突才能解决。这可能是由上下文问题引起的,比如不在场,无论是与自己还是与治疗师在一起。如果是这样的话,先处理好这段关系。如果客户没有以某种方式与他自己或她自己联系起来,客户和治疗师可以努力促进这种联系。有时这个问题也可能是内化的问题,也就是把另一个人的情绪吸收到自己身上。如果是这样的话,客户可以试着辨认出被他(或她)的心灵所吸引的人,然后将其分离出来。例如,客户可能发现他的母亲居于他的膝盖上。如果是这样的话,可以在舞台上安排一名代表母亲的配角,客户可以在返回到用膝盖进行对话之前与母亲对话。与任何对话一样,重要的是达成的解决方案对身体的两个部位都是令人满意的。最后,从开始到结束精确记录身体感觉的变化是有好处的。这是对身体感觉很好的训练，它能给客户一种成就感。

梦中的身体：使效果加倍

梦的比喻通常可以给出关于我们身体需求的简单而直接的信息。在一位顾客的梦中，她在一家自助餐厅排队。她前面的人正在为她的雇主——一位医生买食物——鱼和沙拉。解释是："正合医嘱！"梦里有这样生动的比喻。当我们把它们带到身体的舞台上时，我们可以更清楚地看到它们。让客户回顾这个梦，闭上眼睛大声说出来。病人和治疗师都应该注意到任何自发的身体运动或语调的变化，因为这些可能表明图像最具情绪性。然后让客户选择最简单或最生动的图像。让她扮演这个形象的角色——蓝色的湖、可怕的怪物、老朋友——然后在她的身体里找到一个与形象联系最紧密的地方。当她继续与图像联系在一起时，继续询问有关身体感觉的问题，以加深与身体的联系。宣泄通常发生在这时。

然后邀请客户通过让她思考梦的信息来分析她的思想："你认为这个梦为什么会出现在你身上？"这让她可以退后一步，看看梦的背景和情感。当她能够清楚地表达信息时，她的头脑和身体就联系在一起了。在这一点上，让她选择图像可以植根于她身体的地方，将焦点再次带回体验式。这可能意味着做一个梦的任务，比如吃鱼和沙拉。做这个梦的任务之身体行为强化了这个梦的信息。

瑞秋的梦是在她与一位朋友发生争执并得到满意解决后出现的。在梦里，她在玫瑰花丛下的阳光下放松，感到无忧无虑。然后，她因前夫从他们的老房子打来的电话而分心。她也在那里看到了她以前的狗。正当她不知道该怎么办的时候，她感觉到喉咙里有根头发，想要伸手把它拉出来。头发牢牢的，她必须使劲拉很长时间才能把它拉出来。当最终拉出头发时，他有一种撕裂的感觉，也有一种解脱的感觉。

当瑞秋讲述这个梦的时候，克里斯蒂注意到她在描述头发时突然移动了一下头。克里斯蒂还注意到，她的手想要表明她拉得有多用力。克里斯蒂建议瑞秋扮演头发的角色，她说："我就是那个不言而喻的愤怒。我绷紧了她的喉咙。我让她担心。"因为负面图像已经与身体区域联系在一起，克里斯蒂鼓励她为正面图像、狗和"玫瑰花丛下"的感觉寻找身体区域。瑞秋将这只狗与她敞开的心扉联系在一起。她将玫瑰花丛的感觉与她的背部联系在一起——能够向后靠和信任。说到这里，她哭了起来，并有一种宣泄的洞察力，她感到受伤和愤怒，因为她花了所有的时间担心她的前夫。她也有一个快速展开的记忆影片，这影片与担忧的例子有关和与担忧相反的向后倾斜和信任的例子有关。宣泄结束后，克里斯蒂问道："关于你现在的生活这个梦能告诉你什么？"瑞秋说："如果我发泄我的愤怒，我就不会那么担心了。我还需要更多玫瑰花丛的感觉。"他们通过识别一项梦的任务来结束治疗（时段）：当她感到担忧时，她同意问问自己，她生气的是什么，她能做些什么。她还决定沉思一下在阳光下仰卧在玫瑰花丛下的画面。

利用梦的形象的能量来加强对改变的比喻，可以让改变毫不费力。改变的隐喻是一种与卡在内隐记忆回路中的不适应隐喻相遇并与之相矛盾的隐喻。例如，"我本来就是美丽的"，这与"我是一只丑小鸭"相矛盾。如果隐喻的相遇是准确的，它就会持久鲜活地留在记忆库中。就像我们将童年的噩梦记忆到成年一样，我们也可以记住并继续将积极的梦想形象或改变的隐喻整合很长一段时间。

身体和关停：停止运行时间的价值

当人们回到副交感神经状态时，他们会感到关停，但当过去的恐惧经历侵入时，他们可能会发现很难从战斗或逃跑状态转变为休息和消化状态。在其他压力相关的障碍中的睡眠障碍、高血压以及惊恐反射都可能起作用。重要的是重新学习从战斗或逃跑状态转为更平静状态的技能——学习关停，就像我们需要学习自发性一样。

阴能量连接到副交感系统，阳能量连接到交感系统。有些中国人认为，按摩双手——特别是手指（那里有许多镇静点）——有助于从阳到阴的转换，反之亦然，这取决于人的需要。有时仅仅是躺下闭上眼睛就会产生一种通向副交感状态的运动，就像打哈欠一样。有时，在转变发生之前，情绪上释放一天的压力是必要的。记住舒缓或快乐的经历也可以做到这一点。音乐对身体的影响很快，也可以作为身体的关停。

客户和治疗师的自我护理：我们是一条船上的

身体常常在意识心理之前觉察到。它通过身体信号来表达尚未从经验中进入理性的信息。治疗师的身体信号对治疗的进展和客户的信号一样重要。治疗师们已经学会仔细倾听客户的意见，并警惕反移情现象。治疗师的身体信号是反移情的重要指标。例如，当客户接近一个装甲精良的主题时，有身体意识的治疗师可能会感到一丝疲惫。他可能会将这种身体感觉解读为客户接近重要事情的门户信号。当然，疲惫可能是治疗师自己的问题浮出水面的信号；治疗师自己未解决的伤口可能有重新打开的危险。如果是这样的话，治疗师的任务就是留出一些监督或治疗时间来寻求他自己的治疗方案。

有意识和无意识的替身

治疗关系可以呼应早期发育阶段，反映出父母和孩子之间的联系。这种联系"超越了简单的模仿；母亲和孩子实际上同步了他们的情感状态"（瑞迪，2002）。替身是心理剧中用来进入另一个人的情感现实的一种移情工具，其作用是与一种情感同步。在经典的替身中，治疗师采取与他们的客户相同的身体姿势，将自己稍微放在后面和一侧。他们把自己想象成客户，说出他们的感受，就好像他们是客户的心声一样，说出即将变得有意识的话。当方法奏效时，客户会有一种被人熟知的感觉，他（或她）会觉得情感探索之路上有一位同伴。

当有意识地使用替身时，替身强化了移情纽带，产生了信任，并鼓励客户进入体验系统。对治疗师来说，无意识地使用替身，也就是说，无意识地吸收病人未表达的情绪是困难和疲惫的。它通常发生在治疗师由于健康状况不佳或沉迷的习惯而削弱了界限，或者如果治疗师没有发展出理清情绪信号的技能时。因此，治疗师可能会觉得客户的未经处理的材料是一种压力，这可能会导致治疗师的行为混乱，比如不适当地加入客户。如果这种情况发生，客户可能不会感同身受，反而会觉得受到了某种程度的侵犯。

治疗问题就像其他许多问题一样，是一个将意识带入情境的问题。治疗师要在不切断与客户的联系的情况下保持自我的力量和适当的边界。要做到这一点，最好的方法之一就是学会问自己，"这是谁的感觉？"如果答案是"我的"，那么它需要放在一边，稍后再解决。如果是"客户的"，那么治疗师需要确定客户是否准备好处理这种感觉。如果病人准备好了，那么治疗师自己感觉到的问题就能推动病人的治疗进程。

当莉莲走进治疗室时，克里斯蒂感到右侧头部一阵剧痛。莉莲开始单调地向她的老板报告了一件激怒她的事情。克里斯蒂继续感到头痛，她说："我想知道这整件事是不是让你头疼？"莉莲用更活泼的语气说："是的！这是一件令人头疼的大蠢事"。在这之后，她能够表达她的愤怒和她想要摆脱这种情况的愿望。与此同时，克里斯蒂的头痛也消失了。

有时，当客户不能或不愿意了解整个故事时，例如，特定感觉的深度，治疗师可能会在他或她自己的身体和/或情绪中感受到它。因为病人没有完全表现出来，治疗师可能很难让它过去，甚至可能因为这个过程的无意识而意识不到正在发生什么。然后，在疗程结束时，治疗师可能会留下一些身体和/或情感上的碎片。这种现象的程度取决于治疗合同的性质、治疗师的敏感性和所做工作的类型。对于一些治疗师来说，以身体为导向的治疗可能更困难，因为靠近病人的身体会使无意识替身的可能性更大。另一方面，一些治疗师发现坐着和倾听更困难，因为他们可能会摆出病人的姿势，无意识地进入和吸收病人的情感现实。

对治疗师来说，重要的是知道他们自己的易感性，他们自己创造适当界限的最佳方法以及清除这些碎片的方法。一个简单的方法是感到疼痛、沉重或疲倦在身体的什么地方，然后呼吸进去。有时候有这个简单的练习就足够了。在其他时候，治疗师可能需要从认知上处理这些身体信号，这样他们才能理解他们的反移情作用是什么。这可能包括主动的、身体层面的宣泄。大多时候，治疗师被锁定在看守人的角色中，而不是能够随意地拿起和放下它。持续的锻炼、触摸和治疗工作是治疗师自我护理的有效工具。在我们的生活中保持幽默和美的平衡也是很好的。

结论

"我的身体是我的朋友，不是我的敌人。这是一本我能读懂的书，而不是一本只有医生才能看懂的令人费解的手册。"我们当中有多少人能说出这些话呢？我们与身体的关系发展到什么程度？这些关系是否反映在我们的其他关系中？定期与我们的身体对话会鼓励我们与自己、朋友和家人进行其他对话。我们说得越多，事情就越容易。如果我们经历了慢性身体疼痛，我们可能会出于沮丧和不适而对配偶和孩子发火。但是，当我们与自己的身体对话，开始为我们的痛苦寻找原因和解决方案时，挫折感就不太可能发泄到我们所爱的人身上。我们更有可能知道并直接要求我们需要什么来改善情况。当我们更仔细地倾听身体的信号，并致力于追求更少的痛苦时，我们就会更加主动地满足自己的需求。积极主动可以让人际关系变得更简单，让我们更有成就感。进入我们存在的情感、隐喻和感官核心的领域会让我们拥有更广泛的可能性，这会帮助我们过上更丰富、更广阔的生活。当我们给他们机会的时候，我们可以通过我们的身体来体验世界。

注释

本文中"图像"包含了所有感官的元素，而不仅仅是视觉元素。从这个意义上说，图像可以唤起强烈的情感，也可以包括听觉、触觉、味觉和嗅觉元素。

<table>
<tr><td>第 6 章</td><td>艺术治疗和心理剧的协同效应：架起
内外世界的桥梁</td></tr>
</table>

让·B.彼得森

本章探讨如何将心理剧和艺术疗法结合起来，创造一种新的形式。艺术治疗在个体的内心世界和外部世界之间架起了一座桥梁。艺术可以提供通道并赋予深埋的情感、思想和记忆以特殊的形式，心理剧小组是开始研究未被揭开的材料的安全之处。艺术疗法和心理剧的结合是与大多数人合作的有效方式，特别适合与孤僻和分离的客户合作。与单独使用的任何一种方式相比，联合使用可以更全面地促进创伤的愈合。艺术治疗提供了通道，心理剧提供了矫正和治愈。

本章首先概述了艺术治疗与心理剧关系的历史沿革。其次探讨了艺术治疗和心理剧的协同作用是如何发挥作用的，并讨论了在整合这些模式时出现的一些问题，即与艺术治疗、艺术制作和艺术材料有关的问题，这些问题对心理戏剧师来说不一定是熟悉的，从头到尾都包含了案例示例和特定的技术，以便从业者使用。本章的目的是帮助心理戏剧师理解将艺术素材带入心理剧剧场所涉及的内容。

心理剧与艺术治疗关系简史

视觉艺术与戏剧表演在治疗团体过程中的融合，实际上是对古代萨满传统中创造性艺术疗法起源的一种回归。萨满治疗仪式融合了所有艺术：音乐、服装和舞蹈、面具和沙画等视觉艺术品，以及与灵魂交流的仪式，所有这些都是在一个相互支持的社区的背景下进行的（埃利亚德，1964；麦克尼夫，1981、1992）。

随着工业革命和对科学和自动化技术的关注，萨满治疗艺术在西方世界消失了。医学的进步带来了拯救生命的技术，但对人和他们的问题的更全面的看法却丢失了。然后，在 20 世纪初，艺术的治愈作用开始重新出现。

卡尔·荣格将梦和艺术中的象征性意象视为理解人类心理的中心，并发现创作过程对他自己的自我理解至关重要（荣格，1965）。他对许多艺术治疗师产生了重大影响（麦克尼夫，1992）。荣格开发了一种名为"积极想象"的治疗过程，其本质上是一种想象中的与梦境图像的戏剧对话。活跃的想象力还包括使用创造性的艺术形式，即素描、油画、雕塑、唱歌、跳舞和写关于梦的意象的诗歌（罗伯逊，1992；辛格，1973）。荣格的作品还强调了灵魂和集体无意识，即超个人和精神领域（罗伯逊，1992；辛格，1973）。在许多方面，他将心理治疗的萨满根源带入了当前的背景。荣格关注的是个体心理，而莫雷诺关注的是团队的疗愈能力。

到了 20 世纪中叶，创造性的艺术疗法（艺术疗法、舞蹈/动作疗法、音乐疗法、诗歌疗法和戏剧疗法）开始作为心理健康专业出现（莱维，1995）。荣格的沙盘游戏疗法，包括在托盘中用沙、水和微型人物创造自发的场景，是在同一时期开发的（温里布，1983）。

包括心理剧在内的创造性艺术疗法在很大程度上是单独发展的。人们对多种形式的艺术表现形式都有反应。这一点在一些著名的艺术治疗师的方法中得到了认可，他们强调多态表达的重要性，作品从一种创作形态流向另一种创作形态（麦克尼夫，1981；罗宾斯，1980、1994）。肖恩·麦克尼夫（Shaun McNiff）是最具"心理戏剧性"的知名艺术治疗师，他专门讨论了 J. L. 莫雷诺（J. L. Moreno）的贡献。他认为戏剧表演是涵盖所有艺术疗法的保护伞（麦克尼夫，1981）。然而，艺术治疗培训通常局限于视觉艺术，强调与个人的合作。大多数艺术治疗师缺乏对社会测量学和群体动力学的理解，而心理戏剧家师可以将这些知识带到群体背景下处理艺术品。

J. L. 莫雷诺（J. L. Moreno）很少谈到在心理剧中使用视觉艺术。他只是简单地提到了即兴布景、服装和面具的使用，这些都是自发创造出来的，以增强戏剧性（J. L. 莫雷诺，1947）。约瑟夫·莫雷诺（Joseph Moreno）是一位音乐治疗师和心理戏剧师，他写了萨满教中心理剧的前奏，并举例说明了艺术是如何在萨满教实践中协调使用的（J. J. 莫雷诺，1999）。心理剧文献中讨论艺术治疗的少数文章倾向于将其视为一种次要的方式，或者仅仅是一种热身。关于这两个领域整合的讨论很少。詹姆·罗哈斯——贝穆德斯博士是拉丁美洲心理戏剧的先驱，他将有色织物等美学材料的使用称为"中间物体"，"允许主角通过图像和无言的动作进行交流，作为他们内部图像和群体图像之间的桥梁"（雨歌，1997）。这项工作为这两种形态的整合理论做出了贡献。

今天，更多的心理戏剧师正在试验其他创造性艺术的使用（雨歌，1997）。同样的重新融入似乎也发生在其他创造性的艺术疗法中（詹宁斯、明德，1993；兰迪，1994；罗宾斯，1994）。这种回归更全面的方法将我们与萨满教的前辈联系在一起。通过探索艺术疗法和心理剧的协同作用，下面的讨论为两种方法的理论和临床整合提供了一个观点。

艺术治疗与心理剧的协同效应

当艺术治疗和心理剧作为一种治疗道德结合在一起时，这种交织创造了一种新的形式，这种形式往往比单独使用任何一种形式能完成更多的事情。这种协同效应的有效性在创伤受害者的客户身上表现得最为戏剧性。

朱迪思·赫尔曼（1992）强调了创伤对一个人与他（或她）的整个世界，特别是与其他人的世界的联系的灾难性影响。创伤性事件"粉碎了与他人相关的自我的构建"（赫尔曼，1992）。破碎的自我试图通过否认、割裂和分离的防御来保护自己不被毁灭。创伤性物质隐藏在内部，与意识隔绝。对分离的创造性防御将压倒性的感觉、对事件的具体记忆和无法忍受的身体痛苦（身体记忆）分开。受创伤的人在内部是支离破碎的，在外部与那些对治愈创伤至关重要的关系隔绝。治愈所需要的是内部和外部的安全重新连接（赫尔曼，1992）。

在人类发展过程中，对图像作出反应的能力先于听觉技能和语言而出现。认知发展直到 11 岁左右才达到正式理解的水平。这些发现的一个含义是，"艺术疗法，需要创造意象，可能是一种比使用听觉媒介更有效的方法来解决涉及早期客体关系的问题"（罗宾斯，1980）。图片比语言更响亮，也更早。根据我的经验，对于许多客户来说，困难的根源在于早期事件，如童年虐待。他们的言语前问题和感受最初不能通过认知和言语来获得。它们通过梦境、白日梦和解离状态中的无定型感觉和图像以及通过艺术的"中庸"而浮现出来。艺术允许语言前的感觉和思想象征性地形成。在创伤的情况下，艺术成为长期受到强大防御保护的信息进入意识的渠道。

艺术品在内外世界之间架起了一座桥梁。潜意识的内容，也许是关于早期创伤的语言前的感觉和信息，长期被隔离在分离的防御之后，以象征性的形式穿过这座艺术材料的桥梁。创建的图像甚至不需要是具体的或"拥有的"即可开始重新连接。患有分离性身份障碍（DID）的客户，以前被称为多重人格障碍，实际上可能没有意识到自己拍了一张照片。然而，图像出现的事实表明，自我的一部分愿意允许与外部世界的联系。例如，在一次研讨会结束时，一名患有分离性障碍的妇女迅速拿起黏土，制作了一张魔鬼面孔的图像。我是在清理的时候注意到的。这位女士也注意到了这一点，并问是谁做的。我耸耸肩说："我认为它很重要，我会保留它的。"几个月来，她反复问我是否知道是谁拍的这张照片。慢慢地，事情变得很明显，这个女人的历史包括撒旦仪式上的虐待。虽然她还没有认出那个形象，但她已经让更多关于她创伤过去的形象和记忆跨过了艺术治疗的桥梁，进入了意识之中。

一旦图像形成，社会测量学和心理戏剧群体过程就可以更充分地运作。甚至在说任何话之前，就已经形成了一种视觉社会测量法，即群体成员之间通过他们的图像建立联系的网络。人们在不一定知道原因的情况下会对彼此的图像做出反应。多层次的视觉社会测量允许人际联盟比仅仅通过语言人际互动更充分地发展，这需要更多的意识。事实上，隐藏的创伤感觉和记忆，通过它们的象征性表达，成为人际联系的本质，而这些联系是不能有意识地建立起来的。通过这种方式，创伤造成的毁灭性的脱节开始通过群体成员隐藏的、分离的感觉之间的社会测量联系来愈合。以这种社会测量为重点来处理艺术品，可以最大限度地增加对团体成员的社区支持。受伤的个体自我找到了进入团体的相互治疗、拥抱和疗愈环境的途径。创造了一个矫正的"家庭"，在这个家庭中，创伤造成的发育损害可以修复，创伤阻碍的发育可以继续下去。

总而言之，这是艺术治疗和心理剧如何协同作用于创伤幸存者的一个例证，甚至在经典心理剧发生之前就是如此。想象一下，这种协同效应为那些需要克服的创伤不那么严重的人提供了什么。艺术为害羞和内向的人提供了一种更舒适地参与团体的方式。艺术也为那些语言和智力防御能力很强的人"换了渠道"，可以为他们提供一种不同的情感表达方式。每个人，不仅仅是创伤幸存者，都有一个丰富的象征意象的内心世界，这些意象可以通过艺术品被带到心理戏剧团体的过程中。挖掘这一维度可以将参与者与他们自己强大的内部资源联系起来。

在艺术创作过程中，内部戏剧性表演发生，这是具备人和事物的外部戏剧的基础。然后，心理剧通过表演促进了对图像的进一步检查，并融入了社会测量学的丰富贡献。艺术可以被整合到古典心理剧的所有阶段——热身、表演本身以及结束和分享的过程（彼得森、菲尔斯，1989）。

心理戏剧师不一定成为艺术治疗师，但是一定敏感性、技能和关于艺术过程的知识可以帮助其处理由于使用艺术媒体而产生的潜在困难。这些问题和与心理戏剧性导演决策相关的问题将在下面讨论。

全天工作坊模式

艺术治疗和心理剧的结合总是富有成效的。环境、人口、小组规模、小组焦点、可用的时间、参与者对艺术的熟悉程度以及可用的材料都会影响医疗模式的协同运作。我已经试验了这两种模式在精神障碍儿童、精神科住院患者和私人执业小组（每周心理剧小组、艺术治疗训练组、心理剧训练组、心理治疗师艺术治疗训练组、半天工作坊、全天工作坊和周末强化班）中的相互作用。我还将心理戏剧艺术疗法融入个人心理治疗，其中大部分都是与童年创伤的幸存者一起进行的。

下面的讨论使用全天工作坊模式作为讨论的基础，并包括对个人或有时间限制的小组的工作进行修改。全天的工作坊从简短的口头热身开始。这可能是要求参与者简单分享来到小组并看到艺术材料的感受。随之而来的是艺术体验，它可以聚焦于一个主题（例如，一个人生活中的特定关系），也可以是一个结构化程度较低的过程（例如，探索材料，让图像在没有先入为主的情况下出现）。可能性是无穷无尽的，可以使用多种不同的媒体。体验可能涉及单个艺术品或全组、子组或合作伙伴项目。接下来，对艺术进行处理，让每个人都有机会口头分享他们对艺术作品的想法和感受。在一个较大的群体中，最好的分享方式是在社会测量选择的子群体中进行。如果使用了子组，则在共享后重新整合该组，并有午休时间。下午的时间是做经典的心理剧或一系列心理剧小插曲，整合早上的艺术作品。分享和关闭结束了这一天。

对艺术的热身和作为热身的艺术

小组成员可能对艺术材料有很多不同的看法。第一要务是探索他们对媒体本身的预热和传递，这很少是中性的。这种探索可以包括一次有组织的热身练习，也可以像要求小组分享对材料的感受一样简单。一个表达焦虑的人通常会找到几个替身。这种共享有助于减少对材料热身的差异。

艺术素材的存在往往会让紧张的童年经历变得温暖。每个人都有一些制作东西的早期经验，即使不是用正规的艺术材料。图像的创建以及我们与所创建的图像之间的关系是一个复杂的心理过程。艺术心理学和视觉感知已被广泛研究（阿恩海姆，1971；克莱特勒，1972）。就本章而言，重要的是要理解，人们对他们的创作有着强烈的依恋和认同。一个人的艺术品代表了自我对物质世界的投射（克莱特勒，1972）。因此，艺术作品的回应方式意义重大。一个人对童年艺术品的认同创造了一种温情的情境，可能会产生高度积极或消极的记忆。以下练习使用引导图像作为艺术的热身。

让团队成员闭上眼睛放松。引导一段短暂的放松和深呼吸。让他们回忆一次涉及艺术或制作东西的童年经历；在内心重温和探索这种经历，记录他们对自己正在做的事情的感受，以及他们与其他相关人员的互动。留出时间让人们深入到这种体验中，然后把他们召回现实。让他们睁开眼睛，让你知道他们什么时候回来。向年龄倒退的角色请求共享。将过去带到现在，有助于人们更有力地与他们的经历联系起来。人们会按照自己的舒适度来分享。你可以简短地采访他们，帮助他们留在岗位上，更充分地表达自己。整个治疗时段可以花在通过这次经历热身起来的感觉上。除非这是目标，否则您可能需要包含共享。

团体去艺术创作的热身越多，艺术表现就越复杂，耗时也就越长。在艺术创作过程中，图像可以在无意识的情况下自发出现。就像梦的象征性语言一样，这些图像似乎有自己的生命。他们搅动里面的东西并移动它们，提供一个强有力的热身。就像艺术本身一样，欣赏他人的艺术也会带来多层次的热身。除了有意识的反应外，人们对意象的反应，无论是表征的还是抽象的，都是在深层的、无意识的层面上做出的。制作和观看艺术品会产生深刻而复杂的热身。

作为表演的艺术

艺术不仅仅是行动的热身，它是扮演。当一个人与艺术素材一起工作时，内在的心理剧就会发生。例如，首先，客户面对的是白纸和油漆。客户的感受也会随之出现。她很兴奋，也可能很焦虑。她决定先用哪种颜色。她留下了印记。无论是有意识还是无意识，颜色和形状都在向她诉说。她用相同或不同的颜色做了另一个标记。页面上的颜色、线条和形状开始看起来像一些东西，例如脸部。也许她是故意做鬼脸的，也可能不是。但事实就是如此。她对此有自己的想法和感受。她画得更多一些。也许她决定做一张幸福的脸，一张积极的自画像。然后，在没有她的意图的情况下，也许这张脸看起来很悲伤。她对此做出了反应，并采取了另一种绘画行动。她让这张脸看起来很悲伤，或者她试图改变它。也许它变得快乐，也许它"不会"。她对这件事有感觉。随着画面的发展，思想和感觉的内在对话继续着，以回应不断变化的视觉刺激。整个过程可以是相当有意识的，也可以是无意识的。如前所述，在有童年创伤史的客户的情况下，艺术品可能是在分离的恍惚状态下产生的。然而，当客户绘画时，一场心理剧在内部上演，而且来自内部的某种东西跨越了桥梁到达外部世界。

弗里茨·珀尔斯（1972）用"肥沃的空虚"一词来指代我们进入艺术创作领域时所经历的空间。当团队成员同时创作个人作品时，每个人都处于这种"中间"的状态，面对着肥沃的空虚，经历了由内转向外的图像之创作过程的一些内在戏剧。换句话说，个体构成了主角的一个整个团队。这对指导团队进程有着明显的意义：每个人都需要分享和解除角色。作为导演，如果你认为艺术只是行动的热身，那么后来没有被选择工作的团队成员可能会持有太多未加工的材料。因此，他们可能会自我陶醉，可能难以与群体建立联系，难以从社交角度选择主角，也难以参与随后的心理剧。例如，当画一张全家福时，团队成员可能会看到她与父亲关系中令人震惊的事情。对这段关系的视觉描绘可能呈现出一种听起来很真实的被侵犯的感觉。

这位妇女可能会感到太羞愧和害怕，不敢在大群人中自愿发言。除非提供一种更亲密或更直接的分享形式，否则她可能会在整个治疗时段中迷失在自己的内心戏剧中。使用社会测量选择的小组来分享艺术体验是一种有效而高效的方式，让每个人都有时间分享、重新联系和处理感受。

视角社会测量学

通过艺术产生的社会测量学与从语言热身中产生的社会测量学是不同的。不同的人会以社交明星的身份出现。例如，害羞、不爱说话的团队成员可能是艺术表现力最强的群体之一。在他们的艺术面前，人们对彼此的反应是不同的。他们对彼此的图像做出反应，一个组内的图像相互连接并产生共鸣。

有创伤史的客户可能无法在语言层面上参与，但可能会通过艺术找到自己的声音。他们的工作吸引了社会测量反应。例如，一位创伤幸存者，每周一次的女性心理剧小组的成员，参加了一个包括男性在内的全天工作坊。她在男士面前讲话感到不自在。然而，她的艺术总是很有力量，很能引起人们的共鸣。包括男性在内的这群人对她的照片给予了饱含同情的强烈的回应。它成为社会测量团体艺术品拼贴的中心。在她认识的女性的支持下，她能够说话，并最终被选为主角。

抽象的图像可能会表现出某种无法用语言表达的东西。有时，为了图像创作者的安全，一种新出现的感觉或想法需要保持抽象和不用语言表达。然而，其他小组成员可能会发自内心地对此做出反应。例如，在一个艺术媒介是多种质地、颜色和图案的面料阵列的小组中，一名妇女被两种面料所吸引：一块柔软的黑色天鹅绒和一块粗糙的麻布。一想到这些布料互相接触，她就变得非常不安。虽然没有具体内容，没有场面，但整个团体都与麻布铺在天鹅绒上的强烈感觉产生了共鸣。随之而来的戏剧性事件主要是主角恐惧地尝试将面料移动到一起和分开，互相摩擦，然后哭泣。像这样的抽象扮演开始放松对与图像相关的历史内容的否认。然而，这位妇女脑海中浮现的关于可能在谷仓里儿童期被虐待的为数不多的认知假设，对她来说远没有从群体对她形象的替身反应中获得的治愈支持重要得多。当她仅仅注意到其他人是如何被她的工作打动时，这种替身效应就发生了。这种方式可以探索黑暗、未知的地方，减少了主角的孤立感。当艺术包括在内时，社会测量的力量可以调动一个群体中相互治疗的关系网络，甚至可以更深入地运作。

畅谈艺术作品

使用艺术的一个独特方面是，艺术家内在地体验到艺术创作戏剧的全部力量，然后可以选择分享多少或是否口头分享。内心戏剧的细节可能太具威胁性，不能向团队揭露。治疗师可以通过允许只说让人感觉舒服的话来帮助创造安全的氛围。

艺术品是内在自我的暴露，而艺术创作者在允许自我被看到时是脆弱的。对一个人的艺术作品的评论就是对一个人自己的评论。分析性或解释性的评论或问题通常被认为是具有攻击性的镜子，可能会产生防御性。分享的概念，而不是分析，是心理剧的基础。然而，当不是与艺术家交谈而是与艺术交谈时，这一点更容易被忘记。从经验上讲，它们本质上是相同的。理智的言辞可以削弱形象的力量。当其他人分析艺术时，艺术家可能会体验到违规、客观化或隐身感。当艺术家这样做的时候，它可以是一种防御，一种与图像的全部情感影响的距离。例如，一名强奸受害者默默而深刻地体验自己在森林中被猎人包围的孤独母鹿的形象，比在智力上谈论"脆弱"或"防御"具有更多的现象学力量（亚当斯，1999）。

关于艺术的口头分享，给出明确的方向是很重要的。要求参与者分享他们对彼此工作的个人、情感和经验的反应和联系，而不是分析性的解释。提醒他们，意象/象征意义是个人化的、独特的，也是普遍的。这些含义也因文化的不同而不同（芬奇，1991）。象征意象通常具有互补的意义，既有积极意义，也有消极意义，并且是多层次的（布拉德韦，2001）。例如，"伟大的母亲"原型既有创造性又有破坏性（辛格，1973）。塔罗牌甲板上的塔（一座塔被闪电击中并在火焰中倒塌的图像）看起来是关于破坏的，但也象征着改造的潜力（波拉克，1980）。更简单地说，红色可能代表愤怒，特别是与黑色结合在一起，但它也可能意味着爱和激情。它可以代表鲜血和痛苦；它可以象征生命或生命力。它可能还有许多其他特殊的含义。每个人都有独特的象征意义词汇。参与者之间共享的丰富联想可以在没有分析、解释或建议的情况下帮助每个艺术家扩大艺术品提供的自我意识的窗口。当别人的联想"符合"时，每个人都会意识到"咔"或"啊"的感觉。

艺术可以舒适地成为替身，但它也可以是一面强大的镜子，唤起新的自我意识水平。很难逃脱这样一个事实，那就是我画中的形象出自我之手。它只是我的；它是我。这使得艺术镜子比别人举起的镜子更不具威胁性（也更难避免）。在分离身份障碍的情况下，可能需要一段时间避免使用镜子，以保护艺术家不会太早知道太多。但事实是，图像已经进入外部世界，这本身就是治愈的。自我的孤立内部部分可以通过倾听别人对艺术的反应来窃听，也许还会感到一些解脱。

由于强烈的视觉社交联系，一个人可能希望在心理剧中使用另一个人的形象。在谈论艺术品时需要同样的敏感度，在使用别人的艺术品时也同样重要。总是要得到艺术创作者的许可，就像必须有人同意接受主角想要分配的配角角色一样。

从艺术体验走向经典心理剧

当艺术作品出现在心理剧之前时，社交主角的选择可能会很复杂。与艺术参与者的接触程度越深，他们的热身就越充分。暴露在许多强大的图像中可能会导致"过热"，或对几个问题高度热身。广泛而深刻的热身创造了一种团队氛围，在这种氛围中，大多数团队成员而且有时是所有的团队成员都自愿成为主角。根据我的经验，与其他心理剧群体相比，当涉及艺术时，这种情况发生得更频繁。由导演来选择主角似乎是一个简单的解决方案，因为视觉社会测量的明星通常是明确的。然而，这种方法让许多小组成员对自己的问题产生了过热的情绪。在社会测量学上选择主角时，可以花额外的时间让志愿者有机会表达他们戏剧的焦点是什么。它帮助那些没有被选中的人当他们可以发泄一些"蒸汽"的时候重新聚焦并支持主角。

对图像进行心理戏剧学的处理

在开始一部心理剧之前，把舞台区域的所有艺术作品移走，以减少分心。主角的艺术可以作为戏剧的背景或参照点。

就像梦中的意象一样，艺术作品中的意象可能与主角/艺术家经历的不同领域有关。通常它与不止一个有关。在"过剩现实"的心理戏剧舞台上，下列任何一个维度都可以成为探索的焦点：外部现实情境、人际动态、个人内部动态、躯体问题、个人无意识、集体无意识、精神或超个人。

当然，主角在定义这部剧的焦点方面起到了带头作用。然而，意识到图像的多层次意义，可以对导演的直觉进行热身，并激发一个简单的问题，提出探索的成熟领域，比如，在你的内部或外部生活中，有没有像这样的混乱情况（指着画面的混乱区域）正在发生？"你身体里有没有像这样密集的黑暗区域？"或者"如果匹马代表你生命中的某个人，那会是谁？"

随着艺术品的出现，在舞台上戏剧性地重现和探索图像是一个很好的开始。主角可以选择团队成员和道具来扮演画面的不同方面。包括不太明显和不太具体的图像，如阴影、空白空间、天空和背景。（就提高了我对这一点的认识来说，其归功于心理戏剧师和艺术家肯·斯普拉格）。促进这些配角和主角之间的角色互换和对话。当鼓励图像之间的自发互动时，请记住，配角的反应可能是令人惊讶的、直观的和关于主角的替身的，或者相当独特的。不断检查他们与主角的关联性。

从一个形象的替身的角色出发，可以帮助进入更深层次的自我。让某人反复退到一系列越来越深沉的替身声音中，探索可能没有意识到的意义层次。这可以进入集体无意识和精神维度。最好让主角扮演图像中的角色，以便较深层次的精神信息的呈现将会更准确。这些内在的替身声音有时来自一种深刻的、不加评判的意识，它为正在探索的问题提供了一个重要的"更大的图景"。在瑜伽哲学中，这种深刻的、富有同情心的、不加评判的直觉被称为见证者意识（柯普，1999）。跟随图像的声音一直到达图像的深处，可以提供一种难得的触动一个人的见证者意识的体验。

在心理剧方面利用艺术品和艺术媒体进行工作

当心理剧正在进行时，自发地使用艺术材料是有效的。例如，主角可能会对他的父亲感到愤怒。这种情绪的强烈程度可能会让他觉得威胁过大，以至于他无法表达，或者导演可能会担心这种表达的安全遏制。在这种情况下，艺术可以是一种选择。在一张纸或一块黏土的安全边界内，任何事情都可以做。通过形象或对形状和颜色的抽象使用，谋杀和破坏可能会发生，可能是在一张纸上一连串红色和黑色的记号上，或者是在一个粗糙的泥人身上，砸到地板上。任何人和任何东西都不会受到损害，但能量还是会释放出来。在个人治疗时段中，当心理戏剧性行为可能太具威胁性或其他不适当时，艺术也可以提供一个安全的场所来表达强烈的情感。

当主角被卡住、冻结或分离时，艺术素材可以起到帮助作用。有时候，行动重新开始最安全的方式就是用铅笔或蜡笔在一张小纸上绘画。这也可以是个体化治疗的有效助手。给对方一张纸和一小盒蜡笔或彩色铅笔（不要提供太多选择）。请她为她的手染上颜色。如果她做不到这一点，就把一支蜡笔放在她手里。请她在纸上做个记号。如果分离严重，你可能不得不把她的手放在纸上，或者自己拿起蜡笔开始运动。一旦一个小动作开始，她就会开始"解冻"和"回来"。这是艺术在提供从内部孤立到人际联系的桥梁方面功效的另一个例子。

通过让客户直接与图像对话，艺术品可以被心理戏剧性地使用。把照片放在创作者面前，或者让这个人用社会测量学的方法选择一个人来拿它。如果这组人不熟悉心理戏剧过程，直接对着照片说话可能比与配角合作更不具威胁性，但使用配角有助于角色互换和对话。有时即时性是至关重要的。例如，对于一个很少热衷于感觉的人来说，重要的是不要打断这种自发的流动。只要把照片放在那个人面前，说："你现在想对他（或她）说什么？"

当一个人在完全的心理戏剧过程不合适或不可行的情况下热身时，以这种方式与艺术合作可以促进宣泄。几个人可以对放在地板上的照片说些什么，这需要一个人选择一个配角并进行对话。在经验丰富的心理剧小组或训练小组中，小组成员可以同时与他们的形象对话。个别客户也可以用这种方式处理艺术品。作为演出的艺术概念是核心。媒体本身（纸张、黏土、拼贴等），从字面上看可以成为舞台，而新兴的图像则成为配角。满足一种被称为"表演饥饿"的心理戏剧性表达需求，可以通过艺术媒体直接实现。在分享了他们的艺术之后，人们可能想要改变、润色、添加或移除/删减一些东西。鼓励他们现在就这么做。在子群中分享后，可以询问整个群在工作中是否有需要更改一些东西。当参与者在更大的小组中分享他们所做的改变时，它会重新整合小组。这一过程对黏土尤其有效，黏土是一种很容易改变形状的延展性介质。如果图像是二维的，请务必提供剪刀、胶带和胶水。例如，一位客户意识到他需要从他与母亲关系的错综复杂的形象中解脱出来。他满怀感情，小心翼翼地将自己的形象慢慢地剪裁得自由。另一个人在分享后意识到，她需要放手画中描绘的自己的一面。在试图把它剪下来扔掉的时候，她泪流满面地发现她做不到。她还没有准备好。

结束/共享/整合的艺术

艺术也可以促进结束。在团队的结束阶段，当团队被戏剧高度热身，而时间有限时，艺术是很有帮助的。简单地用艺术材料表达回应比口头的小组分享需要更少的时间，而且可以处理得更多。在艺术创作阶段结束后，参与者可以举起他们的照片，非语言地与主角分享。少数人可能会选择口头分享，但艺术媒体将吸收一些热度。制作这幅画本身就是一种宣泄，使广泛的口头分享变得不那么必要。

当一群人对戏剧的反应强烈，以至于人们不能轻易说话时，艺术也会促进闭幕。当群体沉默时，脆弱的主人公可能会感到孤立。当人们在某种程度上通过艺术作品处理了他们的经历，放松了情感的流动之后，口头分享就变得更容易了。也可以默默地共享艺术作品。看到这些图片，主人公感到受到了支持。通过分享他们的图像，不能说话的小组成员也能感觉到被看到了。由于有开拓新材料的潜力，为了结束而精心组织艺术经验是很重要的。为短时间的艺术作品提供明确的方向，强调要表达一些东西与主角分享，或者创造一个便于结束的图像。

与艺术有关的导演问题——时间管理

可利用的总时间决定了心理剧团体中艺术使用的许多事情。会议时间越短，艺术媒体和艺术体验就越简单。如果时间很短，而你又想拍经典的心理剧，那么用社会测量学的方法来处理艺术品可能太多了。有时，以社会测量的方式更全面地处理艺术，而不是进入戏剧，可能会非常有成效。在一个小团体或时间有限的群体中，用艺术指导几个小的心理剧片段可能比一部完整的心理剧是更好的选择。

有时候，熟悉艺术的人可以工作 1 个小时，而不熟悉媒体的人只需要 15 分钟就可以完成工作。导演需要让小组成员提前知道他们将有多少时间。每隔一段时间告诉参与者他们还有多长时间。人们会根据给定的时间调整他们与媒体的接触程度。在一个时间延长的团队中，长时间的艺术作品提供了一个深入、充分表达自我的机会。当艺术只有几分钟的时候，表情可能不那么完整，但重要的意象仍然会出现。

因为团队成员将在不同的时间完成他们的艺术作品，导演可以鼓励那些快速完成的人在他们的艺术上走得更远：

建议那些已经"完成"的人离开一分钟，然后回来问问自己，"如果还有一件事我可能会做，那会是什么呢？"如果感觉正确，鼓励他们采取行动。那就建议他们再问一遍这个问题。这可以帮助那些因为不愿走得更深而提前停止的人采取另一个步骤，以一种意想不到的方式改变整个形象，将其转移到另一个水平（卡苏，卡布利，1995）。

提前结束的人可能是那些对艺术媒体最不适应，对文字最适应的人。你可以建议用心理戏剧的形式写日记，也就是说，用他们的形象写对话。

媒体支持：情感和技术支持

那些不太熟悉艺术的人可能需要鼓励才能充分利用这些材料。观察与材料相关的人员，并随时准备提供帮助。当某人似乎陷入困境或无法上手时，要特别注意。可能只是走过去，问一下进行得怎么样，听一听就足够了。也可能需要一个具体的建议，比如"为什么你不拿另一张纸，先试着在上面乱涂乱画呢？"这样就可以在不需要绘制任何东西的情况下更舒适地使用这些材料。

导演既要是技术教练，又要有情感支持。例如，一名妇女试图在一幅描绘特定图形场景的图画中表达对儿童期性虐待的强烈感受。她很沮丧，因为她不能让它看起来"正确"。我在另一张纸上快速画了几张草图，向她展示如何让她的形象在解剖学上更准确。她体验到这种亲身实践的帮助是非常有教养的。

艺术媒体

一个完整的艺术工作室环境将重点更多地转移到艺术上，而不是心理剧上。大多数心理戏剧家也没有录音棚的设置。然而，在一个典型的心理剧空间中，有许多媒体可供选择。媒体的质量会有所不同。用一张打字纸和一盒六支便宜的蜡笔很难有意义的体验。预算方面的考虑是实际的，但质量确实很重要。纸张大小至少为 12 in × 14 in，并且至少有一个 8 种颜色的蜡笔盒。对于一个群体来说，提供丰富的媒体种类是非常有教养的，并将极大地提高自我表达的水平。

艺术治疗师用整个课程研究艺术材料的特性及其临床应用和禁忌症。我强烈建议导演只使用他们亲身经历过的材料或技术。这将帮助非艺术治疗师避免与材料本身相关的困难。即使他们经历了一个特定的艺术过程，治疗师也应该在与那些自我意识薄弱、自我力量不强的人在心理上互换角色，想象这个人可能会如何经历这种活动。如果一个人表现出厌恶或强烈的抵抗，就不应该强迫他或她使用材料。这个人可能有很好的理由。邀请和鼓励，但不要强人所难。

媒体的流动性/刚性和直接性（即直接用手使用）或中介（即需要使用工具）性质在一个连续体上各不相同（卡金、卢斯布林克，1978）。使用刚性材料（例如：铅笔、记号笔）可以提供更大的控制感。流体介质（例如：蛋彩画、水彩画、手指画）可控性较差，更具膨胀性，并且可能是退化性的。使用颜色访问会产生非常直接的影响（克莱特勒，1972）。用黑白（例如：铅笔、炭笔）工作是与情感保持距离的一种方式。较小的纸张可能会提供更大的控制感或造成挫折感。较大的纸张可能会让人应接不暇或空闲。提供多样化的媒体允许尊重自我防御和创造性欲望的选择。我提供小的和大的纸，既有彩色的，也有非彩色的（例如：蜡笔、粉笔、炭笔、铅笔）。我选择流动性/刚性方面有一些变化的媒体，大多数在中等范围内（例如：粉笔、蜡笔、彩色铅笔）。我总是用剪刀、胶水和胶带，即使是在基本的二维绘图介质上也是如此。三维的可能性或改变纸张形状的能力可能非常重要。

拼贴是治疗的有效媒介。其最简单是精选的杂志，其中包含各种生动的图像、剪刀以及将图像粘在厚重的纸或纸板上的胶水。它可以通过添加彩色卫生纸、闪光剂、珠子、纱线等来扩大和丰富。在拼贴画中，可以用最少的技术技能或艺术经验来创造非常强大的视觉冲击力。然而，拼贴要比使用绘图材料花费更多的时间。

黏土是一种强有力的心理戏剧性媒介，可以用来创造场景，也因为它的可塑性，可以尝试改变关系。在众多可用的黏土中，我用的是克莱恩·克莱，这是一种塑料黏土，不像大多数黏土那样油腻，气味也不那么难闻，它的颜色是中性灰色，让人想起天然的陶土。每一块厚纸板都可以用作底座。基本的陶瓷工具可用来进行更清晰和详细的工作。

我通常不会使用像蛋彩画这样的高流动性、多彩的媒介，也不会使用没有中介的媒介，比如指彩，除非是在我很熟悉的一小群人中。自我防卫能力不强的人可能会被这些媒体释放的情感和形象淹没。这些材料和陶土一样，也涉及更多的实际问题：水源需求，潜在的真正混乱，更复杂的清理以及更多的时间管理。

结论

莫雷诺谈到了"社会发生法则"（莫雷诺，1978），即通过社会测量发展成熟的群体的蜕变和进化的概念（格拉切克，1999）。我相信，将艺术疗法添加到集体体验中，有助于获得个体的无意识和潜意识动力，从而促进社会性生成或发展社会计量学。通过艺术来表达，给那些不太适应语言互动的人提供了一种被群体看到和承认的方式。艺术创作为即使是最麻烦或最孤僻的客户提供了一座桥梁，开始让他们与世隔绝的内心世界与一个支持他们的团体联系起来，一个他们的创伤可以开始愈合的地方。

对艺术有亲身经历的导演会直观地理解我所呈现的大部分内容。心理戏剧师是有创造力的人。许多人已经开始将艺术制作的使用融入他们作为导演的剧目。每一位导演都有自己的风格，这将使他们融入艺术的方式更具韵味。这一章呈现了一些我的风格。我希望它能帮助其他导演和他们的客户进一步探索心理剧和艺术疗法的协同效应。

第二部分
针对不同团体的应用

第 7 章 "不只是玩家"：心理剧在日常生活中的应用

亚当·布拉特纳

虽然心理剧最初是作为心理治疗的一种形式出现的，但它的方法论可以修改，以便人们可以利用它来改善他们的日常生活（布拉特纳，1985）。心理剧的发明者莫雷诺设想了这样的应用——在社区行动中促进更高水平的自发性（这是莫雷诺年轻时的一种信仰）；直觉，戏剧需要直觉以重新焕发活力，而且戏剧使直觉与社区更相关；感受，群体可以学会这感受以给彼此更多反馈并由此更和谐地安排自己（即社会测量学）；当然还有发现，戏剧在个人和家庭的心理康复中可以帮助发现。（布拉特纳，2000a）

对莫雷诺来说，需要的不仅是针对个人的工作，还有对更广泛社会的治愈。他调侃了精神病学、对心灵的医学治疗的术语，创造了社会性这一术语，这是治疗团体和更大社会系统的方法。（莫雷诺的主要心理剧杂志《团体心理疗法》最初名为《社会性》，刊载了他在职业生涯中最活跃时期的大部分主要文章。）

一部分问题是在 20 世纪中叶变得如此流行的一对一心理治疗永远不可能接触到广泛的民众。经济现实使得这是不可能的。即使是被莫雷诺认为是精神病学真正未来的集体心理治疗也变得过于昂贵。

然而，莫雷诺的愿景可能会在治疗领域之外，在商业、教育、宗教和其他社会背景中应用他的方法。角色扮演是情绪智力和心理素养体验式学习的天然载体。从历史上看，这已经通过心理剧和人类潜能运动的整合开始了（莫雷诺，1969）。这一趋势涉及使用"相遇小组"来培养人际意识和个人成长、行动方法以及引导意象和其他方法，被综合起来促进这些目的。虽然人类潜能运动在 20 世纪 60 年代末和 70 年代更加流行，但它以更微妙和更有组织的方式在广泛的个人发展计划、支持团体甚至精神静修中继续下去。

一个相关的运动也吸收了莫雷诺方法的许多方面，那就是日益增长的成瘾治疗领域，包括对成瘾者家庭成员的帮助。由于上瘾的人有更频繁的精神创伤史，进而经常给他人造成创伤，创伤研究和治疗的日益增长的边缘进一步认识到需要更多的经验性方法来治愈（凯勒曼、哈金斯，2000）。

然而，心理剧的来源是 20 世纪 30 年代末和 40 年代初与库尔特·莱文（Kurt Lewin）相关的群体动力学研究人员所做的综合工作，这些研究人员中有几个也曾跟随莫雷诺学习。事实上，他们早期的一些专业著作发表在莫雷诺的期刊上（例如，利皮特、布拉德福德和本尼）。这些都是针对社区工作培训小组领导人的动态，但该项目也作为"T-Group"取得了成果，这产生了"敏感性培训"，后来又出现了相遇小组。

到 20 世纪 60 年代，关于心理戏剧方法在教育（哈斯，1949；沙夫特尔，1982）、商业（科西尼、肖、布莱克，1961）和其他地方的应用的文章和书籍相继完成。以下将讨论更多其在当代的应用。

社交和情感技能学习

心理剧最深远的应用之一是在社会和情感技能发展领域（布拉特纳，1995）。在学校和工作场所，广泛的能力正在被提及（戈尔曼，1995、1998）。虽然有些学习可能是通过讲座、讨论和书本来教授的，但使用更具体验性和整体性的角色扮演或社交剧来获得组件技能是最好的。实现这一目标的一些方法如下。

·一般自发训练——帮助人们在思想和行为上即兴发挥。

·学习非语言交流——人们如何使用自己的身体、脸部和动作一致地表达自己的观点，并评论他人的不一致之处。

·自信训练——学习如何划定界限，并以有规律的方式引起他人的注意。

·移情训练——利用角色互换来理解他人。

·角色分析——参与其他人的表演、社会剧和探索不熟悉的社会角色的替身和分享。

·角色培训——使用反馈、建模和回放来学习如何在面试工作或在新的社交环境中展示自己。

·解决冲突——学习如何获得支持、澄清问题和谈判。

·自我理解——使用独白、镜像、替身和其他技巧。

深化个人意义

个人意义不是单一的公式或学说，而是一种有感觉的体验，最常见的是由各种组成部分的体验编织在一起。

·向他人讲述自己的故事（并成为他人故事的好听众，通过这一点，我们可以验证和激发彼此的想象力和理解力）。

·学会在平凡的生活中发现故事般的主题。

·开始认识到与我们的个人生活故事产生共鸣的一般文化主题，从而帮助将它们转变为"个人神话"。

·创建和修改各种典礼和仪式，使其更具相关性和生命力，对所涉人员和情况的细节更敏感，对作为观众或参与者聚集在一起的个人更具包容性。

在这些努力中，已经有相当多的作品开始写作，心理剧方法是有一席之地的，因为心理剧的动作技巧和一般原则可以帮助人们更生动地体验这些过程，并将这些经历锚定在他们成为自我的更深层次意义上。例如，我在其他地方建议（布拉特纳，2001b），精神戏剧师可以潜在地运用他们关于群体动力学、心理学、艺术和戏剧以及灵性的知识以成为仪式的主人，促进在我们的文化中更有创造性地使用仪式和庆祝活动。

"角色对话"

莫雷诺对角色理论的修改——"应用角色理论"，在关于心理剧的基础（布拉特纳，2000a）中有更详细的描述，是将心理剧的基本概念应用到日常生活中的另一种潜在的工具。这里的关键很简单，就是把角色概念作为讨论人类困境的中心单元。

仅仅将一种行为、一种态度或自己的一部分命名为一个角色，就开始了治愈的过程。这个想法是将身份的核心从角色转移到元角色，即选择如何扮演角色的人。这允许更大的灵活性和创造性。事实上，将戏剧作为创意艺术之一的想法引发了一种更像创意艺术家采用新的方式处理问题的思考态度，而不像律师试图证明过去的立场是合理的。

角色分析是一个相关的概念。角色是行为和期望的复合体，许多角色组件也相当复杂。有时，在定义角色的方式中有子组件和子子组件。重点不是试图理智地定义整个角色，而是关注有问题的角色行为的一个元素，并对其进行调查。例如，一对正在探索房屋清洁的新婚夫妇可能会反过来解决谁应该做什么，使用什么清洁标准，多长时间做一次工作以及在什么情况下这些角色分配可能会改变。这不一定要涉及其他角色成分，如男性气质或女性气质、爱情或体贴的意义以及其他因素。精确定位一个特定的角色会使其脱离人们对该角色的一般认同感，并使其更具距离感和可操作性。

戏剧性的比喻

　　莫雷诺的工作不仅涉及使用"用户友好"的角色对话语言，而且还开始思考生活，就像它是一部正在进行的即兴戏剧一样。将生命这个强有力的比喻当作一种游戏，这绝不是一个新的想法。莎士比亚在一段著名的话中也说过："整个世界都是一个舞台。"甚至有一个社会心理学学派使用这种方法。然而，心理剧增加了另一个维度，那就是邀请那些使用这个比喻的人不仅像分析戏剧中的元素一样分析生活中的情况，而且还执行戏剧创作者的角色：演员、导演、剧作家、评论家和观众。因此，心理剧挑战了莎士比亚这段话的更深一层含义："所有的男人和女人都只是演员。"我们不仅仅是玩家，因为我们可以共同创造那个场景将如何被扮演，以及这个场景如何以更多的自由和开放而不同地、更好地被扮演。（布拉特纳，1999b）。

　　因此，戏剧性的比喻使罗伯托·阿萨吉奥利（Roberto Assagioli）的心理学方法中提到的被称为"心理合成"的概念变得更加具体以及影响了这种方法的一些印度心理精神学科：思想是离群化，既参与生活，同时又没有完全卷入正在被扮演的角色的意识。这种象征性的后退，实际上被具体化在被称为"镜子"的心理戏剧性技巧中，是所谓的"心理意识"的真正基础。

　　作为戏剧的生活是一个特别有力和令人回味的隐喻，因为它提供了许多有用的相关想法。讨论了角色的扮演者（演员）和选择何时以及如何扮演该角色的人或统治意识（剧作家—导演）之间的区别。把生活想成戏剧的另一个产物是把想象力融入思想中，特别是可以想象到会使情况变得更糟或更好的戏剧性对话。在这一点上，我们必须学会从分析性问题解决转向更主观和更能接受的立场，以允许自主想象力去操作和"听到"声音。

　　因此，在考虑人际问题时，技巧不把人当作真有问题的人，它为情景喜剧或电视肥皂剧计划剧本的编剧。然而，我们的目标不是让角色去愚蠢地表现，然后承担这些行为的后果，而是想象他们去聪明地表现。要问的问题是，"此时此刻最令人振奋、最敏感、最得体、最鼓舞人心或最积极的反应是什么？"作为这个场景的编剧，参与者然后努力想出最精致的互动，而不是最粗略的互动。（有时，就像编剧们为打破紧张和放松自己所做的那样，最离谱的可能性可能会被视为热身过程。这就是"以最坏的方式去做"的技巧，它的作用是宣泄所激起的复杂情绪和从低级欲望中采取行动的诱惑。）

热身

另一个源自心理剧的概念也在其他创作艺术中广为人知，那就是需要热身。在我们文化的许多背景下，这一过程没有得到足够的重视。人们通常希望别人和自己能够直接参与进来，提供包装精美的想法。从某种意义上说，这就是高等教育中的许多测试情景所要求的，从而暗示它是主要的话语模式。事实上，在很多情况下，我们会逐渐参与进来。当头脑放松、自主性提高时，富有创造性的想法就会出现，这发生在实践过程中，在某种程度上是在玩耍的背景下进行的。

人们可以学会明确地说："现在让我们慢慢热身吧。"我们可以通过建模各种短语来帮助人们给自己更舒适的回旋余地。展示如何帮助他人自然热身也是有帮助的。例如，我对那些因为没有很好安排自己的想法而感到慌乱的客户说："没关系。只要从任何地方开始，我们就会共同努力，对相关问题进行热身"。

变得更加具体

当代文化中的一个普遍问题是使用笼统和含糊的术语。心理学术语的使用加剧了这一趋势，当这类词语被过度使用时，它被称为心理废话。许多客户（和治疗师）抛出一些相当含糊的词语。上演场景的心理戏剧性要求在话语中引发从抽象到具体的运动。我对人们说："我不知道这些话是什么意思。如果我不能在电视、纪录片或戏剧中看到它，那么我就不能真正理解你想要告诉我的东西。让我们把它分解一下。"然后，我会询问地点、时间、在场人员、他们的年龄以及其他与困境相关的问题。我用答案想象一个真实的场景，如果我不能想象它，我就会继续问更多的问题。这个变得更加具体的过程有助于揭示细节，并允许对使用抽象术语时不可能进行的解释提出质疑。

我们还必须认识到，泛化和退到过度抽象实际上是一种防御策略，是一种避免真正考虑局势及其模糊性的方法。例如，当有人用"他对我咄咄逼人"来描述一个问题时，有一个隐含的结论———种责备，并相应地避免了对可能性的调查；也就是说，在其他可能性中，另一个人可能一直在对说话者正在做的事情做出反应，或者说话者可能对另一个人的合理自信程度反应过度。如果不对这些可供选择的假设进行调查，那么任何真正的问题都无法解决，理想的情况是通过展示场景的细节来进行。身体行动甚至比叙述更好，因为它增加了非语言交流的力量以及在接触中带来的直截了当的感觉，从而带来最真实的感觉。

　　具体图像的另一个特点是，它避免了使用概括来防御情感。在做悲伤的工作时，帮助失去亲人的人非常详细地描绘特定的记忆往往会成为疗愈宣泄的催化剂（布拉特纳，2001c）。

社会测量学

　　一群人能开始更系统地向自己反馈自己的动态吗？前面提到的 T-Group 的开发者受到莫雷诺的影响，在随后的相遇的群体运动中，群体动力学的元素变得有些明显。然而，有一组动力通常被忽视，那就是最初激励莫雷诺发展他的团体治疗方法的互动类别：团体成员彼此的感觉，即他们更喜欢与团体中的一些个体在一起或与之做更多的事情，而不是与其他某些人在一起（Blatner，1994）。如果关于偏好的问题是根据特定的角色维度来框定的，那么这一点就更有说服力了。换句话说，莫雷诺阐述了融洽的动力以及这些动力如何与团队凝聚力的水平相关。即使在今天，也没有几个团体敢涉足这个敏感的领域，莫雷诺在这个问题上当然是一个有远见的人。现在的人们可能更容易透露他们的幻想，而不是讨论他们对彼此的喜好。

　　事实上，许多被精神分析学家描述为童年中期性心理发展一部分的嫉妒动态实际上可能与新兴的社会测量动态同样相关。这些问题在青春期以前和青春期早期被重演和加剧，特别是关于派系、俱乐部、"进入"或"出局"以及其他同龄人之间的互动。他们还增加了与性吸引力相关的社会地位比较的维度——谁成熟得早、谁成熟得太早、着装方面的风格和时尚，等等。

　　现在是时候将这些问题编织到学校的社会和情感学习的一般课程中了。有些基本概念仍然没有教授，也许大多数老师甚至都不知道。例如，儿童和成年人倾向于根据自己的喜好选择小组工作，而不是随意分配的。"受欢迎"的标准并不止一个，有些孩子需要帮助来发现自己的标准，找到其他与他们"社会"偏好相同的人，也就是那些有共同兴趣的人。然后，在那些群体中，偶尔从其他群体中，一个人发现其他几个人感觉到了一些个人的融洽——一种"心灵—电话"的连接。然而，如果一个人没有和另一个人"打成一片"，那并不意味着有任何必要责怪自己或他人。这些教训可能对整个社会发展很重要。

自我断言

　　愤怒可能会以不同的强度表达，每一种表达都可以被认为是一种不同的角色行为。从最温和的要求，到更有力的表达，再到愤怒中的歇斯底里，这些（强度）水平都可以被扮演，也可以练习（愤怒除外）。人们越会表达中等程度的愤怒和自我主张的技能，他们也就越能学会逐步升级，带着警告和自信。"用"脾气，就不会"发脾气"；反过来说，太不自信的人，会学到更温和有效的方式来表达自己的需要，而不会觉得自己"太刻薄"。

我可以想象一系列的角色扮演情景，在这些情景中，人们展示、讨论、反馈，并开始对超出他们普通角色剧目的角色行为感到熟悉。相关行为包括语音投射（许多治疗师很难提高嗓音）——不是尖叫，而是大声有力地说话。扮演这些角色，就像团队正在进行"表演训练"一样，是扩大角色剧目的一种方式。

非语言交际

以同样的方式，学习更多意识到自己习惯性的非语言反应模式，并在学习一些变体中伸展自己，成为交际能力和灵活性的重要因素。此外，人们还可以（通过实践）了解非语言行为的范围和类型，这样他们就可以在日常互动过程中对这些要素进行评论（布拉特纳，2002a）。

家庭和工作中的许多人际摩擦都是由表达方式造成的——面部表情、语调、姿势等。这一点真的很有帮助，因为人们往往会陷入否认，只要求记录他们演讲的内容，而不是语气。"说话的方式所传达的信息即使不是更多，也与所说的一样多。"人们需要被证实说："你说的方式是……"（然后描述行为，或者更好的做法是将其作为一面镜子）。

再演

当代文化中的普遍规范是一种人为的规范，以学校考试、完成的表演等为基础，似乎是"你只有一次机会，仅此而已。"相反，如果我们只是宣称，一个同样看似合理的准则是"如果它不起作用，让我们以不同的方式再试一次。"这就是扮演的本质：一定的回旋余地。在演奏爵士乐或排练音乐或戏剧时，关键是再试一次，重演一遍，在方法上尝试轻微或适度的变化。在这个模型中，生活可能不是一部完成的作品，而是一部进行中的作品，一次持续的即兴排练。

可以教导人们在关系中建立回放。如果有人陷入摩擦的境地，他（或她）可以说："等等，让我们从头再试一次这个互动。我想从不同的角度来看待它，'或者'哎呀，那个方法行不通。请让我再试一试。"这暗示着一种道歉，并开始缓和冲突，将其转变为对为什么一开始会出现问题的探索。

角色互换

学会改变参照系，哪怕只有一小段时间放弃自我中心视角，想象一下别人的处境是什么样子，这不仅是莫雷诺所说的"相遇"的核心，而且可能是心理剧中最重要和最强大的一种技巧。在一个人最亲密的关系中使用它是非常有帮助的，而且通常在其他团体背景中也很有用。简单地说，"等等，让我从你的角度看这件事"就开始打开局面。角色互换的技巧包括学习像演员一样思考。这需要一点练习，这是有诀窍的。其中一部分不完全是莫雷诺所描述的典型的角色互换，而是从想象中的角色出发，然后邀请与你感同身受的人发表评论和纠正；然后再试一次，直到另一个人说，"是的，这就是我的感受"或者"现在我知道你理解我的观点了"。

作为一个例子，想象一下这样一种情况，一对夫妇正在权衡利弊，讨论在全国范围内采取重大行动的可能性。丈夫发现气氛让人越来越不舒服，辩论难以继续。妻子慷慨地放弃了她的观点，想象她丈夫的情况是什么样子，发挥她的想象力去寻找微妙的线索。她脑海中浮现出一些不那么理性，甚至可能有些羞耻的想法，比如："我就是不想放弃舒适的环境。我知道我不应该害怕改变，但与其说是害怕，不如说是好奇——嗯，我们为什么要害怕呢？真的值得吗？毕竟，我们又不是非要走这一步！"

丈夫松了一口气，声音颤抖地说："是的，我甚至不敢承认这一点——我真的不是什么冒险家。"然后妻子说："我知道，我真的很在乎你的感受，即使它们不是那么高尚。"

需要克服的障碍之一是一种普遍的信念："如果我承认你的观点似乎有道理，那么我就没有能力断言相反的观点。"如此明确的表达可以看出它在逻辑上是存在谬误的。冲突中的两个人很有可能持有似是而非的对立观点。令人遗憾的是，过于普遍、不成熟和简单化的好与坏思维模式的人不能领会这一点。但是人们确实有一点这种残留物，所以需要一些练习。角色互换开始使这一转变具有可操作性。

内心对话

另外一种更有用的技巧是解决自己的混乱、困惑或内心冲突，就像一个人在一个内部舞台上有几个不同的角色一样。问题是，人们往往会进行许多微妙的取消资格的动作，不同的部分打断并掩盖了问题，所以就好像"我听不到自己在思考！"元角色成为一名积极的调解人，致力于保持中立（至少在一开始），恭敬地倾听每个部分，并坚定地阻止对立声音的打断。这需要一点练习，但一旦掌握了诀窍，就会相当有价值。它可以是书面的，在日记中可以是两个部分之间的对话，也可以是一个三部曲，其中一个部分审问、引出、同情和调解，但对双方都是开放的。或者可以和一位亲密的朋友一起做，他说："我有一部分想要……而我的另一部分认为。"

诀窍是让对话持续一段时间，首先在充分的讨论中引入最诚实的需求和关切表达。通常情况下，第一轮或第二轮不会达到这些更深的水平。只有在所有的"亚人格"角色都被听到之后，调解人的元角色才能运作，开始有意识地考虑创造性的替代方案或妥协方案。

另一种技巧是开始有意识地在内心对话中添加新的角色。有时，这种冲突包括一个严厉的自我批评部分和一个脆弱的"内心的孩子"。也许，我们需要的是第三个角色，一名"辩护律师"，他可以有力地回答一些内心迫害的习惯。或者，可以引入一名"管理培训师"，与自我批评的部分对话，教会它提出更具建设性的批评，并鼓励而不是通过羞辱来发表这些批评。可以为许多其他情况创建其他新角色。这里的目标不仅是角色细化，也是角色扩展。

内在对话可以在精神探索服务中得以外化。一个人可以以拟人化的某种灵性实体的形式，邀请其更高力量，并与那个存在物对话。再说一次，重点是要让提问和回应持续进行多次交流，不要让自己感到害怕，想象更高的权力真的想要回应和回答所有可能的问题。人们发现，这一过程逐渐打破了层层陈词滥调，往往是在角色互换的自发过程中，并敢于认同更高的权力，发现自己提出了比以前所知的更明智的反应（布拉特纳，1999a）。

梦的工作

人们不需要接受治疗就可以与他们自己的潜意识发展一种持续的关系。在书店的自助区可以找到很多关于做梦的工作的书。心理剧增加了两种技巧。①对于洞察力，更好地理解梦中令人费解的元素的一种方法是扮演该元素的角色，无论它是人、动物还是无生命的物体。诀窍包括想象成为那件物品会是什么样子。在角色中发生在我们身上的东西自然会承载我们的投射，我们自己选择的品质。如果我们梦见一只猫，变成那只猫，然后说，"我不在乎人"，这是我们自己的直觉联想，而不是客观的描述。②为了进一步探索，允许不同的人格化元素直接相互对话，因为在遭遇的动态性中，新的直觉会浮出意识的表面。简而言之，重现这个梦，就好像它是一个令人费解的事件的真实记忆。与其他人（即使他们是治疗师）提出"解释"

时相比，这通常会带来更多的个人理解。对人们来说，发现自己的意义总是更好的。

结论

许多其他的方法、技术和想法已经开发出来，并且还在继续发展，它们将心理剧带入帮助人们更有效地进入日常生活的领域（布斯，1997；布拉特纳，2003）。这些都是工具，没有固定的答案或确定的结果。尽管如此，最好是使用工具并制定一些策略，而不是简单地犯错误甚至以旧的方式做出反应，这些方式虽然熟悉，但通常无效，甚至适得其反。这一章正在扩展成一本书：创造你的生活，在日常生活中应用角色扮演。

第 8 章

魔毯之旅：潜伏期儿童的心理剧方法

玛丽·乔·阿马特鲁达

引言

心理剧对处于潜伏期的 6 至 12 岁儿童来说是一种有效的心理治疗方法。它促进了他们对迅速发展的认知能力的表达，并利用他们的好奇心，让他们表达自己的渴望、他们对行动的热爱以及他们与同龄人不断增长的相互给予和索取的能力。心理剧为儿童提供倾听和合作的机会，并通过行动表达自己。这有助于他们提升自己的情感表达水平。这种方法可以支持他们掌控自己世界的走向，迎接那些与他们年龄相称的挑战。鉴于儿童的僵硬程度低于成人（斯拉夫森、希弗，1975），心理剧可以更容易地转化为"真实"世界中改变的行为。

莫雷诺（J. L. Moreno）开始了他的儿童工作。他写道，"我过去常常在维也纳的花园里散步，聚集孩子们，组成团体即兴玩耍……那是一个……儿童为他们自己，为了他们自己的年龄和他们自己的权利的社会而进行的十字军东征。孩子们选择了自己的立场……为了自发性和创造性，我开始通过让他们即兴行动来处理孩子们的问题"（莫雷诺，1985）。尽管它的开始和它对潜伏期儿童的有效性，与他们的集体心理剧要么没有得到充分的利用，要么没有得到充分的记录。这一章描述了我与这个年龄段的作品所走过的一些旅程以及这部心理剧作品与青少年和成人作品的一些不同之处。

潜伏期与莫雷诺的发展理论

莫雷诺认为，我们的心理健康与我们可以接触到的角色数量有关——越多越好。婴儿有身体角色：进食、排泄、睡觉。其社会角色——女儿、妹妹、最小的孩子——紧随其后。我们在这些角色中的行为是通过角色扮演来学习的：观察和体验他人扮演的角色，并试戴各种帽子。随着孩子们的成长，他们开始把这些角色个性化。潜伏期儿童不仅在超越他们的家族群体时扩大他们的社会角色，而且通过互惠关系，他们正在定义他们将如何成为这些角色：可爱的孩子、关心他人的朋友、充满希望的学生。

心理剧是一个三元系统的一部分：社会测量学、心理剧和团体心理治疗。这一系统立即反映并促进了个人和群体发展阶段的进步。在社会计量阶段，群体参与者只考虑他们自己；这一切都是关于他们的。在热身过程中，他们开始意识到他们周围的人，他们的反应以及其他人对他们的反应。在这个群体的第二个阶段，心理戏剧性开始与潜伏期儿童的发展联系。在这里，集体参与者将他们脑海中浮现的思想和图像在他们的戏剧中具体化。他们在自己的戏剧中给别人分配角色，在别人的戏剧中扮演角色。通过在别人的戏剧中扮演角色，他们有机会加深对他人的理解，同时体验自己剧目中经常未被开发或被压抑的角色。角色互换有助于进一步发展对他人的同理心。治疗时段的分享或团体心理治疗部分是在小组成员可以体验到自己作为一个整体的成员做出贡献和参与的同时整合他们需要的东西，以便在治疗时段结束时感觉更完整，与其他人更紧密地联系在一起。

斯拉夫森和莫雷诺：在结构和允许性中寻找平衡

斯拉夫森和雷德尔首先对儿童使用了团体疗法。斯拉夫森观察到，以活动为基础的团体治疗可以为儿童提供表达他们的感受和幻想的手段。在卡尔·罗杰斯的影响下，亚瑟兰（Axline）后来开发了一种使用游戏的团体治疗模式（罗莫纳科斯、谢德林格斯、亚伦森，2000）。心理剧可以被视为一种游戏疗法。在游戏治疗中，儿童通过与物体的互动来展示自己，而在心理剧中，儿童通过与隐喻的互动来实现这一点。例如，作为热身，我让孩子们把他们的家庭看作一个身体，并说出他们身体的具体部位。9 岁的布莱恩非常聪明，他说："白细胞。"在进一步的分享中，他说他选择白细胞是因为它们能清除感染。在这里，布莱恩能够将他正在接受治疗的感觉具体化，唤起人们对家庭问题的关注，并获得帮助。

莫雷诺和斯拉夫森都相信这个团体的力量。莫雷诺将治疗师视为小组过程中的积极部分；斯拉夫森将治疗师视为观察者，其角色是分析性的。与斯拉夫森提倡的放任不同，心理剧是高度结构化的。从事儿童工作的精神戏剧师面临的挑战在于如何平衡安全性、自发性和创造性。

背景

　　本章中使用的例子主要来自一家城市社区医院的部分医院项目中运营的心理剧小组。孩子们的名字都被更改了，身份信息也被打乱了。孩子们每周在我这 1 小时。由于时间问题，许多正式的汇报在治疗开始前或治疗结束后都无法进行。我了解到，工作人员对孩子们对心理剧治疗时段的高度参与以及孩子们经常在一周内融入动作技巧的事实印象深刻。很明显，工作人员也很欣赏他们能够从心理剧小组那里了解到的关于孩子们的生活和能力。部分项目中有多达 15 名儿童，其中大部分是男孩。他们的平均停留时间为 6 周，他们每周参加该项目的时间长达 15 小时。他们代表着不同的种族和社会经济群体，正在接受一系列精神疾病的治疗。一些治疗目标是社交技能的发展，包括倾听、贡献和轮流。我制定了这些目标，并保持了他们的自发性和兴趣，方法是询问观看这部剧的孩子们他们在想什么或感觉到什么，或者如果他们是主角，他们想做什么，或者邀请一个孩子担任导演的角色几分钟。此外，我的目标是创建团队凝聚力，我相信这将促进每个孩子的发展。心理剧的过程帮助孩子们感觉自己有能力，彼此之间有积极的联系，同时为他们提供机会，让他们在不同的角色中体验自己和彼此。我认为这次小组体验和被扮演的戏剧都是一种矫正和潜在地改变生活。

体验开始

　　我主持的第一场心理剧课程面向 8 名男孩和 3 名女孩，年龄从 6 岁到 11 岁不等。我和他们坐在椅子上围成一圈，经过介绍，很明显，他们感觉更舒服了，也准备好参加活动了。我让他们想一想他们大部分时间都有的一种感觉。悲伤、恐惧、快乐、滑稽和疯狂都出现了。然后我问这种感觉有多强烈，是什么颜色的。每个孩子依次自愿地坐到其他人前面的椅子上，形成了那种感觉。然后我采访了每一个孩子在角色中的感想：你有多大？你是什么颜色的？你发出什么声音？每个人毫不犹豫地回答了所有问题。一些人的回答是"我是红色的，和这个房间一样大"或"我很硬，发出尖叫的声音"。魔术开始了。然后，我问每个人，当他（或她）有这种感觉时，他们还在扮演感觉的角色，孩子和谁在一起。令我惊讶的是，他们能够将描述、形成和具体化抽象的感觉与生活的现实联系起来。他们可以自如地在幻想和现实之间往返，在具体和抽象之间穿梭。他们也喜欢以这种方式接受挑战。这是一个新的"游戏"。作为额外的奖励，他们有机会在同龄人和工作人员的全力关注下，站在最前面或中心。在任何时候，孩子们身体和情绪的成熟度或他们的注意力缺陷、思维障碍、抑郁和冲动障碍的诊断都不会阻碍这一过程。热身使这个团体变成了一场戏剧。

8 岁的埃琳娜（Elena）说，她感到很难过，特别是在她和哥哥一起经历了几次寄养虐待家庭后。她的监护人她的姑姑也在场。在这部剧中，埃琳娜和她的姑姑谈到了她的担忧，她担心她和哥哥会被从姑姑的家里带走，因为她允许危险的人进入家里，包括他们吸毒成瘾的母亲，法律禁止她见她的孩子。当埃琳娜与姑姑交谈时，她的眼睛打量着工作人员和团队，显然是想了解他们对她披露的信息的反应。我问其他小组成员，房间里是否还有其他人被家人置于危险境地。11 个人中有 8 个举起了手。对于埃琳娜来说，这是一个重要的时刻，她表达了被误解和不被支持的感觉，并将自己的感觉藏在心里，直到它们在危险的愤怒中爆发。当她描绘出姑姑轻蔑的反应时，团队成员被邀请过来做她做替身。他们参照自己的感受，表达了她的愤怒、沮丧和困惑。埃琳娜现在可以用她自己的话来表达这种表露出来的愤怒情绪了。然后，在其他小组成员的手扶着肩膀的情况下，埃琳娜能够听到并接受同龄人的声音，呼应了她自己的悲伤和孤独以及不得不成为家里的"成年人"的压力。与此同时，其他小组成员能够超越表达自己感受的需要，可以在那里支持埃琳娜。即使他们无话可说，他们也想和她在一起。埃琳娜被他人做替身后，她能感受到孩子们生存所需的认可和接纳（Slatson、Schiffer，1975）。在经历了替身，听到了替身，身体上感受到了替身之后，她陷入了更深的情感中，能够表达她的脆弱和悲伤。

这就是我在心理剧方面与潜伏期儿童一起工作的方向。从那时起，我确信心理剧可以为孩子们提供一个安全、有结构、幽默、耐心和温暖的地方，也可以让其他人愿意倾听。

魔毯的仪式

在每个小组开始时，一个偶然发展起来的仪式帮助建立了信任。有一天，我带了一条地毯来做热身活动，我把它命名为"魔毯之旅"。在接下来的一周，孩子们问"魔毯"在哪里。这个问题让我意识到，心理剧治疗时段有魔毯之旅的要素。于是，这块小小的地毯就成了我的便携舞台。这有助于将心理剧组与其他组区分开来，其他组都在同一个房间里举行。它创造了一个神奇的空间。在每次治疗时段开始时，我们把房间变暗，点上一盏小灯，拿出用作道具的围巾、帽子、毯子和毛绒动物玩具。

在辅助者的角色下，孩子们自发地参与到心理剧空间的创造中来，融入了治疗时段的精神。这一过程支撑了治疗时段，给了孩子们一种安全感，并在他们一起工作的过程中培养了积极的角色培训和社会化。它让孩子们成为这个过程的一部分，帮助他们轻松地向我过渡，并减轻了我作为一个成年陌生人，以及心理剧团体本身无疑引起的焦虑。

方法

下面描述了与儿童一起使用心理剧的一些独特方法。

1.热身运动

孩子们不需要热身就能感到安全，他们信任我而且觉得自己有能力做人们期望他们做的事情。我每周与孩子们联系的一种方式是让所有的小组成员轮流把我介绍给小组中的某个人，并描述那个小组成员试图做出的改变，他们喜欢他（或她）的哪些地方，或者他们在其他孩子身上观察到的进步。如果社区没有凝聚力，我鼓励每个孩子告诉其他孩子，他们是如何在一周内通过言语和行动帮助他（或她）的。这还有一个额外的好处，那就是通过向小组成员表明他们被注意到了，并为他们提供反馈和接受反馈的机会，从而进一步促进了社会化进程。这个过程也是把孩子们带出他们以自我为中心的世界的一种方式，同时也帮助我了解了这个群体的社会测量学。

2.行动社会测量学

穆尼和夏梅斯（1991）讲述了儿童在团体的第一阶段因为他们对接纳和包容的担忧而感到的焦虑。虽然行动社会测量法可以加剧这些担忧，但我发现它对处理它们很有帮助。孩子们决定，其中一项社交活动——圈子游戏的目标是让每个人都加入这个小组中来。在这个热身过程中，一个孩子站在圆圈的中心，发表一份关于他（或她）自己的感觉声明，其他有同样感觉的人通过走进圆圈加入孩子的行列。很快，孩子们开始构思问题，他们知道这些问题会把圈外的人吸引到群体中来。这让每个孩子都有机会融入他人、被融入、成为领导者，并感觉自己掌握了这个游戏。

3.选择主角

导演在选择主角时会考虑一些问题，包括团队的阶段，成员对选择、被选择或不被同行选择时产生的感觉的容忍能力以及可用的时间。在日间医院，孩子们可以把对可预测性和一致性的需求放在一边，不介意工作人员第一周进行选择，然后下一周轮流，最后在第三周进行社交测量选择。员工的选择非常有帮助，因为员工知道谁需要治疗，并跟踪那些已经演了一部戏剧的人。他们还可以鼓励害羞的孩子参与进来。

4.选择配角

孩子们迫不及待地自愿扮演配角。为了避免队员产生被拒绝的感觉和主角的困惑，我们坚持让他们等待主角的选择。反面人物的选择方式多种多样，例如，我会指示孩子们选择他们觉得最安全的工作人员，或者我会让工作人员帮助选择一个可能从扮演欺凌弱小的角色中获得治疗益处的孩子。

5.边走边说

在主角选定后，导演和主角可能会一起散步和交谈，随着对这部剧的热身，他们开始寻找焦点，他们会成为合作伙伴。然而，对于儿童来说，这在该治疗时段很少发生，但是他们已经准备好加入进来。与孩子们散步和交谈对放慢节奏很有用，但要简短，因为团队中其他人的注意力可能很快就会转移。

6.戏剧的焦点

一旦一个孩子被选中，对孩子来说，想要上演一部主题和结构与前一周相同的戏剧并不少见。无论热身阶段出现什么主题，都会发生这种情况。我相信，这种公式化的方式来处理他们戏剧的主题和结构，会让孩子们感到安全和自信。我没有在成年人或青少年身上看到过这种现象。另一个不同之处是，从儿童的角度来看，心理戏剧表演的目的是展示他们的故事，而不是像成年人甚至青少年那样，解决情况、化解情感或得出新的见解。潜伏期儿童的治疗因此出现在展示中。

7.场景设置

只要有可能，孩子们就需要被允许设置他们的场景。节目中的孩子们想要详细展示他们的房间或家，真实的或幻想的。这是有道理的，因为其反映了孩子们通常在游戏的某些方面花费的时间最多：决定游戏、设置游戏、挑选谁将加入谁的团队，或者谁将扮演什么角色。他们在使用围巾和其他道具来描绘他们的世界时非常有想象力。作为热身，我让一群孩子回想他们小的时候，说出他们当时最喜欢的玩具的名字。他们每人挑了一条围巾代表玩具。当被邀请把他们的玩具带到一个特殊的、安全的地方时，无论是真实的还是虚构的，所有的手都飞起来做志愿者。他们急切地使用道具来创造他们的安全空间。为了扩大练习范围，我让孩子们找出他们生活中的一个人，他们希望在那个空间里和他们在一起，而他们不想让谁进来。每个孩子都有机会对他（或她）想要进入空间的人说一句话，对他（或她）想要退出的人说另一句话。一些孩子需要整个团队有一个直言不讳的人（团队中的其他人）来帮助他们与他们想要拒之门外的一个或多个人交谈。许多人谈到想把（来自公园的）毒贩或从母亲那里偷东西的亲戚拒之门外。把他们最喜欢的虚拟玩具带进房间的兴奋使他们能够向人们展示他们的安全空间，并变成一部关于他们现实的一个方面的迷你剧。简短的练习给了许多孩子展示和表演的机会，从而引起了每个人的兴趣。

因为保持团队的注意力是一个持续的挑战，让不同的成员扮演一些道具的角色可以帮助更多的孩子继续积极地参与，并有一个额外的好处，那就是扩大了通过这部剧可以获得的信息。8 岁的安德鲁在咪咪的戏剧中扮演电视的角色。作为电视，他说他看到家里有很多困惑，感到很难过。当我们问安德鲁在家里是否有过这样的感觉时，我们了解到他有过这种感觉以及为什么。安德鲁的反思和分享给了这部剧一个新的焦点，并将咪咪的影响带到了更深的层次。通过扮演电视的角色，躁动不安的男孩安德鲁一直关注这部剧，给了主角进一步深入她的故事的支持，并给工作人员提供了关于他的新信息。

8.替身和角色互换

当一个孩子替身，说出另一个人的潜台词时，这个孩子最初就变成了第二个主角，表达了他（或她）自己的经历，而不是主角的经历。在这种个人清洁体验之后，孩子进行了发展转变，并能够触及他人的感受。替身还有助于为被替身的孩子创造机会，让他们感受到更多的联系和支持。通常情况下，仅将替身者的手放在他或她的肩膀上就足以让孩子泪流满面。这种疗法似乎来自被替身的行为，而不是替身的内容。正如谢弗、约翰逊和惠利（1982）在引用斯拉夫森时指出的那样，儿童的洞察力很少用语言表达。角色互换是另一种核心的心理戏剧技巧，用来加深对他人观点的理解，并训练其他团队成员在戏剧中扮演角色。我的经验是，孩子们对游戏的自发性和舒适性使他们天生就是角色互换者，他们比成年人更不自觉地扮演角色，也更少被角色互换所迷惑。

9.扮演配角

当孩子们自发地扮演配角时，他们会扮演自己生活中的人，而不是主角。在这样做的过程中，他们向这群人展示了他们生活中的人是什么样的。尽管如此，团队中的孩子们仍然很有效率，他们能够挑战主角扮演新的角色。就像替身一样，一旦他们表达了自己的现实，他们就能够成为主角生活中的配角。

10.卷入

一般来说，孩子们喜欢积极参与。家庭、情感或同龄人雕塑等需要几个配角的心理剧总是成功的。在创作一部完整的戏剧时，孩子们自己直观地意识到了让每个人都参与的愿望，而且往往主角会上演一部需要所有剧组成员参与的戏剧。

11.去角色

去角色是指配角在小组中回归自我，摆脱他们一直扮演的角色。孩子们不会花太多时间在这上面，可能是因为他们一直在玩角色，根据我的经验，他们既不与他们融合，也不会将其他人锁在其中。

12.分享

分享是心理剧治疗时段的一部分，在这一治疗时段中，小组成员分享他们在参与或观看该剧时出现的个人问题。对于孩子，分享是短暂的。除非情况与他们自己的情况完全相同，否则他们需要指导才能找到联系的方法。问题必须是直截了当的："说出什么让你想起了你的生活，或者告诉小组你在看这部剧的时候在想你生活中的什么。"成人必须通过具体询问孩子们通过戏剧他们获得了什么，并在治疗时段后的互动中参考戏剧，来启动作品的认知整合。

过程

示例 1：走出热身，走进戏剧

在一个病房里，有两个孩子在等我。在帮我搭建好空间后，7 岁的彼得（Peter）告诉我，他第二天就会离开医院，要么去住院治疗机构，要么去收容所。彼得难以控制自己的行为，他鲁莽的行为和对妹妹的身体攻击让全家人感到不安。他的认真是一个引人注目而引人入胜的特点。另一个 9 岁的孩子莫妮卡（Monika）因试图自杀而住院。她毫不掩饰地说，她不会回到以前的寄养家庭，而等待被安置在新的寄养家庭。我用微型物品来热身，让他们挑选一个能让他们想起自己的东西。莫妮卡选择了钥匙，她说，她知道只要她足够努力，她就可以打开任何想打开的门。她可以上大学，真正出人头地。然后莫妮卡拿出了万花筒，谈论了里面所有漂亮的颜色，并说她希望自己能进入万花筒。因为她的暗示我向她发出了邀请，莫妮卡的愿望变成了心理剧。

一进万花筒，她就把自己放在一个房间里，她以为自己已经买下了一座房子。她用围巾创造了一个房间，明亮的房间五颜六色，墙壁被漆上橙色、红色和黄色的条纹。其他围巾变成了窗外的糖果树和院子里的一条巧克力河。她打开衣柜，发现里面装满了和万花筒里的玻璃片颜色一样鲜艳的衣服。然后她坐在床上，床单是用道具袋里的一些粉色和蓝色的围巾做的。在这里，她开始一边听音乐，一边为哥哥织一件色彩缤纷的毛衣。她说她在听贝多芬的音乐。我们一起哼唱了他的第五交响曲的一部分。我没有征得她的同意，就邀请彼得扮演贝多芬，并问她有没有什么想对他说的。她感谢他创作了如此美妙的音乐，并告诉他这有助于她放松。我问她房间里有没有她想要的人，她说是她已经分居三年的哥哥。彼得在这些角色之间来回跳跃；事实证明，这是他冲动的建设性发泄方式。最后，作为哥哥，再以贝多芬的身份，他不由自主地感谢她让他来访。

在莫妮卡的戏剧完成之前，彼得表达了他与年龄相称的无法停止怀疑的能力。他问她，一个 9 岁的孩子怎么能买得起房子。她朝我使了个眼色，告诉他她工作很努力，还挣了一些钱。对于莫妮卡来说，这是半个小时的快乐，因为她让我们看到了她内心等待解锁的丰富潜力。她向我们表明，她的生活不仅仅是围绕着她的悲剧。

示例 2 ： 替身——领导和跟从

有一天，当我开始日间医院项目时，一位临床医生告诉我，一些孩子最近反复抱怨做噩梦。在热身活动中，我让孩子们挑选一条能让他们想起一个梦想的围巾，于是我们便开始了。

比尔（Bill）是一名 9 岁的孩子，他被临床医生选中去做一个梦，据他母亲报告，这个梦每晚都会把他叫醒，让他无法入睡。虽然我不知道，但他在节目中是因为多所学校因打架和威胁其他学生而停课，他经常由于愤怒而在家里失控。比尔使用道具，创建了他的卧室，他躺在床上，闭上眼睛，就像在睡觉一样。他开始描述他的噩梦，好像它就发生在那一刻。他报告说在树林里被追赶。比尔站起来，选迈克尔做追赶他的人，给他戴上黑色围巾。然后我指示比尔和迈克尔互换角色。比尔在那人脸上描绘的表情令人毛骨悚然。比尔用乐高积木作为这名男子携带的匕首。然后比尔又回到了自己的状态，一场追逐开始了。我让他们两个都定格成一张照片。我带着比尔离开了现场，让他选另外一个人来演他。他这样做了，然后看着他创作的照片。说完，比尔挺直了腰板，似乎对自己的噩梦有了一种驾驭的感觉。看着这张照片，看到它成为镜像，帮助他把它看作是他自己之外的东西。

我成为比尔的替身，说："我是在躲避别人。"他回答说："是的，我的朋友，艾德。"（有了这一发现，房间里的临床医生们有了"啊"的时刻）。他承认自己有时会取笑艾德，害怕艾德的报复。比尔挑选了剧组成员丹尼尔来扮演艾德。我邀请比尔送给丹尼尔一条围巾，这条围巾可以代表艾德。当时的工作人员提醒我，丹尼尔不能有围巾，因为在前一周的治疗时段上，他曾试图把其中一条围巾围在脖子上。比尔笑了。丹尼尔大喊大叫，说比尔在取笑他。我问比尔，他是否曾经在不合时宜的时候嘲笑过节目之外的人。当他回答是的时候，我问他在这场心理剧中他是否可以做一些不同的事情。就在这一刻，比尔告诉丹尼尔，他为他感到难堪，这就是他笑的原因。他为笑而道歉。

当梦中的场景在背景中被时间定格时，比尔告诉他戏剧中的朋友艾德，他很抱歉嘲笑艾德，有时他取笑艾德，只是想引起艾德的注意。我向比尔保证，想要引起注意是很自然的事情，我建议，就为了这出戏，他应该把让他陷入麻烦的那种引起注意的行为从场景中移出，并移到房间里的其他地方去。我告诉他，因为它可能很方便，如果他愿意的话，他可以在场景后恢复它。他挑选了一条红围巾作为这种寻求关注的行为，并把它放在一个角落里，有两把椅子守卫着它。

然后我们又回来看梦。我问比尔，他想怎么处理他的噩梦。比尔首先从追逐者手中接过乐高，我问他还在想什么。他说，也许那个黑衣男子是他自己的怒火，这股怒火追赶着他。我们成年人认为这是一个绝妙的见解，但对比尔来说，这一声明并不令人惊讶。然后，该小组向比尔提供了如何利用他的愤怒的建议。他挑选戴着围巾的小组成员代表他在日间医院学到的应对技能。每一条围巾都变成了一种工具：邀请朋友参加游戏，找到更多的朋友一起玩，自己骑自行车、画画。所有这些"工具"都加入了比尔的梦境，用来抵挡黑斗篷的追逐者，并建造一座囚禁他的监狱。

在我看来，这些孩子可以同时上演这么多场景，这对我来说似乎是令人惊讶的。在这部剧中，我们有梦幻场景，与比尔和他的朋友艾德的场景以及与丹尼尔的现实生活的相遇。对比尔来说，从来没有片刻的困惑。我在这里想起了林德奎斯特（1994）对现实和过剩现实、角色、情感和经历重叠的描述，这些都发生在心理剧中。正如莫雷诺认识到的那样，儿童没有成人那样的过滤器。他们的自发性不受理性的约束。因此，他们可以有一个"戏剧流"。它类似于儿童游戏，一个游戏进入另一个游戏。

在这场戏剧之后，比尔的噩梦结束了。一旦具体化并被每个人看到，它就失去了力量。他对如何表达愤怒的意识也有所提高，有了这种意识，他就能够更好地利用在项目中学到的应对技能。

示例 3：角色培训

心理剧为角色训练提供了多种机会。帮助布置房间，学习适当的群体行为，以及练习做一些不同的事情，这些都是已经被引用的例子。角色训练的力量在我和埃文的经历中得到了进一步的证明，埃文是一个 9 岁的男孩，他非常害羞，患有学校恐惧症。由于家事法庭的威胁，他和他的家人承受着很大的压力，他害怕被送往住宅区接受治疗。在看了几部心理剧后，他告诉我，他想要演一出关于去学校和其他一些学生打招呼的戏剧。他想练习一下。即使在心理剧方面模拟的情况也让埃文产生了巨大的恐惧。为了帮助他轻松进入最像他令人恐惧的学校环境的场景，我们设置了一系列（对他来说）越来越可怕的场景。第一次是由一个他喜欢并感到舒服的学生向他打招呼。他选择了亚历克斯来扮演这个角色。他选择了保罗（Paul）作为他的替身，一个可以和他一起走进学校的"隐形伙伴"。具有讽刺意味的是，保罗也在节目中，因为他威胁了学校里的其他人。在他创作了一系列越来越困难的场景后，他将那些他在学校经历过的角色塑造成令人畏惧的角色。他通过直接告诉角色他们是如何嘲弄他和推他的方式来训练角色的。然后，作为他自己，他练习走进学校，去面对这些人。他练习了不同的方式来处理自己的恐惧：与他认识的人站在一起，专注于他要去的地方，将心里的话告诉他的学校导师。为了加强他在自己的角色中的作用，我们没有要求他与这些配角进行角色互换。

当小插曲完成时，他微笑着说，能够实现他这次心理剧治疗时段的目标感觉是多么好。其他孩子对得到信任和能够鼓励他感到满意。在分享中，他们中的一些人将埃文的恐惧正常化了。保罗扮演了他的替身，他承认恐吓了像埃文这样的人，并同意这样的建议，即他的欺凌行为可能是他应对同样恐惧的方式。这段经历并没有神奇地消除埃文的学校恐惧症，但给了他一个机会，让他有一种新的、不那么可怕的上学经历。更重要的是，这个极其害羞，有时甚至偏执的孩子可以冒险在日间医院一群同龄人面前做些什么。他为自己感到非常自豪，直到出院那天，他一直在谈论自己的所作所为。

示例 4：公式化戏剧

有一天，当我走进日间医院的病房时，我被告知，长期参加该计划的人中有三人已经出院。我给其他孩子一个机会，让他们说出与这三人分别的感受，然后让他们在光谱图上回答当人们离开时是困难的还是容易的。他们都聚集在光谱图最困难的一端。他们每个人都谈到了已经离开的家庭成员：搬家或去世的祖父母，在监狱里的姑姑和叔叔，有了新家庭的父亲。迈克尔是一名 8 岁的孩子，他详细地讲述了听到祖母去世消息时的感受。很明显，他热身是为了专注于这一事件。工作人员点了点头，我问他是否愿意告诉我们他是如何得知他祖母去世的消息的。他选择埃尔莎扮演他的母亲，选择 6 岁的安娜作为他的妹妹。迈克尔把舞台布置成他的起居室，当时他正和母亲坐在沙发上看电视，这时电话铃响了，传来他祖母去世的消息。在这个场景中，安娜饰演的角色正在洗澡。这是安娜的第一个心理剧组，但她故意走到围巾前，挑了一条水绿色的围巾，把它披在头上描绘水面！迈克尔随后重现了那通电话。在角色互换的情况下，他向大家展示了他母亲歇斯底里的反应。迈克尔随后进入了一个场景，在这个场景中，他能够告诉缺席的父亲，在这段时间里，赡养母亲是多么困难。他还拍摄了一个他向祖母告别的场景。工作人员将这些情况与他出现的一些问题联系起来：对母亲的身体攻击性，以及对离开房子的逐渐抵触。随后的家庭工作帮助迈克尔的母亲理解了她的需要对她儿子的影响，为她自己联系了一位治疗师，并促进了一个更健康的分离——个性化过程。

接下来的一周，塔米卡想把她发现姑姑去世的时间戏剧化。有些结构类似于迈克尔的戏剧。她在看电视，虽然是在她的卧室里。安娜再次扮演妹妹，她正在洗澡。这一次她坐在水色围巾上。塔米卡的下一个场景发生在医院，每个人都站在阿姨临终的床边。虽然日间医院工作人员知道这一幕从未发生，但这种情绪是真实和诚实的。这是愿望结束的一段重要关系。在这部心理剧中，塔米卡和其他一些孩子也有机会通过替身为他们对亲人死亡而感到的内疚找到一些解决办法。塔米卡在学校和家里很多行为都有问题。自从姑姑死后，她已经做了几次自杀的手势。从这场戏剧性的事件中，塔米卡对她姑姑的死感到内疚。孩子们踊跃参与，当天群里包括塔米卡在内的 10 个孩子中有 6 个与阿姨角色互换。在她的角色中，他们有机会免除这个孩子对她的死亡的责任。它提供了一个谈论负罪感的时间，也提供了一个澄清生活中的人死亡原因的时间。

接下来的一周，在小组开始的时候，7 岁的罗纳德跟我打招呼说："玛丽·乔，我今天能做我的'死'吗？"我回答说："我确实记得上周你想拍一场关于你曾祖母去世的戏。我在想，你是否还想演关于她的另一场戏？"他斩钉截铁地回答说："不，这是我的记忆。"他已经准备好开始他的戏剧了。他把那天节目中的 9 个孩子都包括在他的戏剧中。他毫不费力地与每个家庭成员互换角色，将他的助手训练成兄弟、姐妹、父母和祖父母。他描绘了医院附近的酒店，他所有的兄弟姐妹都在那里洗澡。当他的母亲得知祖母去世时，她正在房间外面。罗纳德和他的兄弟在房间里为看什么电视节目而争吵。顺便说一句，他告诉我们，"我们家总是吵架和尖叫。"他的母亲回到房间，让每个人都穿好衣服去医院。随后，所有的演员都在精心准备，在角色中，戴着围巾打扮起来。然后，所有穿着戏服的孩子都站在已故的曾祖母周围，由一名工作人员扮演，并用罗纳德给出的台词告别。他们披着围巾或裹着围巾，就像要玩房子的孩子一样，他们是认真的，完全致力于让这一刻对罗纳德来说是正确的。在这一法令中显而易见的是，他们花在布置和打扮上的时间和精力对罗纳德来说是多么重要。他在家庭中感到孤立，有机会让这些与他有积极关系的孩子参与到他的生活中来，显然是令人满意和强大的。这在很大程度上抢占了他向曾祖母告别的先机。

在罗纳德的戏剧中，有两件事给我留下了深刻的印象，一是剧组参与他生活的重要性，二是作为导演，我需要站在一边。我最初担心罗纳德的戏剧会是抄袭的戏剧，这是错误的。这是他的个人戏剧，事实证明这是一个邀请，其他人都慷慨地回应了。

结论

本章探讨了潜伏期儿童可以做的一些心理戏剧作品以及这部作品的一些独特之处。心理剧可以有效地帮助孩子理清他们的情绪，并在他们自己的剧目中扮演积极的角色。做别人的替身和被别人替身的行为可以治愈他们。参加心理剧有可能给孩子们一种重要和联系的感觉。通过参与，他们作为有感觉的人相互体验，并欣赏通过扮演角色相互帮助的机会。这些例子说明了心理剧如何回应孩子们展示他们的故事和具体化他们的幻想的需要。他们对游戏的热爱体现在他们对道具的使用和详细的场景设置上。心理剧治疗时段的结构为遭受创伤和被遗弃的儿童创造了安全，并允许他们表达自己的感受。角色训练将他们的心魔和希望具体化，掌握这种方法有助于鼓励必须面对困难挑战的年幼儿童。知道别人看到和理解了他们，会让他们感到踏实和安全。斯拉夫森和希弗（1975）写道："性格就是……作为精神内部力量与外部现实相互作用的结果，它的纠正可以通过抵消塑造它的最初的严重影响的条件来实现。"心理剧可以提供这些条件，因为它为孩子们提供了一条牢牢抓住的绳子、一种对自己的新体验以及一些以建设性的方式应对挑战的工具。

第 9 章 | 驯服青春期：对青少年群体使用心理剧、社会剧与社会计量学

马里奥·A. 科萨

介绍

自 20 世纪 70 年代初以来，我一直在以这样或那样的方式与青少年合作。我曾经是一名课堂教师、一名戏剧导演，现在是一名心理戏剧师和戏剧治疗师，担任 ACTINGOUT 的导演，ACTINGOUT 是一个为新罕布什尔州西南部的青少年提供服务的项目。

青少年有某种能量，要么吸引成年人与他们一起工作，要么促使他们惊叫着逃往另一个方向。对于我们这些选择与这群人一起工作的人来说，逃跑和惊叫可能仍然是一种时不时会有的强烈愿望，但大多数时候，这些回报让我为从事这项工作感到高兴。

作为一名治疗师，我相信在青春期有一种类型的治疗工作是可能的，它是基于这个阶段的发展挑战和现实。这是一个总结的时期，在这个时期，婴幼儿和早期儿童的发展任务被重新审视。对于那些童年没有得到好的成长环境和错过"足够好的父母"（温尼科特，1958）的青少年来说，青春期是同龄人群体进入主要角色的时期，有了积极的同龄人文化和有爱心的成年人的干预，补偿是可能的。

与成人患者合作的治疗师通常会与某个人一起工作一段时间，为该患者加入小组并在其中为有效地工作做好准备。对于青少年，情况正好相反。事实上，我目睹了许多年轻人利用小组经验为富有成效的个人治疗做准备。在我接受治疗师培训的早期几年，我的一些老师告诉我，小组是青少年的首选治疗方法。随着时间的推移，我逐渐认同这一点。

埃里克森（1950）将"信任与不信任"命名为婴儿的主要发展挑战。可以肯定的是，这是任何治疗师在与任何患者合作时遇到的第一个挑战。在与被人类服务工作者贴上"高风险"标签的年轻人合作时，我看到许多人不信任委派给他们的"心

理医生"，或者吹嘘通过知道该说些什么来愚弄这些咨询师是多么容易。对于年轻人来说，这是伴随着荷尔蒙激增而来的、内在的、代际间的不信任，还是与效率低下或不关心他人的成年人的负面遭遇，我不能确定。但我相信，一个明确和固有的规范——尊重和赋予青少年成员权力的团体环境，确实是大多数青少年所选择的治疗方式。

对青少年使用心理剧的基本原理

目前，药物滥用和暴力预防项目使用"基于科学"的课程的趋势符合研究结果，这些研究结果表明，在制订有效的计划以改变青少年的高危行为方面，一些因素是至关重要的。它包括在行为变得根深蒂固之前与青少年合作，使用同伴教育、提供机会练习健康的行为和社交技能以及使用"行动"方法。

因此，心理剧、社会剧和社会计量学是许多青少年群体的天然选择。青春期是对许多行为进行实验的时期，心理剧提供了安全试验的机会，心理剧的群体性提供了一个重要的同伴因素，而被称为角色训练的心理剧情节的特殊形式对青少年练习所需的社交技能尤为重要（莫雷诺，1946）。

青少年倾向于以极端的方式看待世界，说"哦，别这样"几乎是没用的。"这没什么大不了的，不是吗？"心理剧为巨大的"表演饥饿感"提供了一个出口（加西亚、布坎南，2000）。这给青少年带来了挑战，他们要弄清楚自己是谁，生活的意义是什么。这些挑战是自然过程的一部分，值得支持；它们并不像一些人声称的那样，是个性障碍的证据。

在称为青春期的人类发展阶段中开辟一条道路，从本质上讲是困难的。个人必须与巨大的身体和情感变化作斗争，同时应对不断变化的社会需求，不断增加的同龄人压力以及关于幼稚行为和成人行为的令人困惑的混杂信息。尝试行为并评估其对个人的适当性和适宜性，同时采取行为试图融入同龄人群体非常有必要。排练阶段（角色训练）是有用的，并推荐用来练习那些可以成功过渡到成人世界的行为。有些行为演练可能是实际和具体的，比如面试，或者更个人化和抽象，比如向另一个人表达感情。

青春期也是培养人际关系意识和人际交往技能的时期，这将为选择生活伴侣和朋友奠定基础。有技巧的社会测量活动可以帮助年轻人更多地意识到这些过程。他们还可以更多地意识到同龄人群体中关系选择的变化性质，并对成为"受欢迎的儿童"（社交明星）或"失败者"（社交孤立）所固有的压力更加敏感（莫雷诺，1934）。

在青年工作中经常被忽视的一个因素是发展跨个人联系的深切需要。无论年轻人是否与更传统的宗教习俗产生了积极和强烈的联系，都强烈需要感觉到与比自我更伟大的东西的联系，无论用什么语言来描述它。在那个"科学"似乎将"宗教"推到一边的时代，莫雷诺（1941）是为数不多的几个不怕谈论与"神"的关系并将此作为其哲学基石的人之一。心理剧提供了一个容器，年轻人可以在其中自由探索宇宙信仰，学习发展超个人以及个人和人际优势。

在团队发展的不同阶段使用适当的技术

就像个人在人类发展的每个阶段都会遇到一定的挑战并获得一定的回报一样，团体也会经历不同的发展阶段，有内在的挑战和回报。虽然不同的团体理论家提供了许多框架来看待这些发展阶段，但我将使用（塔克曼、詹森，1977）成型、规范化、风暴、表演、休会等一系列词汇来命名各个阶段。虽然这些阶段可以以线性方式表达，但在大多数情况下它们是重叠的。在某些情况下，团队在其发展过程中会在各个阶段之间来回移动。

成型

在团体发展的这个初始阶段，信任和安全是首要考虑的问题。团体成员正在决定这个特定的团体是否值得承诺，在这个团体中，他们会感到足够的安全和信任，可以公开地向彼此展示自己。虽然这些决定必须由每个人做出，但这个过程本质上是人际关系的。

虽然制定明确且相互同意的团体规范是建立安全和信任的重要因素，但在制定明确的规范之前，必须达到一定的团体凝聚力水平。在 ACTINGOUT，我们通常在新团队开始时概述项目规范，然后在团队开始形成认同感后重新审视并扩展这些规范。

行动技巧在培养团体认同感方面非常有效。我们采用各种介绍性技术，在选择时考虑到团体的年龄和成熟程度，以支持团体成员相互了解。

一种技术涉及将成员分成两对或三个一组。对于许多人来说，这创造了一个比在整个团队面前发言更不具威胁性的环境。在这些小规模的设置中，每个人都会花几分钟时间采访对方。然后，成员将他们的合作伙伴介绍给组中的其他成员，并得到合作伙伴的支持，以帮助他们记住要共享的信息。

对于有较强口语能力和外向程度的团体，我们可以采用"深夜电视节目播音员"的形式。团体带领者通常首先对活动进行示范，以便预期清晰，同时让成员知道，形式上的许多变化都会被愉快地接受。在这些介绍中，一名成员走进剧场（在ACTINGOUT，我们有一个小舞台）说，"现在，女士们，先生们，这位是我们镇高中的三年级学生。她和妈妈还有三个兄弟就住在这条大街上，养了三只猫，她喜欢滑板和跳舞。金来了！"。当金走上舞台时，团队成员们鼓掌说："谢谢！谢谢！"如果金的搭档有任何她认为她想让团队知道的东西，她可以说，"我还可以补充，我还获得过空手道黑带，而且喜欢做饭。"

同样在这个小组阶段的早期，我们以多种形式采用的一种社交活动是"相似/不同"游戏。一个简单的变化是让团队围成一个圆圈坐下，让领导提出一些基本标准。如果上述任何类别（例如，独生子女、至少拥有一只宠物、喜欢篮球）适用于某一成员，则举手，或者可能是一只脚，以表示包括在该特定类别中。

过了一段时间，团体成员会提出他们自己的标准。这个游戏的其他版本更活跃，比如一个成员想要对某个标准表示认同，他可以站在一个圆圈里向前走，或者在房间里走动，将所有发色或出生月份相同的人组成小组。无论我们使用什么版本，我们总是从一开始就让成员知道，他们共享的任何信息都是他们的选择，如果命名的对象不准备与其共享连接，则不指示特定准则团体中的成员身份也是可以的。

有这么多不同类型的认识你的活动，它们可以很容易地填满整个章节，但它们都有一种共同的轻松参与感和娱乐感。用行动而不是说话来保持活动的趣味性，并让那些坐着不动、注意力不集中的人保持参与，而不让他们失去兴趣或成为团体的问题。总的目标是帮助成员发现他们的相似之处和不同之处，可以中立地甚至是积极地看待这些相似之处和不同之处。在这种类型的行动中，可以在相对较短的时间内安全地共享大量信息。

规范化

创建清晰的团队规范是团队初始任务的组成部分，最合适的是由团队成员和领导者共同承担的任务。通常情况下，领导者在一开始就建立一些一般性的规范是很重要的，但是团队成员直接参与这个过程越多，他们就越有可能遵守这些规范。同样，使用行动可以使任务更具吸引力和包容性。它还可以增加规范的益处为所有成员所知的可能性。

我们创建的规范属于保密、尊重、参与、成员之间的关系和终止等一般领域。在进行了一些讨论并创建了成员和领导认为对小组的安全和顺利运行很重要的因素的列表之后，我们看看具体的规范（例如，不是在受控物质的影响下进入小组）如何适合于特定的类别（尊重）。

然后，我们可以让成员们分成几个小组，让每个小组创造一些简短的场景（社会戏剧性的插曲），通过展示遵守和不遵守这些规范的案例来说明这些规范。这种做法提供了一个"微调"我们所创建的规范的确切含义的机会。例如，规范规定"群里说的话只能在群里说"意味着塔米不能与群外的任何人分享她了解到的关于玛丽生活的信息，但如果她想与非群成员分享她自己谈论的内容也没问题。

风暴

年幼孩子的父母通常都经历了一个发展阶段，在一些理论中被称为"友好关系的建立"（马勒、派恩、伯格曼，1975），或者用流行的行话说，是"可怕的两个人"。在群体中，这一现象通常在群体发展的风暴或"过渡"阶段被复制。在这一点上，团队已经在人际层面上建立了足够的联系，以至于个人对领导力提出了挑战，团队规范应运而生。成员们正在"测试"团队和领导者是否足够强大，在处理冲突、分歧和/或干扰的同时，仍然保持一个关爱和尊重的环境。有些团体在这个阶段停滞不前；特别是那些成员不断变化的团体。社会戏剧性和社会计量活动可以在协商这个潜在的混乱阶段和改变消极行为的方向方面发挥无限的作用。

在这个阶段，我们不是与该组织对抗，而是试图庆祝该组织达到这一里程碑。我们可能会说类似"祝贺你！小组终于到了过渡阶段，我们现在面临着处理（戏剧性停顿）安全框架恐惧的挑战"（朗格，1981）。这通常会引起成员的注意。我们接着解释说，在团队的生活中，我们达到了安全已经足够确立的时候，真正的问题和感觉开始出现，这可能有点吓人。我们询问团队成员是否准备好观察这一现象，并找到方法来继续团队中更个人化、更难理解和更紧张的工作。

我们将一个物体放在房间的中央，并要求成员将自己与该物体的关系安排好，以表示他们在这个时间点上感觉到与群体的联系有多紧密：例如，站在该物体的旁边代表紧密的联系。无一例外，他们也会自发地把自己放在彼此的关系中。如果没有，稍加提示可以帮助创作这座完整的雕塑。然后，我们要求每位成员完成下面的句子："我站（坐）在这里是因为。"

有时我们把这个雕塑放在我们的沙盘里重新制作，用一个物体或人物来代表每个成员。这为成员提供了从外部和从内部观看雕塑的机会，通常会导致对成员对群体的感觉以及关于群体内形成的连接类型或子群、孤立、集团或二人组的极好讨论。

　　然后，我们可以继续要求团队创作雕塑，理想的情况是，他们希望团队在我们在一起的时间结束时看起来是什么样子的，或者感觉是怎样的。一旦做到这一点，我们就可以讨论从我们所在的地方到我们想要去的地方所需的步骤。通常，我们会重新审视我们的规范，看看我们的遵守情况如何。我们试图从非责备的角度来运作，领导者可以通过了解他们认为支持团队进程的方式，从而效仿这一点。我们可以要求小组就领导力提供反馈，如果成员愿意的话，我们可以向他们提供反馈。

　　我们还可以创作一部最糟糕的群体的社会剧，然后再创造一个最好的群体。这提供了从另一个角度看待群体行为的机会，并让成员们练习各种技能，这些技能对他们来说往往是新的，这将有助于他们朝着自己选择的方向前进。随着这一阶段的挑战被成功应对，集团的基调将变得更加专注和合作。骚乱的发生频率会大大降低，强度也大大减弱。通常，团队在这一点上陷入僵局，因为领导者试图控制而不是促进，团队会议变成了一场意志的较量。"驯服青春期"的关键是青少年必须亲力亲为。领导者只能以提供工具的方式支持青少年发展所需要的认知和情感过程。

表演

　　一旦团队达到表演或工作阶段，成员就已经对心理戏剧过程进行了热身。这意味着团队准备使用广泛的心理戏剧性、社会戏剧性和社会测量学活动来探索个人和群体问题。这将在后面的"青少年工作小组中的心理剧"一节中详细讨论。

休会

　　我们群体中的青少年通常对变化感到不舒服，也不喜欢说再见。虽然在 ACT-INGOUT，第一年和持续会员可以选择加入我们下一个项目年的安可乐团，但仍然有必要充分认识到这个特殊的团体即将结束，这个结束会给成员带来感情变化，也提供了一个机会来看看每个成员从这个团体中得到了什么。

　　我们让会员讨论或制作关于他们通常的道别方式的社会戏剧性小插曲。无论是哪种情况，这都是探索旧的行为模式和考虑新的可能性的机会。有些人通常会面临分离和否认的结局，例如，他们想说，"嗯，我们明年还会在周围或集体中见面，所以这并不是真的结束"。有时极小化是一种操作方式，比如，"不管怎么说，这并不都是那么好。我很高兴这一切即将结束。"有时，随着年终的临近，某个成员可能会淡出小组，或者成员可能会故意违反小组规范。无论如何，防御机制可以变得更加自觉，成员们有机会尝试不同的方法，并在支持下有意识地参与终止进程。

我们总是花时间让每个成员反思他（或她）从团队中获得了什么，并向其他成员和领导提供反馈。一些成员很难准确评估自己的进展。角色互换在这里会很有帮助。帕蒂变成了道格，然后谈论道格取得的进步。乔安娜可以与其中一位领导互换角色，然后提供"乔安娜"反馈，说明她在团队过程中的成长方式。

我们以 ACTINGOUT 毕业来结束这一年，其中包括我们的高级（第一年）团队的成员，他们通过与一个再来一次的团队成员一起参加一个场景来赚取他们的 ACTINGOUT 提供的 T 恤。我们还提供为期 6 至 8 周的暑期小组，对所有成员开放，作为向下一个项目年的过渡。

青少年工作小组中的心理剧

下面的例子是对青少年群体使用心理剧的可能性。

社会测量学

社交活动在整个群体的一生中仍然是一个可行的选择。前面详述的群雕仍然是一个有用的工具，可以帮助一个团体探索和理解不断变化的团体关系的性质。

当小组准备探索的新问题出现时，行动谱图可能会很有用。成员被要求根据一对特定的相反标准沿着一条连续线放置自己。举个例子，一端可能是"我喝酒经常喝到醉"，另一端可能是"我从不喝酒"。重要的是，每个成员都要沿着连续体定义和阐明自己的立场。成员们被允许在听到彼此的声明时交换位置，以便将自己与每一根杆子以及彼此之间的关系放在一起。一个后续的谱图可能是"饮酒给我的生活带来了一个重大问题"，而不是"我对饮酒没有任何问题"。当小组到达工作阶段时，取悦领导或给小组留下深刻印象的需要通常会让位于诚实地表达成员的看法，尽管在第二种规范中，成员的看法可能不能反映他（或她）的真实情况。通过仔细地促进和遵守尊重的团体规范，成员们可以学会以富有成效的方式反思甚至挑战彼此的声明。

集团内的决策提供了一种行动方法。在本活动中，放置对象是为了表示许多可能的选择或感觉。例如，可以将四个对象放在地板上，然后成员被要求前往代表他们对特定会议的感觉或需求的对象：社会剧（所有参与其中的成员都希望积极参与）、心理剧（集中在单个"主角"的作品上）、小组讨论或一些其他选项（沙盘、艺术作品等）。然后，移动到这些集群会促进讨论，直到团队就如何利用自己的时间达成一致。

社会剧

社会剧是探索许多群体成员共有的问题的一种有效方式（斯特恩伯格、加西亚，1994）。在初始团队成员签到期间，可能会出现某些主题。也许有一些会员在家里因为宵禁问题与父母发生了冲突，或者可能有些会员觉得他们的男朋友或女朋友虐待他们。在社会剧的框架内，我们鼓励成员对每个相关角色进行一般性的尝试，并探索各种策略来处理手头的情况。例如，成员在担任父母亲角色时可以获得视角。成员们还可以通过尝试处理情况的新方法以及通过见证他人的工作来开发大量可能的反应。

社会剧也可以为群体服务，让他们审视自己的问题。例如，在一个倾向于由少数直言不讳的人主导的群体中，一些人一直在开玩笑，一些人沮丧地坐着，默不作声可以建立一部社会剧，其中说话者、开玩笑的人和沮丧的听众的角色成为主要人物。其他小组成员可能会被要求扮演领导者或和平缔造者的角色。组长应该从一开始就澄清，重点是检查行为，虽然把他们发挥到极致是可以的，但重点不是指责或取笑任何实际成员在小组中互动的方式。随着社会剧的进展，当某个特定角色大声说出他（或她）可能没有说出的想法时，（一个或多个）组长可能会要求团队暂停（独白）。成员也可以配对，一名成员扮演公众自我，另一名成员表达未说出的想法。在这类活动中，成员能够了解他们在常规小组会议中通常不承担的角色是很重要的。对于青少年群体，其目标是让成员通过心理剧来解决他们的特定问题，社会剧在角色扮演、角色互换等所需技能方面提供了很好的练习。在由组长或其他组成员定义的角色中进行社会戏剧性的工作，也让成员们练习根据别人的视角来扮演一个角色，这是在别人的心理剧中扮演角色所需的一项基本技能。

心理剧

重要的是要认识到，心理剧既不是一种游戏，也不是一种手段，而是一种复杂的治疗方式。因此，它需要领导者在尝试进行完整的心理戏剧治疗时段之前接受过培训和经验。行动方法可以使来访者迅速越过正常的防御，在个人、团队或团队领导人准备好处理之前，进入强烈的情绪。下一节"对某些人群中使用心理剧的注意事项"进一步解决了这个问题。尽管如此，某些心理戏剧性技巧可以供那些未受过心理剧训练的资深心理专家团队领导者使用。这些类型的活动是本节的重点。

在心理剧中，焦点放在团体成员的当前素材上，虽然团体成员可能已经准备好探索这些素材，但这个过程需要可能被召唤来扮演角色的成员的某些技能。具体地说，如果团体成员被要求在别人的戏剧中充当配角，他们必须能够把自己的素材和看法放在一边，站在主角的角度来扮演这个角色，为主角的需要服务。导演可能仍有必要指导成员担任这一角色。

同样重要的是，在心理剧课程期间，团体成员能够专注于彼此的工作。展示和见证一个人的材料有相当大的力量，如果这个团体不能给予足够的关注，它可能会让主角感到不安，非但不能给予支持，反而会带来伤害。

当带领者评估小组已经准备好开始分享具体的个人材料，当成员证明有能力参与另一个人的工作时，就可以有效地使用心理剧。在 ACTINGOUT，大学领导或领导团队领导我们所有的小组。强烈推荐这种做法，因为它推荐了一个人来帮助指导成员扮演他们的角色，另一个人在主角工作时检查团队，因为目睹主角的戏剧可以触发其他团队成员的素材。

心灵心理剧

对于试图理解矛盾情绪和想法的青少年来说，心灵心理剧可能是非常有效的。下面有四个例子。在一个场景中，导演在游戏空间里放了三把椅子。主角坐在中间的椅子上，接受采访，描述当时的情况，例如，他不确定是和一个朋友一起去听音乐会，还是和另一个朋友一起去参加体育赛事。然后，他（或她）被指示坐在代表去听音乐会的椅子上，并再次接受采访。坐在这张椅子上，他（或她）只能谈论和这位朋友一起去听音乐会的利弊。然后他（或她）坐在另一张椅子上，再次接受采访，这一次坚持去参与体育赛事的话题。然后，主角回到中间的椅子上，也就是"自我"的主席，团队成员通过目睹这些采访，接受了扮演这两个角色的训练，被挑选出来扮演每个角色。随着每个人都与主角交谈，决定可能会变得更加清晰。

另一个例子是探索自我不同部分的场景，以强化那些可能需要加强的部分，并驯服那些可能失控的部分。对处于虐待或贬低关系中的年轻人来说，支持自我的赋权部分和平息自我的依赖部分可能会有所帮助。

在几年前的一个小组中，一个成员的评论导致了所有成员都参与的内在心理活动的自发创造。它涉及对自我的三个部分的探索："兔子"——胆小、害羞、不敢断言；"老虎"——大胆、咄咄逼人、勇往直前；"龙"——睿智、深思熟虑、富有远见。此次活动为众多团员提供了未来个人探索的共同语言。

心理剧在设定目标时也很有用，我们称之为"门户活动"。成员们站在一个想象中的通向未来的门口，描述这扇门以及门前后的情况。他们清楚地表达出他们在生活中想要走向的门外的东西（这些东西可能是由团队成员体现的，也可能是由物体，如彩色围巾来代表的）。然后，他们看着阻碍他们前进的内部障碍，看他们可以号召前进的力量。经过这种探索，个人或团队目标更容易表达。

人际心理剧

人际心理剧可以被用来支持成员更好地理解现在或过去的关系，通过提供与问题中的人角色互换的机会，从而通过他人的眼睛来看世界。小组成员可以扮演这个角色，也可以扮演自我的角色，而主角则扮演他人的角色。它可以提供一个机会来说一些从未说过的话（例如，对已故的朋友或亲戚说"我爱你"），或者说一些不能说或不应该说的话（例如，对一个专横的老师说"你一定是我遇到过的最大的、最令人讨厌的、以自我为中心的傻瓜"）。

人际心理剧也可以提供一个机会来练习未来的对话，原因是实际原因（为工作面试热身）或个人原因（说服父母你们已经足够大和成熟，可以去听演唱会了）。这个为即将到来的对话或事件排练的特定应用程序称为角色培训。

对某些人群使用心理剧的注意事项

要最大限度地发挥心理剧的潜能，或者事实上，要安全地使用它而不伤害主角或团体，需要培训和经验。对某些群体来说，很好地使用心理剧意味着做某些修改或花时间为群体做额外的准备。它可能需要修改目标或方法的使用方式。下面是一些需要注意的情况以及如何处理这些情况的一些建议。

有童年创伤的青少年受害者

需要悉心的护理和专门的培训来为创伤幸存者提供心理戏剧治疗，以免他们再次受伤。对于那些可能在时间或空间上与创伤性事件没有太大距离的青少年，或者甚至可能仍然在虐待静坐中的青少年来说，这一点尤为正确。尽管心理剧对这些人非常有用——帮助建立积极的自我意识，学会建立和维护界限，以及更恰当地谈判生活，但绝不能仓促处理实际的创伤问题，尽管年轻人非常愿意进入虐待材料。

反社会和反社会的青少年

尽管反社会和反社会的青少年通常不是团队工作的好对象，但角色培训经验可能有助其行为向更为人接受的方向转变。使用角色互换来建立同理心的活动也是有用的。治疗师需要丰富的经验，无论是在心理戏剧化过程中，还是在这类人群中，都需要与这样一群人一起工作。罗布森（2000）关于在青春期性犯罪者中使用心理剧的章节为那些与这一来访者群体合作的人提供了有用的信息。

患有注意力缺陷/多动障碍的青少年

在患有注意力缺陷/多动障碍青少年的小组中工作，即使只有几个小组成员被诊断出这种疾病，也带来了独特的挑战。心理剧是一项扩张性和正在扩张的活动，但这些人通常首先需要学习娱乐，并始终处于非常有条理和封闭的环境中。在我们的小组中，我们公开讨论那些身体上难以保持静止或待在一个地方的成员可以如何处理他们想要以最小干扰的方式移动的冲动。

例如，我们经常提供泥土或可以手工操作的物体。如果任何人觉得这样做有帮助，我们也可以给予他们高级许可，让他们站起来离开小组，过一段时间再搬回来。

我们使用的提示或信号是"TNO"，意思是"这不好"。这是一种不加评判的提醒，提醒人们行为已经偏离了预期的规范。对于极端的情况，我们甚至开发了TNO 卡，其中一小部分可以在小组开始时分发给成员。每次成员造成干扰时，都会拿走一张卡。如果一名成员在一段时间内使用了所有的卡，他或她必须从群中抽出一段时间。虽然需要额外的工作，但这个系统的回报是巨大的。我们有许多长期会员，他们有时会在 ACTINGOUT 组织的活动或旅行中看到新会员的过激行为，然后评论说："我以前就是这样的。"

能力不同的青少年

我们与法律上盲目的、有语言障碍和轻度发育迟缓的人合作过。每个人都是一个敬业的小组成员，能够关注小组中的其他人，并接受小组的关注和支持。给予和接受关注的能力是决定一个特殊的个人是否适合我们的计划的基本标准。根据差异的性质，可能需要额外的指导来支持这些成员为其他成员承担角色。我们发现，我们的成员总是从我们团队内部的多样性中获益良多。对于不同能力的成员来说，这往往是他们生活中唯一没有受到盛气凌人或排他性对待的社交场合。

成员资格不断变化的组

ACTINGOUT 通常作为一个封闭的小组运作，每个学期的某个时间点之后不允许新成员进入。我们发现，这使我们的工作能够达到的层次比开放小组通常可能达到的更深。然而，在与开放小组合作时，本章中描述的许多动作技术在帮助快速整合新成员和比通过更传统的方式更有效地工作方面可能相当有效。

成员人数的波动（由出席率低、住宿出席率限制、日程安排冲突、会议取消以及开放注册或偶尔出席的政策等因素引起）也可能迫使团队多次循环通过团队发展的前两个或三个阶段，而似乎没有进展。不断有新成员到来，随着成员在不同的时间点离开、不定期参加，小组不得不反复处理与过渡和结束相关的问题。有时，这些使一群人丧失了成功进入表演阶段的能力，他们看起来就像跳过了所有的表演阶段。对于任何长期成员来说，这可能是非常令人沮丧的，对小组领导人来说也是如此，他们可能会为小组的"真正工作"开始而跃跃欲试。

结论

　　青少年对治疗师或组长提出的挑战与成年组员的挑战截然不同。在行动中工作，运用心理剧、社会剧和社会测量学可以帮助创造一种有趣的、有效的集体体验。本章中的工具可用于支持安全的创建和团队凝聚力的发展。它们可以帮助团队成功地解决通常在团队顺利运作之前的斗争和挑战，并为个人工作提供了一种有效的方式。

　　由于青春期是人一生中的独特时期，为每个年轻人找到合适的治疗方法是重要的，但也是困难的。用传统的、不那么激进的团体治疗方法，兼顾每个人需要和群体的需要几乎是不可能的。行动方法是极好的方式，它允许每个成员的工作意愿得到尊重，同时让身体和精神参与到为个人和整个群体探索问题的过程中。这些方法培养了一个强大的、相互联系的群体，使每个群体都有可能与他们所在的个人见面，帮助他们与其他人分享他们是谁，并为创造更积极的未来提供他们寻求的支持。

第 10 章 | 退伍军人心理剧：辛辛那提退伍军人事务医疗中心体验

伊莱恩·卡默罗塔，乔纳森·L. 斯坦伯格

历史

在辛辛那提退伍军人事务医疗中心（CVAMC）从事物质依赖（SUDEP）和创伤后应激障碍（PTSD）项目的临床医生看来，一开始就有心理剧，情况似乎就是这样。我们到的时候心理剧就有，现在心理剧仍在。心理剧和辛辛那提退伍军人事务医疗中心（CVAMC）之间的结合比许多人婚姻持续的时间还要长。

辛辛那提心理剧之母是多丽丝·特维切尔·艾伦（Doris Twitchell Allen），20世纪 60 年代她在埃奇克利夫学院（Edgecliff College）教授心理学。她培训的人员之一是心理学家乔治·彼得森（George Peterson），他在 1967 年开业的日间医院（Day Hospital）为辛辛那提退伍军人管理局（Cincinnati VA）以合同工身份工作。为病人举办的心理剧会议每周在礼堂的舞台上举行一次。社会剧被用于社区的多样性培训，培训对象：心理学家、社会工作者、家庭主妇、医生和福利受助人来自各行各业。对于警察和神职人员来说，若有示威活动可使用行动方法来改善困难的危机局势。

当泽卡和莫雷诺来到镇上时，他们参观了辛辛那提大学，在那里讲课，泽卡导演了一部心理剧。观众包括来自日间医院的不同阶层的工作人员和患者。1970 年，日间医院关闭，两年后重新开放，进行门诊危机干预。患有后来被称为创伤后应激障碍（PTSD）的越南退伍军人使用心理剧来抚平他们的创伤。彼得森培训了护理助理马歇尔·韦德（Marshall Wade），后者与同机构的其他人分享了他的技能。

1972 年，CVAMC 开始了一项长期的住院和门诊药物康复计划，该计划严重依赖于团体和环境心理治疗。心理剧是其中一种方法。苏珊·卡尔森（Susan Carlson）在 1972—1974 年是退伍军人事务部的一名社会工作者，她开始向马歇尔·韦德学习心理剧，并与他一起在这个机构指导团体。在此期间，她和其他几名工作人员在

华盛顿特区的圣伊丽莎白医院提升了技能。

不限成员名额的戒毒计划在 1984 年被缩短为 28 天的治疗药物和酒精依赖的计划，心理剧被保留下来。今天，它又是一个开放的项目，尽管停留时间较短。1992年，当住院创伤后应激障碍（PTSD）项目开始时，新员工接受了物质依赖康复人员的心理剧培训。一代人以来，心理戏剧性的火炬一直以不间断的方式从一个人传给另一个人，在 SUDEP 和 PTSD 项目中，这项工作仍在继续。

本章通过案例描述在 SUDEP 项目中如何根据需要使用心理剧干预，在更传统的每周心理剧小组之外，发展治疗社区的凝聚力。这一章还描述了心理剧是如何在每周一次的小组中与创伤后应激障碍部队的退伍军人一起使用的。最后，讨论了这项工作如何影响临床医生以及如何在正在进行的每月心理剧培训小组的支持性氛围中促进他们对技能培养、学习和治疗的需求。

心理剧干预

案例示例：小小的 SOCIOMENT 大有用武之地

今天是周三，也是心理剧日，但是我们今天不会有心理剧组。这个社区正处于动荡之中。两天前，一名新患者米格尔（Miguel）入院，在不到 48 小时的时间里，他搅动了其他 21 名退伍军人的心，以至于他们中的许多人都在抱怨他阻碍了他们的治疗。有些人说："要么他走，要么我走。"紧张气氛显而易见。这位新人是我们每日治疗小组会议的焦点，工作人员一致认为，这是一个对治疗工作坊有利的机会。我们决定召开一次特别会议。

特别会议可以在一个或多个病人或工作人员决定需要时召开。如果病人打电话，工作人员可能会也可能不会包括在内。当员工点名时，每个人都会被邀请。有时它的目的是报告危机——可能是单位被盗了；有时是为了解释——也许病人在完成计划之前就不定期出院了。今天的会议是由员工召集的。我们希望消除误会，将不满（争吵）呈现出来，在强烈的情感面前树立适当的行为模式，支持所有参与者，鼓励米格尔放弃孤立的角色，加入社区。

我们宣布，心理剧被一个特别会议抢先一步，病人们开始走向小组房间，一些人松了一口气，因为他们对心理剧并没有那么的热衷，一些想当主角的人对他们没有机会"上演一场戏"而感到失望。当我们布置椅子并摆放额外的椅子来容纳所有人时，会有一种充满能量的感觉。我们把掉队的人集中起来，等人们从浴室回来。然后现场非常寂静，充满期待的气氛。这场集体相遇感觉就像一场热身阶段的心理剧。米格尔是一个不情愿的主角。我们看到压抑的愤怒、被动和不可预测的波动，伴随着攻击性、无能为力、受伤和可怕的孤独。我们看到了我们自己，我们都去过那里，有些是最近的。他触动了我们的按钮。我们既经历了怨恨，也感受到了同情。他显然需要帮助，但对社区来说，代价是什么呢？

米格尔看起来很不舒服。除了这里，他想去任何地方。这是一个大人表现得像个不成熟的顽童。他比越战老兵年轻，没有作战经验。他自称是个局外人，并以此为荣。但他经历了足够多的童年创伤——太多的虐待，严重到足以让一个成年男子哭泣。他谁也不相信，他还不知道他是我们中的一员。会议开始，工作人员与团体成员一起坐在一个紧紧挤在一起的椅子圈里，定下了一种开放、包容的基调。退伍军人们先是试探性地表达了他们的恼怒，然后随着信心的增加，一个接一个地表达了他们的不满。他们正试图改变他们的生活，而这个失控男子的出现正在阻碍他们。他们在毒品泛滥的街道上逃离了生活的外部混乱，在我们部队寻求庇护。但现在他们感到害怕和不安。

突然有一个停顿，有些事改变了。在表达了他们的痛苦和恐惧之后，暴风雨中有了一片空地。我们环顾四周，看到的不是敌人，而是其他试图改变的不完美的人类。就像有强项和弱点的家庭成员一样，我们可以互相帮助。我们感觉离他更近了，开始向米格尔伸出援手，分享我们对他的认同并提供支持。

那米格尔呢？他在敷衍了事，他在看自己的脚，他在假装看不见。团体成员经历了宣泄和洞察，走到了一起，但没有了我们的反面人物。突然，我第一次发言，并提醒这群人，我很客气地同意放弃心理剧，参加特别会议。我要求并得到了我们在一起的最后 10 分钟。我环顾了一下房间，对我们所取得的成就发表了评论。我们表达了复杂的想法和强烈的感受，并表达了继续治疗和努力康复的愿望。

"但治疗是一项艰苦的工作。我们意识到独自奋斗是多么困难。我们可以利用这个治疗社区的优势，这个社区就像一个混乱但充满爱的大家庭。我们都需要一个大哥。你同意吗？"我环顾四周，看到有人点头。"现在请大家起立，环顾四周，走过去，把手放在最能代表你老大哥所需要的品质的人的肩膀上。"许多病人找到了"老大哥"；有些人找到了彼此。有几个是"老大哥"的社交明星。选择的人分享，被选择的人倾听。

那米格尔呢？他显然是孤身一人。他没有选择，也没有人选择他。我理解每个人，然后说，"有时候，当我们感到害怕和孤独时，很难做出选择。"你们中那些愿意做米格尔大哥的人，请现在到他身边，站在他身边，表示你们的支持。七名退伍军人，社区的三分之一，走向他，分享他们对他的认同，表达他们在某个时刻的感受。米格尔一动不动，也许在听，但却一言不发。随着特别会议的结束，我要求其他患者继续与米格尔分享，并向他表示支持。

在这一天剩下的时间里，整个社区都很平静。第二天，米格尔不顾医生的建议而离开了，可能关注强度太大了，让人无法忍受。但 30 天后，离开社区的人在可以重新面试录取的最短时间后，米格尔回来了，他变了，更愿意参与，这一次他能够给予和接受支持。他清楚地表达了他的目标，并朝着这些目标努力。他甚至制作了一部关于他童年的心理剧，但这是另一个章节的另一个故事。

案例：丹尼尔成为自己的顾问

八名患者，七名男性和一名女性，加上两名协同治疗师，本周第二次进入情感小组。情感小组是一个情感脱敏小组，在这个小组中，患者学习谈论他们正在发生的事情以及他们对此的感受。对于化学依赖临床医生来说，一个重大的挑战是帮助他们的患者体验、识别和容忍他们的情绪。这些病人往往是情绪化的极端分子，因为大多数人在青春期就开始酗酒和吸毒，他们不知道如何恰当地处理自己的感受。他们要么否认和压制，要么以一种对自己或他人有害的方式表现出来（爱泼斯坦，1995）。在这个群体中，治疗师通过根据需要提出反思性和过程性的意见，并通过支持、劝诱甚至推动一些治疗改变来促进他们的努力。入院时，患者被随机分配到三个情感组小组中的一个，我们一起开始和结束这一周，周一和周五开一个半小时的会。一般来说，这些都是传统的谈话心理治疗课程，但当其中一位带领者是心理剧专家时，行动就会发生。

上周一，我们的病人和治疗师花了大部分时间说服丹尼尔留在治疗中。丹尼尔是一个坚定的中产阶级非裔美国人，他以自豪和尊严自居。他聪明、风趣、自然、富有创造力——这是心理剧作家的梦想。但他也是一个自私的人，害怕自己的感情，在群体中感到不自在，讨厌心理剧。他是一个复杂而深思熟虑的职业男性，有着长期稳定的婚姻和三个成功的成年女儿，通过不饮酒，他设法避免了困扰他家几代人的酒精问题。但自从几年前的大手术后，他开始吃大量止痛药，他疯狂地、热情地爱上了鸦片类药物。

愤怒、羞愧和内疚让他承受不了治疗带来的内部冲突。他想退出，他恳求这群人，"我妻子需要我，我的孩子们想念我，我的工作需要我。"我们倾听，我们理解，我们支持他的感受，但他的理由并没有动摇我们。我们知道事实，他妻子想让他接受治疗。他的女儿忧心忡忡，希望他能得到帮助。他的雇主告诉他，虽然他的工作成绩很好，但如果他继续吸毒，他就会失去好工作。我们问他自己需要什么，他否认有任何需要。小组成员坚持努力，在会议结束时，他同意继续接受治疗，其他病人虽然疲惫不堪，但还是很高兴。我们的话、我们的理智想法是成功的。

　　星期五到了，感觉似曾相识。考虑到丹尼尔的痛苦，我们所有精心设计的推理都无济于事。虽然他已获得周末通行证，但他希望立即出院。他坚称，他已经获得了完全康复所需的方法。他知道自己必须做什么，并且已经准备好了。当其他有更严重问题的人可以使用他的床时，占用这里的空间是没有意义的。我们就是不明白，他住的地方离医院有几个小时的路程，预计会下大雪。假设我们不让他出院，他就这么走了，然后就再也不回来了呢？我们要取消他的通行证吗？其他病人看了他一眼，然后看了看地板。他们已经筋疲力尽，无法继续周一的会议，他们沉默不语。然而，他们的肢体语言是响亮而清晰的。他们坐立不安，瞥了一眼钟，然后在座位上换了个位子，还剩 1 小时 20 分钟，他们看起来注定无法逃避了。

　　我转向丹尼尔。"嗯，丹尼尔，"我开始说，"我猜你认为我们没有把你的最大利益放在心上。或许我们真的不了解你。"他点点头。"丹尼尔，想一想你理想中的治疗师应该具备什么素质，告诉我们是什么？"他思考一下，然后说："诚实、理解和同情。"我继续说："好的，丹尼尔，是时候和你理想中的治疗师进行一次会谈了，他既聪明又有同情心。在圆圈里放一把椅子给你的治疗师，然后告诉他你内心的想法。"

　　他停顿了很长时间，叹了口气，耸耸肩，站起来，把一把空椅子放在他前面几英尺的地方。

　　他很好地论证了自己的观点，提出了我们以前都听过的观点。当他说完后，我说："现在转换角色，听你治疗师的话。"他看了我一眼，说："这不公平"，然后慢慢走向另一张椅子。作为他自己的治疗师，丹尼尔不仅同意员工和他的团队成员周一告诉他的话，而且变得更加有力："丹尼尔，你是一个善良且聪明的人，但你是个傻瓜！你不是在愚弄你的家人、你的雇主、员工或病人，你在自欺欺人。你是更糟糕的傻瓜，我看到了你的希望，但前提是你要谦卑并接受别人提供的帮助。你上次试着单枪匹马，但没有成功。你需要继续接受治疗，你会吗？"在丹尼尔说"好的，我会的"之前，有过几次角色互换。丹尼尔（作为治疗师）："你能保证周末度完假回来吗？"丹尼尔（以他自己的身份）："我保证。"

　　有时，当我们使用这种干预措施时，病人需要兼任他自己或咨询师来接受帮助。当我问其他小组成员他们认为丹尼尔做得怎么样时，他们说他做得很好。他们认为他和他的治疗师是很好的搭档，两个角色都不需要替身，他们看起来松了一口气。在去掉丹尼尔角色后，我问他作为他的治疗师，他对他的病人有什么看法。他说："他心地善良，但是他的内疚、羞耻和骄傲阻碍了他，我希望他能学会原谅自己。"然后我问丹尼尔，他对治疗师有什么看法。他说："他知道我的一切，还接受我，所以我可以信任他。"

丹尼尔在恶劣的天气里出去了，在更坏的天气里又准时回来了，他得意扬扬。他迎接了挑战，挑战了自己。他继续接受治疗，并完成了计划。他从来没有在他自己的剧中成为整个社区的主角。然而，在接下来的一周里，当他的朋友和他自己的问题相似时，他是主角，在与家人的一场戏中僵住了，正是丹尼尔自发地做了替身。他流着泪水，声音洪亮地表达了以前没有表达过的悲伤和痛苦。只有替别人说话，他才能为自己说真话。他有了一个好的开始。

心理剧训练：改编一部令人不安的剧

创伤后应激障碍项目中的退伍军人在堡垒一端的一个安静的大厅里。托马斯（肯塔基州）设施与外界隔绝，彼此之间形成了紧密的联系。12 个床位的住宿创伤后应激障碍计划每周只接纳和出院一到两名退伍军人，所以这个群体有相当的稳定性。来自俄亥俄州、肯塔基州、印第安纳州、西弗吉尼亚州，偶尔还会有来自田纳西州的退伍军人接受创伤后应激障碍的治疗。该计划要求这些人参加郊游和其他活动，迫使他们打破习惯性的孤立，与社区互动。他们的大部分时间都花在专注于人际技能培养的结构化认知行为小组中。退伍军人参加为期 7 周的创伤后应激障碍计划时，不能不谈论他们的创伤。退伍军人来到这个项目期待着这一点，通常是在没有从在不太密集的门诊环境中谈论他们的创伤中获得缓解之后。每周有两个小组，"心理剧"和"悲伤与和解"，重点关注创伤。小组成员相互鼓励，在环境良好的情况下，支持退伍军人公开和真诚地表达他们的痛苦。心理剧小组不会自动关注创伤；小组带领人的介绍提供了解决任何问题的可能性。关于一生中的问题已经上演了一些戏剧：童年虐待、与父母失散相关的未解决的情感、婚姻中分居和育儿问题。然而，大多数戏剧关注的是战斗创伤，总的目标是减少情感麻木（霍洛维茨，1973；拉格斯代尔、考克斯、芬恩和艾斯勒，1996），并创造一个让主角理解他在战争中的行为的叙事（柏格，2000；麦肯与皮尔曼，1990；梅琴鲍姆，1994）。共同的主题包括失去一位战友，对战友因行动或不作为而死亡感到内疚以及对战争行为造成的痛苦感到恐惧和羞愧。主角的主要情绪是悲伤和悔恨，这些退伍军人中的许多人习惯性易怒，心理剧被理解为一次"发泄"愤怒的机会。然而，有时很难穿透受到创伤的老兵坚硬的外壳，如下面的例子所示。

该项目的小规模和同质化的构成赋予了心理剧组鲜明的性格。虽然物质依赖项目的环境可能充满了冲突，但创伤后应激障碍的环境往往是一个低调、礼貌和压抑情绪的环境。这些人目睹了人类潜在的暴力行为，在许多情况下，自战争以来一直在与自己的愤怒问题作斗争，这些人将不遗余力地避免彼此之间的冲突。虽然他们经常怒气冲冲地咆哮，偶尔也会发脾气，怒气冲冲地离开一群人，但他们往往很安静、很有礼貌，在心烦意乱时会退缩。当冲突确实出现时，通常会避免或平息冲突。例如，退伍军人往往已经决定了心理剧的主角是谁，就进入了心理剧组。当不止一个主角挺身而出时，最少公开苦恼或在节目中剩余时间最多的老兵往往会退出。当主角要求时，辅助人员很快就会参与进来，但有时太过礼貌，不会以一种可能增强戏剧的现实主义和主角情感的方式行事。

当心理剧导演试图使用社会测量练习时，群体凝聚力可以作为避难所。一位导演要求一个团体选择一位老大哥，可能会被告知他们都是兄弟，不可能指望他选择一位老大哥。这种亲密可能是假的（韦恩、莱科夫、戴和赫什，1958）；群体的规范可能要求看起来比群体成员实际感受到的更有凝聚力。

扎克又高又瘦，举止随和，很友好，很健谈。很自然，他是个案经理、心理学实习生凯特的最爱。在他参加为期 7 周的项目的第一个月里，他在小组中有一些有用的话要说，但他的贡献总是以一种理性的、有点粗浅的方式做出的。

他谈到自己有慢性愤怒问题，尽管没有人看到他生气。他在专注于学习新的应对技能的项目方面努力工作，他写愤怒日记，掌握放松练习，看起来像是在接受治疗——除非是在谈论创伤的时候。在心理剧、悲伤与和解小组中，当人们开始分享越南的记忆时，他会凝视地板，然后退出。当工作人员直接问他在这些小组期间发生了什么时，他会说能够与同龄人的痛苦产生共鸣，但如果被问及他自己的痛苦，他很快就会变得恼火。项目开始一个月后，同龄人开始注意到他在谈到自己的创伤时有点儿太沉默了，并开始鼓励他去表达。

扎克在热身过程中焦急地晃动着，当导演要求小组成员提名（一只手放在肩膀上）他们最关心的、认为会从当天工作中受益的成员时，热身就结束了。近一半的人把手放在即将出院的扎克身上，他紧张地笑了笑，说他已经准备好演一出戏了。他说，他想做一些他认为应该比它更让他困扰的事情。

我们边走边聊，扎克透露了一件发生在越南的可怕事件。扎克的服役即将结束，在失去了几个朋友，经历了很多杀戮之后，他说自己极其麻木。一天早上，当他在大本营时，他看到一名在他基地工作的年轻越南女子故意走过营地。他习惯了在野外，在大本营时感到相对安全。他正从他喝酒的征兵男子俱乐部返回他的帐篷，他不怎么注意她。那天晚上，基地遭到迫击炮袭击。他和他的队员们在一个掩体里找到了避难所，但距离扎克睡觉的那个帐篷 50 英尺的基地的指挥所被摧毁了，有几个人被杀了。扎克和他们中的任何一人都不是很熟悉。然而，当扎克蜷缩在掩体里时，扎克突然想到，这名女子可能一直在数她的步数，在脑海中记录距离，这样敌人就能更准确地瞄准基地的指挥所。他越是这样想，越是深信不疑，越是怒气冲冲，当他把自己的想法告诉他的同志们时，他们就发誓要报仇。他们大部分时间都待在掩体里。第二天早上，当这名女子到达上班地点时，扎克和其他两人抓住了她，把她带到一个僻静的地方，殴打并强奸了她。在描述这些事件时，扎克语气平淡，几乎没有受到明显的影响。然而，他表示，他认为他应该为此感到内疚，但他没有。他在这部剧中的目标是努力增加他的负罪感。扎克选择了一个同龄人来扮演这个女人。凯特扮演了替身的角色，努力扩大扎克的影响范围（哈金斯、德鲁克，1998）。扎克是凯特第一批感受到有稳固联系的退伍军人之一。她喜欢他的幽默，认为他真诚地努力改变，她想帮助他。我们重现了扎克观察越南妇女走过院落的场景。在导演的提示下，扎克用独白的方式谈到了他此刻的当务之急——他的身体疲惫，离开这里让他松了一口气以及他意识到第二天可能会来。然后我们重演了迫击炮袭击，扎克从床上滚了起来，跑过院子，看到指挥所被摧毁。当他以独白的方式说话时，他表达了愤怒。凯特作为替身，暗示着其他的感受，主要是对失去那些在被摧毁的帐篷里的人的恐惧和悲伤。然而，扎克拒绝了这些建议，坚称他只是生气。当他的思想转向越南妇女的角色时，他的愤怒加剧了。随着扎克的角色互换，我们随后浏览了扎克暴力的最初场景，在这一场景中，他殴打了越南妇女。凯特扮演了一个替身，用语言表达了这个女人可能会感受到的痛苦、害怕和恐惧。扎克承认，这些感觉和他想象中她可能有的感觉是一致的。他用语言表达了这些话，有点儿机械地重复了凯特的话。然而，他报告说感觉麻木了，他已使自己完全坚强起来。我们继续鼓励扎克体验这个女人的痛苦。我们放慢了动作，在哑剧中，有一个辅助的重复，扎克打了那个女人的脸颊。扎克在角色互换中，扮演女人，凯特为自己的感情加倍努力。凯特用第一人称讲述这个女人的痛苦时哭了起来。随着场景的发展，扎克变得越来越疏远和冷漠，他无法与痛苦联系起来，似乎又回到了最初事件发生时的状态，无法从麻木中走出来。我们的经验是，当这种情况发生时，创伤工作会更有效地进行，在时间上倒退到人变得麻木的地步。然而，扎克已经战斗了几个月，遭受了一系列的创伤。回到起点将是另一件事。扎克被问到他想要如何结束这部剧，他说想向那个女人道歉，我们把场景换到了现在。他有点儿木然地跟她说话，说他为自己的所作所为感到抱歉。这群人发现分享是困难的。扎克的同龄人同情他的愤怒和他感到的麻木，有几个人直言不讳地说出了他们的愤怒。否则，谈话就不情愿地、断断续续地进行着。这群人喜欢扎克，并认识到他的暴露冒了很大的风险。可能是出于对扎克的忠诚，没有人对这名越南妇女表示同情，对扎克的所作所为感到不适是不言而喻的。凯特一直是这位妇女痛苦的代言人，她发现这一经历令人深感不安。她喜欢扎克，一直很欣赏他在治疗小组中所做的努力，她认为他在努力让自己的生活变得更好的过程中是真诚的。她对他将受害者非人化的能力感到震惊。她对这部心理剧有一种不完整的感觉。她观察到的许多其他心理剧都以退伍军人泪流满面地讲述他们的内疚、羞愧和悲伤而告终（有关这类剧的示例，请参见柏格（2000））。这让这群人变得焦躁不安，不知道如何相互联系。扎克对这一暴露松了一口气，并对自己迈出了纠正错误的一步感到满意。然而，凯特觉得这一步还不够，这位妇女所遭受的痛苦没有得到承认。许多创伤后应激障碍的心理剧都与暴力事件有关。然而，工作人员限制了退伍军人重演自己暴力行为的程度。这源于不愿让患者排练暴力以及将治疗工作视为探索暴力后果的观点。此外，退伍军人有时会报告实施暴力行为的积极经历（例如，肾上腺素激增）。他们可能会对此感到羞愧，但这仍然是一种强有力的体验，我们认为排练几乎没有什么好处。因此，当我们重演暴力场面时，我们通常会在角色互换时与主角一起重演，暴力是哑剧。维护群体安全和遏制愤怒优先于增强情感和行为的一般心理戏剧性的总体目标（布拉特纳，1996）。通过这种方式，主角可以探索实施暴力的后果，而不是实施暴力的过程。

"训练小组"：一位女性的视角

从我们记事起，CVAMC 就为员工提供心理剧培训。目前，每月一次为期 3 小时的培训课程在一个舒适的房间里进行，这样可以让人感觉到远离忙碌的公司的私密感。培训小组由常设心理剧团队加上博士级心理学实习生和学生组成。它的目的是教实习生足够的基础心理剧，让他们在 6 个月的轮换中成为团队的一员。在我们每周一次的心理剧会议上，实习生们预计会增加一倍，先充当助手，然后执导几部戏剧。一些小组成员每天都会见面，另一些人只在训练组见面。我们从有组织的热身开始，以了解自上次见面以来，我们的个人、职业和精神生活中正在发生的事情。在这个冬日晚些时候的下午，实习生们都在轮换，并练习了角色互换、热身和面试。我问这群人他们想如何利用我们的时间。凯特回应道，她告诉我们，那天早上她带着不安和困惑离开了创伤后应激障碍心理剧。她正在接受成为一名心理治疗师的培训，她对主角没有同理心而深感不安。她大声地问自己，想知道自己作为一名临床医生的未来。我问她这出剧最让她烦恼的是什么。她说，这是因为主角显然没有能力转换角色。当我问她有什么帮助的时候，她告诉我们她想增加一个场景，在这个场景中，他最终告诉了他的妻子和女儿他 30 年前的经历。小组一致认为，这将是对我们训练时间的一次令人满意的利用。"凯特，你想演什么角色？"我问你，她决定要执导，场景设置很快。一名曾在创伤后应激障碍病房工作的护士自愿扮演妻子，一名女实习生想扮演女儿，一名男实习生主动提出扮演主角，一名经验丰富的男性治疗师同意担任主角的替身。这一幕发生在扎克完成创伤后应激障碍治疗后的起居室里。在他走进房间之前，他的妻子和女儿表达了她们的希望，希望治疗对他有帮助以及她们对他可能会发生什么变化的担忧。当他走进来时，他的妻子问他："好吗？"他用他多年来一直使用的平淡的声音回答说："很好。"妻子和女儿交换了一下眼神：什么都没变。

当他们试探性地询问他的治疗情况时，他闪烁其词地回答。然后，作为导演的凯特提示替身开始上场。

替身："我有件事要告诉你。（主角很安静，他的替身还在继续）这太难了。"（主角点点头）

妻子："努力。这么多年来和你住在一起很辛苦，哈德总是如履薄冰。"

女儿："告诉我们发生了什么事，爸爸。"

主角在导演的提示下，在替身的支持下"把所有难的部分都讲出来"，慢慢地讲述了自己的故事。妻子和女儿静静地听着，眼睛睁得大大的。在故事的结尾，他的女儿说：她多大了？

主角："和你差不多大。"（他第一次看起来好像要哭了）

妻子："那么她和我们结婚时的年龄一样大了。"

主角："我一直在你们两个身上看到她。"（他用手捂住脸；替身鼓励他请求原谅）

主角：（对妻子）"你能原谅我吗？"

妻子："这些年来我一直在等待，想知道该原谅你做了什么。"

主角：（对女儿）"你能原谅我吗？"

女儿："我想我可以。尤其是如果你足够信任我们，对我们坦诚相待的话。你原谅你自己吗？"

主角："我开始想起来了。"（场景以全家人无言拥抱结束）

考虑到这部心理剧的改编是一场模拟参与者的分享，无论是从他们的角色还是从他们自己的生活中，都感觉是真实的。在处理这部剧的过程中，学员们对凯特改变经历的决定表示赞赏。她感谢该组织对她的支持，培训小组证实了这名越南妇女和凯特的经历。在找到自己的独特风格后，凯特成为一名更有能力的导演，信心得以重新树立。

在接下来的几个月里，凯特回想起这场心理剧，意识到她不能同情或帮助每个人。我们都有限度，心理剧可以帮助开发我们的潜力，认识到我们的局限性。

结论

辛辛那提 VAMC 的心理治疗通常是通过认知模式呈现和进行的，退伍军人接受应对技能的培训，并学习重组他们的认知。心理剧以情感、自发性和隐喻为重点，为这部作品提供了创造性的平衡。

在大多数患者都是男性的情况下，他们的表达范围往往受到创伤后应激障碍和/或药物滥用的麻木效应的限制，心理剧为治疗师提供了扩大退伍军人表达力的具体方法。通过创造一个可以使群体过程变得明确和改变的背景，心理剧干预在基于环境的项目中培养了一种社区感。对于工作人员和实习生来说，心理剧为持续的个人和职业发展提供了一种方法。虽然许多治疗工作是在办公室里的孤寂地进行着，或者可能是与小组中的另一名治疗师一起进行的，但心理剧通常允许几名治疗师一起工作。通过在培训研讨会中的合作，治疗师在他们自己的发展过程中得到持续的支持。他们能够尝试新技术，探索个人奋斗。除了致力于自己的技术和反移情问题外，受训人员还可以观看更有经验的治疗师的工作过程。通过这种方式，心理剧也培养了治疗师的社区意识。

作者感谢以下人士在提供本章使用的信息方面做出的宝贵贡献：苏珊·卡尔森、保罗·戴蒙德、詹妮弗·刘易斯和马歇尔·韦德。迈克尔·马戈利斯为本文提供了支持和编辑帮助。所有病例的描写都是取自多名患者的复合体。为了保密，患者故事的姓名、身份信息和方面都被更改了。

第 11 章

地震创伤的心理戏剧性研究

丹尼兹·阿尔蒂奈

就在 21 世纪开始之前，土耳其遭遇了该国近代史上最具破坏性的地震。伊斯坦布尔及其周边地区是该国人口最稠密的地区，这场高强度的地震与该地区近在咫尺，从而引发了一场人类灾难：约 3 万人死亡，约 10 万人无家可归。持续数月的一波又一波余震，以及对一切何时结束的不确定性，在全国范围内引发了巨大的情绪动荡。

创伤被定义为"任何危及生命的、情感上无法抗拒的灾难，它突破了一个人的正常应对机制，无论是在童年还是成年，无论是来自一次单一的事件还是终生的虐待"（凯勒曼、哈金斯，2000）。莫雷诺的创伤治疗理论是建立在三元系统（或译为三合一体系）基础上的。社会剧，一种解决群体问题的方法，源于社会计量学，这一概念指的是社区和更大社会的愈合。另一方面，心理剧关注的是个体的心理健康。

在伊斯坦布尔心理剧研究所，我们帮助人们处理他们在那段决定性时期的创伤。下面是我们一些社会和心理戏剧性干预的叙述，以及我们最初为公司和大型组织开发的防止创伤的心理准备模型，后来针对个人进行了调整。

我在第一次大地震发生一天后到达伊斯坦布尔，并在随后漫长的余震期间一直待在那里。虽然我经历了地震的影响，但我没有目睹第一次灾难性的事件，这让我有点超然，也让我成为一个旁观者。

地震发生一个月后，我们恢复了与现有的 8 个心理剧培训小组的定期工作坊以及为应对危机而成立的几个经验小组和企业小组。尽管每个群体的构成总体上存在差异，但每个人似乎都以相似的方式受到了这些事件的影响。然而，我们确认了一些人的恐惧虽然是由灾难引发的，但并不是源于那里。

最初，我们使用社会剧来解决应对技能的问题，因此首先处理整个社区共有的问题，然后再转向心理剧来处理个人的关切。我们从先验角色开始，也就是与生命意义问题相关的角色。主角承担了生命能量的角色，探索了观看生活的方式。我们认为，超然的角色对于社会剧的演出是必不可少的。他们探索诸如恐惧、焦虑、不安全感、被理解的需要、分享的愿望以及寻找力量来应对和继续前进等基本问题。我们用这种热身来创造团队凝聚力。虽然对这些问题的探索强调了所有人的相似之处，但成员们也开始发现地震后每个人的经历是不同的。这使他们能够更仔细地观察他们恐惧的实质。

虽然我们之前没有处理地震创伤的经验，但我们认为心理剧将是一种有价值的干预措施，可以为我们提供了解应对创伤过程的线索。在处理我们自己的焦虑的同时，制定一套处理巨大创伤的程序并不容易。我们开发的方法非常成功。我们地震创伤小组中的所有人，以及我们心理剧培训小组的成员，在一次心理剧课程（或治疗时段）中就摆脱了与地震创伤直接相关的恐惧和问题。

我们开发的特殊心理剧程序由五个步骤组成。

（1）了解对地震的恐惧。我们的每个主角都提到了一种不同的地震恐惧，这一事实让我们感到惊讶，因为我们认为，既然他们都经历了同样的地震，他们的恐惧也会是一样的。但是不同的人经历和感知了一场完全不同的地震。这些不同使我们开始谈论"个别"地震的概念。

（2）澄清恐惧或部分恐惧的不合理性。恐惧的非理性成分被视为地震唤醒的深层次、内在问题和个人焦虑的线索。

（3）找出那些非理性恐惧产生的特殊感觉，从而支配个人的日常活动。我们之所以关注这些感觉，是因为它们往往保存完好，不会随着时间的流逝而改变。

（4）发现主角目前对世界的感知与他们生活中的其他重要人物之间的联系。在心理剧的过程中，我们注意到在主角的生活中存在着与心爱的人的联系以及与儿童早期事件的联系。识别这些联系有助于宣泄，并在治疗时段的分享部分成为一个重要的小组议题。

（5）探索如何改变与主角与重要他人未解决的问题有关的错误概念和令人烦恼的情绪中的非理性成分。通过角色扮演的方式探索这些因素被认为是心理剧对创伤幸存者的治疗效果的一个主要因素（基珀，1998）。

在我们的经验中，第二步——澄清恐惧或部分恐惧的不合理性——是最重要的一步。

四个案例

案例 1

第一个案例涉及一名小组成员，他抱怨地震后失去了动力。

我们从所有团体参与者的社交热身开始。它的主题是关于人的本性和人与人之间的关系。对于与我们一起工作的大多数人来说，恐惧、愤怒和绝望在地震发生大约两个月后开始消散，尽管有些人在很长一段时间里一直心怀恐惧。

主角是一名 45 岁的男子，他想摆脱对地震的恐惧。他对随后的地震感到非常焦虑和恐惧。他失眠，做关于地震的噩梦，白天情绪反复无常。我们建立了一份治疗合同，其中包括保密条款，并承诺如果他需要进一步的心理治疗，他可以进行后续治疗时段。当主角描述他在地震后的恐惧时，他开始呈现其中不合理的部分。例如，他害怕十几岁的女儿的房间和卧室之间的走廊会坍塌，他无法联系到她。他买了很长的绳子，因为他相信在未来的某个时候，他可能不得不从很高的地方下来，或者从一个深坑里爬出来。我们让他想一想可能会发生这样的灾难场景，但他想象不到。我们请他选择配角来描绘坍塌的走廊和矿坑的角色。他使用角色互换，向配角描述了这一场景。处于互换的角色位置对于他理解自己的潜意识是很重要的。然后主角听了配角的自我，并被要求注意自己对刻画的感受和反应。导演请他解释一下他的反应和感受的符号的意思。他还被要求思考这些符号与他生活中的任何人之间的任何联系。他轻而易举地回答了所有这些问题。掉进坑里，试图用绳子爬出来，这让他想起了自己的父亲。倒塌的走廊让他想起了女儿和他自己的关系，也让他想起了和妻子的争吵。他解释说，他的父亲住在澳大利亚，不断和年轻女子结婚，那时他已经进入了第五段婚姻。主角对他的父亲非常生气，因为他在小的时候离开了他的母亲和他自己。他对整个情况感到非常尴尬。他将自己与女儿的关系描述为"非常冷淡和疏远"。他想要更亲近，但他觉得作为父亲不会让他发展出如此亲密的关系。他指出，他的女儿更亲近她的母亲。随后，治疗时段遵循了经典的心理剧程序，并以小组分享结束。在接下来的一次治疗（时段）中，主角说这部心理剧让他意识到他不仅害怕地震，而且从那以后他享受了几个晚上的良好睡眠。他还说，看完心理剧后，他感到非常疲惫。

案例 2

这起案例的主角是一名妇女，她说她害怕进入自己的卧室，担心墙壁会坍塌在她身上。她认为这是荒谬可笑的、完全无法理解的。主角被要求设置一个场景，描绘卧室场景，配角充当移动墙。时间一到，"墙"要移动。模拟地震一开始，主角就吓得尖叫起来。经过导演的探查，她立刻想起，自己和丈夫发生性关系时也曾有过类似的恐惧。她回忆说，在那种情况下，出于某种原因，她觉得有必要向丈夫提到她前男友的名字。当时她的生活和婚姻都陷入困境。她的丈夫已经知道了前男友的事，并因她对他的兴趣而感到不安。在过去，在与丈夫发生特殊事件之前，主角经常梦见前男友，并对此感到不舒服。但随后，这些幻想消失了。现在，她发现旧的焦虑再次浮出水面，被对地震的恐惧唤醒。在心理剧治疗时段之后，她报告说，她已经摆脱了与地震有关的恐惧。似乎压抑的罪恶感、愤怒和不谦虚的感觉在地震恐惧中变得明显起来。

个案 3

第三个案例涉及一名妇女，她抱怨说，由于地震，她害怕"失去过去"。她解释说，她害怕不确定性，害怕"一事无成"。在她的梦里，她那条街上的所有房子都被毁了。奇怪的是，她不怕死，不怕受伤，不怕痛。她在审视非理性符号的含义后，发现这种不确定性和恐惧让她想起了她的母亲和父亲。被摧毁的建筑物象征着过去的倒塌。在这部心理剧中，她把母亲描绘成一个控制欲强的人，不断地批评她，而把父亲描绘成僵化和严厉的人。她说，在她的一生中，她一直害怕失去一些东西。在这部心理剧中，她重现旧场景，试图表达自己压抑的情感，解决旧的冲突。第二天，她报告说，她从这部心理剧中唯一记得的就是她一直在处理她的家庭关系。但她没有提到与地震相关的恐惧，这种恐惧似乎已经消失。再一次，这部心理剧似乎让主角面对由地震恐惧引发的潜意识冲突。

案例 4

第四个案例同样涉及一名妇女。她解释说，当余震发生或她担心即将发生地震时，她会把自己的财物装进行李箱，一动不动地坐在房子的角落。她没有离开自己的房子，尽管她害怕如果大楼倒塌就会把她困住。我们认为需要澄清的第一个线索是收拾行李箱，坐在那里一动不动。一探究竟，她说这些感觉让她想起了她的祖母。当主角小时候受到惩罚时，她被锁在地下室里，并被告知根本不能动。她回忆说，当时她在地下室里非常害怕，坐在那里默默地哭泣。对她来说，回想这些事件是非常困难的。被困在倒塌的大楼下是第二条线索。这让主角感到被她的母亲忽视和忽略。在心理剧之后，主角需要进一步的心理治疗。一个月后，她报告说，她对地震的恐惧逐渐消退。

创伤预防计划

持续不断的余震及其对来访者的影响突显了我制订预防性计划的必要性，该计划将训练人们的预判能力以便更好地应对创伤。我相信莫雷诺的理论方法会特别有帮助。莫雷诺认为创伤是一种人际现象，无论是在小环境中还是在大环境中都是如此。他指出，在第一次世界大战期间，所有人都受到不同的创伤。在他看来，心理剧和社会测量学的设计不仅仅是为了改变个人的生活，也是为了治愈世界的创伤（莫雷诺、布隆维斯特、拉策尔，2000）。

为了确定如何最好地预防创伤，确定谁受创伤的影响较小是有帮助的。应对得最好的人是这样的人，他自尊心很强，信任别人，享受他们的支持，并且可以接触到一个支持小组——可能是一个体验式心理治疗小组——以促进自我探索和获得帮助。这样的人在克服创伤的衰弱影响方面最为成功。这个人会创造性地主动表达他（或她）自己的感受，并知道如何体验这一刻。

我的经验促使我构建了一个包含四个关键要素的模型。

（1）介绍以主角为中心的方法的基本概念，并解释基本信任如何在幼儿时期受到不利影响。解释这种方法如何增强个人对团队的自信心。

（2）强调与家人、商业朋友和最好的朋友等支持团体保持良好关系的重要性以及（强调）一个相互支持和关怀的环境。

（3）说明自发性训练的重要性，自发性与创造力的关系以及它们在生活中的重要作用。帮助人们发现自己的创造潜力。

（4）发展创伤后"安全网"的概念。这包括了解在创伤期间和创伤后应该做些什么，以及如何找到急救和其他服务。

上述每个因素可能需要不同的心理戏剧性和社会戏剧性干预。要想取得成功，为应对创伤做好准备的模式（与本章开头描述的治疗模式不同）需要完整的教学和培训。

第 12 章

心理剧与女性成瘾和创伤的治疗

田·代顿

引言

在美国约 1 510 万酗酒者中，估计有 460 万（近三分之一）是女性。然而，妇女只占传统治疗人群的四分之一。她们比男性同龄人接受治疗的可能性更小。此外，尽管女性使用或滥用酒精的可能性低于男性，但女性酗酒者的死亡率比男性高出 50% 至 100%（美国妇女健康信息中心，2002）。滥用酒精和毒品不仅会使女性面临与直接使用相关的损害，而且还会使女性面临与上瘾或"生活"相关的高风险生活方式的风险，正如那些酗酒和吸毒的人有时说的那样。暴力、危险的性关系、肮脏的针头和不卫生的条件都可能导致妇女的死亡。例如，越来越多的证据表明，饮酒对女性的影响比对男性的影响更严重。女性每天大量饮酒，会患上肝硬化和肝炎，这是两种与成瘾有关的肝病，女性死于肝硬化的时间比男性短，死于肝硬化的女性比男性多。由于体重和荷尔蒙的释放，女性醉酒的速度也比男性快，而且女性的大脑和肝脏损伤比男性进展得更快（美国妇女健康信息中心，2002）。孕妇几乎可以使用任何数量的酒精或药物来损害她们的胎儿，而成瘾母亲的孩子患注意力缺陷障碍等疾病的风险更高，而且自己成为成瘾者的可能性是其他孩子的四倍（美国药物滥用研究所，2002）。因此，对于这一人群来说，治疗不仅对妇女，而且对她影响的所有生命都是至关重要的。

几十年来，患有毒瘾的女性是在与世隔绝的情况下这样做的，而不是在公司或当地的酒吧里。她们独自在家，简单地拉下窗帘，关掉电话，消失在她们不断收缩的世界里。因为社会不希望看到她们，也不希望看到她们的配偶和子女遭受无声的痛苦，所以社会也不希望看到他们。长期以来，女性吸毒者一直是戒毒治疗中的隐藏人群。出现这种情况的主要原因有两个：一是因为人们期望妇女或母亲永远不会让自己分崩离析，二是因为医学界长期以来一直倾向于像对待男性一样对待女性。

斯蒂芬妮·卡温顿（1997）描述了随着成瘾治疗的发展，女性可能在早期就被边缘化了。

成瘾领域就像今天一样，它起源于一场可以被称为世界上最成功的自助运动。由于怀疑医学界在识别成瘾方面似乎是盲目的，而且在治疗上也没有取得成功，吸毒者急于解除成瘾的祸害，于是自己动手解决了问题。比尔·威尔逊（Bill Wilson）和鲍勃博士（Dr. Bob）开发的戒酒互助会（AA）模型源于吸毒者自己寻求戒酒的经历。戒酒互助会的实践经验成为治疗计划的两个基石之一。另一个基石是耶利内克（1946）的研究分析，他关于如何从毒瘾中恢复的模型后来被称为耶利内克曲线。1945年，戒酒互助会的葡萄藤分会向戒酒者邮寄了大约1 600份问卷，要求他们描述他们上瘾的过程和康复的过程。戒酒互助会只收到158份回复，回应率非常低。戒酒互助会聘请了耶利内克博士来分析和解释这些数据，尽管他对数据的有效性提出了质疑。他发现受访者明显分为两组。在受访者中，98人以一种方式描述了他们的上瘾和康复，而15人以非常不同的方式描述了他们的上瘾和康复（其余问卷填写不当，无法使用）。较大的一组为男性，较小的一组为女性。由于15名女性的样本太小，不能单独分析，而且她们的回答与男性的"差异太大"（耶利内克，1946），所以耶利内克放弃了她们的回答，并以男性的数据为基础建立了他的模型。没有人建议进一步调查，看看女性是否真的遵循了一种截然不同的上瘾和康复模式，或者需要自己的治疗模式。50年来，耶利内克曲线一直是治疗计划的基本组成部分，而且它只基于男性的经验，戒酒互助会也是如此。有毒瘾的女性仍然看不见。

本章描述了社会原子（莫雷诺，1964）在治疗女性成瘾中的应用，并描述了基于创伤时间线（代顿，2000）和角色图（代顿，1994）治疗多重成瘾女性的其他心理戏剧技术。

创伤与成瘾

从生理上讲，女性具有维持、培育和回应关系的能力。女性培育和维持的纽带不是偶然的，而是旨在使物种永久化的生存纽带。女性经常经历主要关系纽带的破裂（例如父母和孩子之间），这是一种创伤性的体验。关系创伤被定义为关系纽带的破裂（范德科尔克、麦克法兰、韦索特，1996），其结果可能是失去信任和信念、高度警惕、抑郁、焦虑、创伤纽带、习得性无助、高风险行为、混乱的内部和外部世界以及与药物、酒精、食物、性、赌博等自我治疗情感和心理痛苦有关的愿望。这些症状源于与创伤相伴的精神麻木反应，称为搏斗、逃跑和冻结。然而，最近的研究也显示，女性有一种我称之为"连接和培养"的反应。当处于极端恐惧状态时，女性会释放键合化学物质——催产素，这会让她们想要聚集孩子，并与其他女性建立联系，以创造安全感。接触和聚集越多，释放的催产素就越多（泰勒、克莱因、刘易斯、古隆、厄普德格拉夫，2000）。

因为女性是以关系为导向的，她们很容易受到关系破裂的创伤，有时会使用危险的物质或行为来维持与某人的联系，或者通过自我治疗来消除失去的关系的情感痛苦（施特劳斯纳、泽尔文，1997）。女性希望不要失去重要的关系，或者希望避免将痛苦转嫁给孩子，这也可能是激励她寻求并保持康复的强大动力。对女性成瘾者的治疗需要承认和探索这种将健康和自然联系起来的愿望，而不是将其与相互依赖或与另一个人融合的不健康愿望混为一谈，以此作为获得自我意识的一种方式（彭尼贝克，1990）。"关系方法表明，当人际关系的一个或多个领域存在问题或差距时，个人最容易上瘾，然后通过与毒品的关系来填补"（卡温顿，1997）。健康的女性被认为拥有各种感觉真实和相互的关系，而不健康的女性可能会经历缺乏真正的、相互支持的关系（一个贫穷的社会原子，几乎没有有意义的联系）。最初，与毒品的关系可能被视为这个问题的解决方案，给女性提供了一种错误的连接感，并平息了孤独和悲伤的感觉。当然，最终，解决方案变成了问题，因为女人的自我和她的关系会被毒瘾侵蚀和吞没。当与这种物质的关系在恢复中结束时，正在用药的情感和心理上的痛苦和空虚可能会再次出现，同时还会因为失去药物关系而感到巨大的悲痛。积极努力构建新的、支持和培育的关系——扩大社会原子——是维持康复的关键一步。由于女性本质上是关系型的存在，失去对自我产生良好感觉的联系可能会破坏女性的内在稳定性、自我形象以及获得和建设性利用支持的能力。这反过来可能会影响戒酒。关系工作是女性成功康复的核心。尚未解决的、痛苦的关系破裂可能会引发自我治疗的欲望，并可能导致复发。

创伤研究

不幸的是，创伤往往会滋生更多的创伤。生活并不总是公平的。痛苦的童年往往为痛苦的成年奠定了基础。出现创伤后应激障碍相关症状的母亲有很高的风险将她们的痛苦传递给自己的孩子，因为她们无法建立和维持稳定的、养育孩子的关系网络，让孩子在其中成长。研究表明，无论是在一般人群中，还是在女性中，使用药物的人比不使用药物的人经历后续创伤事件的可能性都更高。滥用药物治疗的女性拥有比普通人群中的女性更高的创伤后应激障碍（PTSD）发生率。女性患有创伤后应激障碍并滥用药物的可能性是男性的两倍多（纳贾维茨、韦斯、肖，1999）。

女性在受到创伤后患上创伤后应激障碍的可能性也是男性的两倍。妇女报告的典型创伤是身体和/或性侵犯。与男性药物滥用者相比，女性也经历了更高的重复创伤率。

根据卡温顿（1997）的研究表明，"尽管男性可能从混合性别群体中获益更多，但女性从所有女性群体中获益更多。"在单一性别群体中，男性往往不会分享脆弱的情绪，而这类群体中的女性则更加开放。"在混合群体中，男性更多地透露自己和他们的感受，而女性透露的要少得多"（斯特鲁格、普里亚达西尼、海曼，1986）。在由女性组成的群体中，女性倾向于相互照顾，相互吸引，公平分享时间。然而，在混合群体中，女性往往会把发言权让给男性；女性只占三分之一的时间，尽管她们占了小组的一半。然而，这一主题仍在探索中，并不是所有的治疗中心都报告了这一发现，因为随着女性角色的演变，女性在男性面前变得更加直言不讳，不那么倾向于照顾他人。对妇女的干预和治疗本身就会发挥作用。对待母亲，就等于对待家庭和世代遗产。

表 12.1（什顿，2000）概述了那些生活在或曾经生活在创伤和/或成瘾中的人可能表现出的许多症状。这些是思想、感觉和行为，如果不进行艰苦的治疗工作，这些症状不可避免地会代代相传。这些症状本身给经历这些症状的女性的生活增加了严重的冲突；再加上吸毒、酗酒等一系列令人上瘾的行为常伴左右，很有可能会造成情感、心理、精神和生活方面的并发症，如果没有积极的干预和治疗，这些并发症几乎不会消失。

心理剧能有什么帮助呢？

心理剧为解决与创伤和成瘾有关的情感、心理、精神和行为问题提供了一种独特的方式。事实上，它是一种行动方法，无论是通过探索性的、治疗性的角色扮演，还是通过角色训练或实践更多的功能性行为，它都在改变行为方面具有显著的优势。它提供了一个活生生的实验室，女性可以在其中观察和体验自己的生活，比较和对比不同的行为模式，将过去和现在分开，并在进入康复过程中有意识地选择最适合她的是什么。纸和笔的热身练习和行动方法，可以还原来访者的关系世界并将其具体化。当关系动态被设定在此时此地的心理戏剧性时刻时，他们会更清楚地展示自己。当来访者探索模特场景（利希滕贝格、拉赫曼、福斯黑奇，1992）或她生活中的自我遭遇，并与她关系网络中那些角色的代理人有关时，不仅可以说明情况，还可以说明来访者是如何经历这种情况的。她遇见了自己，她对自我的认知以及她的关系经历。在安全的临床环境中，她有机会去体验由于创伤的麻木效应而冻结在时空中的感受和思想。因为创伤储存在身体中，诸如心慌、出汗、肌肉紧张或恶心等令人不安的身体感觉可以在此时此地重新体验，来访者可以将她的情感和身体反应与其原因或来源联系起来（范德科尔克，1994）。她开始对自己有意义，因为她的过去和自我的各个方面出现在一个足够安全的环境中，她可以观察它们，而不会出现通常伴随它们的混乱。她了解到，她可以在自己强烈的无助、脆弱、伤害和愤怒情绪中幸存下来，而不需要采取行动来摆脱它们。因为创伤存储在身体和大脑中，它可能会以令人不安的视觉图像或闪回、噩梦或令人不安的感觉闪现的形式回归。它可能会通过身颤、手抖、牙齿打战、心跳、出汗、头痛或身体疼痛、恶心等症状来证明自己的躯体。心理剧允许身体参与讲述故事，鼓励幸存者展示和讲述她的故事，从而发出扩大的自我意识的声音。心理剧允许当时和那里变成此时此刻，以便投射和转移可以被识别和解决，这投射和移情可能污染现在的关系但起源于过去的。

表 12.1　创伤成年儿童的特点

1	习得性无助	一种人格品质，即一个人已经失去了能够影响或改变所发生的事情的感觉
2	抑郁	未表达的、未感觉到的情绪，导致内心世界变得平坦或焦虑不安/焦虑的沮丧；愤怒、狂怒和悲伤一直没有感觉到，或以一种不能导致解决方式而未被表达出来
3	情感上的压抑	麻木和停顿是对压倒性的疼痛和威胁的防御；有限的影响范围或真实的情感表达
4	歪曲推理	错综复杂的尝试，试图从混乱的、令人困惑的、可怕的或痛苦的感觉毫无意义的经历中解脱出来
5	丧失信任和信念	主要依赖关系的严重破裂和有序世界的崩溃造成的
6	高度警惕	焦虑，等待"另一只鞋掉下来"，不断扫描环境和人际关系，寻找潜在危险或反复破裂的迹象
7	创伤性结合	由于人际关系中的权力失衡和缺乏其他支持来源而导致的不健康的结合方式
8	丧失接受支持的能力	由于害怕信任和依赖关系，以及创伤的麻木和情绪停顿造成的
9	情绪调节能力丧失	从 0~10 到 10~0，没有中间阶段；黑白分明的思维、感觉和行为；没有因为创伤的麻木及对应的高情感而变得灰暗
10	容易触发	让人联想到创伤的刺激，如大喊大叫、响亮的噪声、批评或枪声，会触发人关闭、行动或强烈的情绪状态；或微妙的刺激，如眼神的变化或感到羞辱
11	高危行为	超速、性行为、消费、打架或其他将某人置于危险境地的行为；错误地试图启动麻木的内心世界或演出充满强烈痛苦的内心世界的痛苦
12	杂乱无章的内心世界——杂乱无章的物体恒定性和/或关联感	融合的感觉（例如，愤怒和性）。
13	生存负罪感	从目睹虐待和创伤到生存，从"走出"一个特定的家庭系统

14	发展僵化的心理防御	离散、否认、分裂、压抑、最小化、智能化、投射，例如，发展难以穿透的"角色盔甲"
15	重演的循环	无意识地重复充满痛苦的动态，不断地重现过去的功能失调的动态
16	自我用药的欲望	通过吸毒、酗酒或行为上瘾来平息和控制动荡、不安的内心世界的尝试

出身工作的家庭

对于正在康复的女性来说，过去的问题关系可能会留下残余的痛苦，导致或导致自我治疗的愿望。正如前面讨论的，关系破裂或早期虐待可能是创伤性的，并导致创伤后应激障碍（PTSD）的症状。这种来自过去的痛苦可能会削弱女性在现在寻找和维持健康关系的能力。处理好儿童的问题、冲突和情结有助于妇女发展和巩固自我意识。社会原子可以成为探索人际关系的基石。随着过去的关系问题逐渐得到澄清，令人困惑的问题以及由这些问题引起的移情成为现在关系的负担，而且开始变得更加明显。锁定在令人衰弱的关系动态中的能量可以被释放出来，用来服务于与自我、他人和有意义的活动建立更健康的联系。随着力量在女性的自我和网络中慢慢建立，她开始重新获得生活中的尊严和使命感。

心理剧与创伤

以下是一些创伤的动态，以及它们可能如何出现并在心理剧中被处理的描述。

"舞台就够了"——凝聚的力量

心理剧允许主角在被要求进行抽象反思之前先看到其内心世界的内容。这种具体化促进了自我反思的能力，对于创伤幸存者来说，这可能是困难的，他们通过心理和情感防御被从内在经验中移除，或者粘在过去永远不会解决自己的模型场景中，因为思想、感觉和行为在恐惧和痛苦的煎熬中变得灼热起来。

恢复自发性（即对任何给定情况的充分反应）是心理剧的核心。在心理剧中，经常伴随着创伤的麻木、情绪收缩和有限的影响范围被处理掉，这样来访者就可以开始体验他们自己关闭或隐藏在意识中的那部分。随着来访者经历发泄（驱逐强烈的感觉）和带来新的意识和洞察力的整合的宣泄，高度警惕或不断扫描一个人的环境以寻找危险迹象就会减少。已经融合在一起的感觉（范德科尔克，1987），如性和攻击性，爱和恳求，或者需要和恐惧，开始分开，并根据当天的情况被理解。当来访者被置于自己经历的中心，并有能力通过行动和语言讲述他的故事时，习得的无助感开始减少。

由于人们在受到创伤时会产生情感和心理防御，而且创伤记忆可能在没有大脑皮层参与的情况下储存（大脑皮层可以对体验进行标记、排序并将其置于可理解的环境中），因此某种情绪无知可能会伴随着创伤。在心理剧中，词语可以与以前没有标签的内在体验和感受联系在一起。当情感素养允许人们描述经历时，这些经历就可以被赋予新的意义，新的洞察力和理解就会衍生出来。认知扭曲可能代表了孩子对毫无意义的情况做出的最好的尝试，但这种扭曲开始变得清晰起来。儿童根据创伤发生时的发育和成熟水平对创伤产生意义，他们经常将小时候得出的结论作为生活和人际关系的基础，很好地活到成年。女人觉得深层次的联系会带来痛苦，或者亲密关系需要自我升华，这种感觉可能是她小时候在权力或权力平衡的短端创造的意义的一部分。对人际关系和生活自我修复和更新能力的信任和信心的丧失，以及可能与创伤相关的幻想能力的丧失，可能会延续到成年，造成对未来的恐惧，甚至无法想象和采取措施实现未来。在心理剧中，来访者可以在临床安全和治疗盟友中重新审视这些恐惧。此外，他们还可以通过角色扮演访问自己的未来，通过排练和角色训练来面对预期、恐惧或希望的场景。

当创伤故事在身体、心灵和心灵中被分享和移动时，来访者可以开始放下防护墙，接受他人的帮助（范德科尔克，1987）。当来访者开始了解她身上发生了什么，以及在痛苦中感到孤立的影响时，她可以开始与生活在她体内的受伤的成年人、青少年和儿童重新建立联系。同时，她还可以学会以真实的方式与他人重新建立联系。自我安慰，这可能是来访者没有掌握的一项发展任务，可以在她意识到创造一种自我护理的氛围的重要性时进行审查，这样她就不必接触潜在的有害物质和行为，给她的内心世界带来和平和快乐。

使用替身来代表主角，可以让主角从外面看到自己。这可以让主角在目睹自己（替身）与她可能无法控制的环境作斗争时，与自己产生共鸣，至少在她还是个孩子的时候是这样的。它还可以帮助她从卡住的位置解脱。她重新找回了在创伤中迷失的视角，开始将过去与现在分开。这种分离本身就是一种认识，即过去的事情不必不经意地重复。

讲述并目睹这个故事是治愈创伤的核心。最终，这种叙述应该有助于重新连接自我的零散和破碎的碎片，将它们重新放回到来访者生活的整体背景中。如果可能的话，叙述应该将生活联系起来，从创伤接管之前到现在（赫尔曼，1992），尽管有时这揭示了没有"以前"，女人实际上出生在混乱和痛苦中。由于创伤往往伴随着根深蒂固的心理防御和记忆力丧失，在来访者能够完全接受创伤故事之前，可能需要相当长的时间和治疗。当来访者能够选择将她的注意力转向或远离创伤性生活材料时，解决方案就产生了（范德科尔克，1987）。

社会原子在女性治疗中的应用

由于关系方法在女性治疗中的重要性，社会原子是治疗的理想工具。社会原子本质上是有关系的；它是一个关系地图。我们可以从现在开始使用社交原子，将社交原子作为评估工具。然后可以在过去使用它来探索和解决早期问题。最后，它可以用于重建和角色训练，回归到现在。

来访者首先被要求画出她现在的关系的一个原子。通过这一点，来访者和治疗师获得了信息和洞察力而进入来访者当前关系网络。来访者和治疗师一起探索来访者运作的关系世界。她的关系是在维系还是在破坏？哪些有助于她的康复，哪些对她的康复构成威胁？有时，在这一点上创建两个社交原子是有用的：一个是来访者的清醒世界，另一个是她的使用世界。一般来说，清醒世界和使用世界是不同的，比较吸毒者在使用过程中关系如何转换"整个地图"，是很有用的。她可能使用了只出现在一个原子上的伙伴。在她使用时，与孩子的关系可能会改变，往往会变得更加疏远。让来访者直观地了解使用如何影响她的关系网，以及她可能需要在关系中做出哪些具体的改变才能达到并保持戒瘾，这对来访者来说是很有用的。

下面的方法使用三个社会原子：现在、起源家庭和更正。其包括可以与来访者探讨的问题和对可能的日志记录活动的建议。所有的社会原子都可以成为行动社会图，并在心理上进行戏剧性的探索。要求来访者构建她们的社会原子，并利用这些问题进行探索和/或作为行动的热身。在社会原子被具体化为行动社会图之后，这些问题也可以通过行动来探索。

当前需要探索的社会原子问题

1.您的支持网络是什么？

2.你的上瘾网络是什么？

3.你的关系网可能需要发生哪些变化才能保持清醒？

4.你强烈的感情在哪里？

5.你们的关系在哪里脱节了？

6.你对自己在家庭系统中的地位有何感想？在你的社会关系网络里吗？

7.在你的系统中，你对自己的感觉需要改变些什么？什么不需要改变？

8.哪些关系会促使你恢复和戒瘾？

9.哪些关系会激发使用行为？

10.如果你继续使用，你会失去或割裂哪些关系？

11.在哪些关系中，过去未完成的事情给现在的关系质量带来了过重的负担？

12.在这个系统中，你可以当谁的"替身"？

13.你需要对谁说些什么？

14.你想听谁的话？

15.你想对自己说些什么？

日志练习

1.给你的社交圈子里任何有话要说的人写一封信。

2.与你的社交圈子里的任何人互换角色，以那个人的身份给你自己写一封你想要收到的信。

3.以你自己的身份写日记。

4.与你的社交原子中的任何人互换角色，并以该人的身份写日记。

5.这个系统中的联盟在哪里？

6.有没有秘密联盟？

7.是否有人被切断或断开与系统的连接？有人是孤立者吗？

8.重演动力的来源或发挥作用在哪里？

9.今天，你的家庭系统中有哪些起源于家庭系统的模式（代际模式）？

10.你需要采取哪些步骤才能打破这个链条？

起源家庭社交原子

在制作一个起源于社会原子的家庭时，来访者能够将他们成长的家庭系统作为一个视觉的、关系的图像放在纸上。亲近的、疏远的、压倒性的或不存在的关系，它们在相对大小和与来访者的接近程度上慢慢暴露出来，变得更加清晰。这是基本的关系图，这是来访者成长的世界，可能会在她今天的生活中发挥作用。如果来访者今天在她的生活中产生了有问题的移情反应，我们可能会问："这个人代表你的起源家庭原子中的谁？"

一旦她能够找到移情的来源，她就可以开始将过去和现在分开，并意识到，尽管感觉上和以前的关系一样，但实际上是另一种关系。来访者可以理解，她是被现在的一种刺激触发到过去的。例如，现在的亲密关系可能会让她的感觉、思考和行为方式与她在孩提时代所做的一样，但这是一种不同的关系。她不是一个孩子；她只是觉得自己像一个孩子，因为她童年时遭受的一些痛苦是无意识的，只有在当下的某些东西重新刺激它时，才会浮出水面。现在的亲密关系可能会引发她年轻、脆弱、无能为力时所经历的一切亲密关系。她能理解今天不是昨天：今天她可以选择。

当早期角色关系中的思想、感觉和行为投射到现在的角色关系中时，这种移情就会发生。当我们帮助来访者在过去和现在之间建立这种联系，并解决与早期关系相关的痛苦情绪和扭曲的推理时，治愈便开始发生了。起源原子家族可以是来访者认为需要从她现在的原子中探索的特定时间段（当你看着现在的原子时，你看到过去的什么不良动因可能造成你现在的表现），也可以是不特定的时间。

需要探索的问题

1.你和谁有过亲密的关系，并从今天起一直保持着力量？

2.你经历过哪些人的拒绝，至今仍影响着你？

3.你觉得与谁关系融洽？

4.在你的家庭系统中，你是如何体验自己的？

5.你认为在你的家庭系统中，其他人对你的感受如何？

6.你觉得被谁看到和/或理解了？

7.在你今天所处的这个年龄，你想对自己说些什么？

8.你想对家庭系统说些什么？

9.你觉得被谁误解和/或看不见？

10.你有什么话要对谁说？

11.你想听听谁的意见？

12.在这个系统中，你可以成为谁的"替身"？

纠正型社交原子

在纠正型社交原子中，来访者按照她希望的样子画出她的社交原子，按照她希望的样子绘制她的生活图。这在让她通过角色扮演体验她渴望的生活时会很有用。它还可以给她一张心灵地图，让她的生活更接近她所表达的目标。来访者也可以对她们的家庭做一个修正的原子（"按照你的意愿画一个你的家庭原子"）。这既是解放的，也是痛苦的，因为女人允许对失去的痛苦和向往浮出水面，并被感受到。它还可以通过角色扮演或与家人交谈来结束，正如她所希望的那样，这样她就可以放手，继续前进。

需要探索的问题

1.通过治疗探索和治疗，你们的关系发生了怎样的变化？

2.你在系统或关系网络中的位置发生了怎样的变化?

3.你的网络在哪里可以提供支持和力量?

4.你的网络在哪里可能会给你带来麻烦或导致旧病复发?

5.在这个系统中,你觉得谁看到了真实的你?

6.你最终希望自己在这个系统中的定位是什么?

7.谁能帮助你在康复过程中继续前进?

8.你可以用一种真实而有意义的方式与谁建立联系?

9.你想对这个系统里的谁说些什么?

10.你想听听谁的意见?

11.你想对自己说些什么?

12.如果你可以挥舞魔杖,你希望这个系统看起来是什么样子?

矫正社交原子日志练习

1.给你的社交圈子里任何有话要说的人写一封信。

2.与你的社交圈子里的任何人互换角色,以那个人的身份给你自己写一封你想要收到的信。

3.以你自己的身份写日记。

4.与你的社交原子中的任何人互换角色,并以该人的身份写日记。

5.给整个系统写一封信。

6.将日记分录写为系统。

7.列出你所信仰和生活的这个体系的旧神话和意义,并将它们重新架构为新的意义。

8.从今天开始,为你的生活写一份使命宣言。

9.你今天的生活目标是什么?把一篇论文分成三栏,分别标有"现在""垫脚石"和"长期",并填写每一栏。

10.给自己写封信。

创伤时间线

创伤时间线是一项以纸笔为媒介的非常有用的展示活动,如果需要,可以付诸行动,或者在小组或个人治疗时段中广泛分享。创伤时间线允许来访者直观地了解创伤在他们的生活中所扮演的角色。它也可以是心理戏剧探索的热身。

人们可以体验创伤,就好像它发生在普通生活之外。通常与创伤相关的记忆丧失很严重,而且由于伴随创伤而来的严密防御,经验不能正常处理,我们倾向以一种碎片化或去情境化的方式回忆它（如果有的话）。这些经历似乎并不符合整体的背景，思想、感觉和行为可能会感觉彼此解体和分离。创伤时间线有助于将分离出来的经历放入环境或框架。来访者在反思他们的时间线时，经常会体验到"啊"的洞察力。例如，他们经常惊讶地注意到，生命中的某个特定时期有多重创伤，而其他人可能没有。他们还可能注意到重演的模式，或者随着他们生活的展开，来自过去的创伤往往会重复发生，或者导致其他创伤。清楚地看待这一点有助于将其正常化，并允许来访者感知和整合拆分体验。

程序

邀请来访者在一张纸上画一条从出生到他们现在的年龄的时间线，并每五年做一次标记。邀请来访者输入在时间线上的适当位置发生或感觉严重的任何创伤。在所有人都填写完他们的时间线之后，邀请他们大声分享。两个共同的主题普遍存在于分享中。①来访者通常会及时看到创伤是如何发生的，例如，注意到他们经历过多重创伤的特定年龄。他们对创伤的累积性有了一个大概的了解。②来访者可以直观地了解一个创伤是如何导致另一个创伤的以及这种重演的动态可能是如何在他们的生活中表现出来的。来访者还会注意到并分享许多其他东西。留出足够的时间来处理，因为这个练习不可避免地会带来强烈的感情。

要对时间线进行心理戏剧化，请主角选择角色扮演者，在时间线上对她有意义的时间点代表自己。沿着地板放置代表五年间隔的卡片，并让角色扮演者找到合适的位置。让主角在一路上的每一个点都可以自言自语，在她觉得需要的任何地方互换角色。这是一种有效的方式来接触、探索和整合因创伤而分裂出来的自我的各部分。

此活动可以扩展为日志练习，方法是邀请组成员在他们觉得准备好的时间线上的任何点（或所有点）与自己互换角色，然后以当时的自己身份记录日志。他们可以通过从今天所在的地方给自己写一封信，或者在时间线上的任何一点给今天的自己写一封信，来改变写日记和写信的方式。

基本角色理论

女性在她们的生活中扮演着各种各样的角色。母亲、妻子、女儿、姐妹和朋友只是可以深入探讨的角色中的一部分。人们扮演的角色的一部分是随之而来的思想、感觉和行为，因此审视角色成为探索自我和关系中的自我的一种方式。感觉和行为往往是特定于角色的；也就是说，人们是以与他们所扮演的角色相关的或相适应的方式进行感觉和行动。根据莫雷诺的说法，角色是自我采取的有形形式。通过探索角色，我们可以探索自我的各个方面。我们每个人都有自己内心学到的角色。如果他们学会了角色，男人既可以是"母亲"，也可以是"父亲"；女人既可以是"母亲"，也可以是"父亲"。适应良好的人往往扮演各种各样的角色，比如母亲、妻子、工人、运动员、姐妹、女儿和阿姨。当我们体验到生活中各种角色的平衡，可以轻松流畅地进出这些角色时，我们就不会感到筋疲力尽、沮丧或陷入困境。我们可以从角色的角度来看待我们的生活，只需命名我们扮演的角色，看看这些角色是否平衡，就可以写出我们自己的处方。我们可能想要花更多的时间在某些有趣的角色上，或者开发新的角色。然后，我们可以计划如何切实地将这些角色添加到我们的生活中，以便带来更多的和谐和平衡。

用图表表示和分析生活中的角色

本练习旨在让小组中的参与者熟悉他们所扮演的各种角色。

目标

1.了解所扮演的角色的数量和种类。
2.观察这些角色之间的关系。
3.探索角色内部的内容和满意度。

步骤

1.要求参与者拿到一支铅笔和一张纸。

2.让他们在纸上的某个地方画一个圆圈，把他们的名字写在圆圈里，然后从圆圈的外面画出 11/2 英寸的线，就像车轮的辐条一样。

3.让他们在轮辐上写下他们在生活中扮演的主要角色，例如，母亲、妻子、女儿、儿媳、作家、教授等。

4.让他们从这些角色中选择一个他们想要探索的角色，或者一个他们觉得有冲突的角色。

5.让他们在纸上的某个地方画另一个圆圈，并在圆圈里写下那个角色的名字，例如，母亲。然后，如上面的画法，要求他们从圆的外侧延伸轮辐。

6.让他们在每个讲台上放上所选角色的一个方面。例如，对于母亲角色，各个方面可能包括司机、医生、听众、厨师、养育员、玩伴、执行规划师、教师等。

7.接下来，让他们在页面边上的一栏中写下以下单词：味道、气味、颜色、动作、质地和声音。让他们在每个单词后面写下与最能描述他们正在探索的角色或与之相关的单词的适当关联。（例如，在我看来像是母亲角色的颜色会是焦橙色。）

8.在这一点上，你可以留出一些时间与小组或结对分享他们用来描述各种角色的形容词。

9.如果你想采取行动，下一步是检查图表，以发现角色参与者在哪些方面经历了冲突或不适。

10.设置两张空椅子或搭建任何感觉合适的场景，让参与者体验他们的冲突或问题，并考虑在这种情况下他们想要和谁交谈。也就是说，未完成的事业在哪里，与谁在一起，或者他们想要解决自己的什么方面？让参与者把它放在一张空椅子上，或者选择一个配角自我来代表它。

11.允许任何想做小插曲的人这样做，以便进一步探讨问题或冲突，使用替身、角色互换、面试、独白或任何可能有用的技巧。主角可能想要使用一张空椅子，或者可能会选择某人来代表她正在讲话的人或自我的方面。

12.在每次小插曲或几个小插曲之后留出时间进行分享。

变体

练习可能有多种不同的方式。来访者可以通过画一个大圆圈并将其分成馅饼形状来评估他们在每个角色上花费的时间，每个部分代表在给定角色中花费的时间百分比。他们可以使用百分比（1%~100%）对每个角色的满意度进行评级。在本活动中，可以使用另一个图来表示理想状态，即如果参与者可以更改角色，那么他们希望如何分配角色。

为了通过行动进一步探索一个角色，一张空椅子可以代表这个角色，参与者可以站在椅子后面，和以替身感受那个特定角色的感受。她还可以选择成为角色并自言自语，也可以选择配角来扮演一个或多个角色并通过行动来探索它们。健康的人往往能够相对轻松地进出角色，而快乐的人往往扮演不止一个或两个角色；他们有各种各样的角色，在这些角色中，他们可以轻松而自然地旅行。固守一个角色可能会导致疲惫、缺乏创造力以及对生活感到厌烦甚至沮丧。在这种情况下，角色工作可以帮助个人获得视角和意识的转变。如果某人过度扮演某个角色，直到她感到疲惫，她可能需要在自己的生活中加入其他角色，以便为培养、创造力和成长提供新的渠道。如果来访者感到精疲力竭，解决方案可能在于重新设计所代表的整个角色星座，使它们处于更好的平衡状态，并添加新的角色，从而扩大潜在的体验。

来访者可以探索他们将在恢复过程中进行的角色转换，让来访者制作比较角色图表，将当前的角色组合（或哪些角色不起作用）与恢复过程中需要如何分配角色进行对比。吸毒者可以探索瘾君子的角色以及这个角色在他们生活中占据的时间，并且与其他角色相比，他们对这个角色的满意程度（代顿，1994）。

学习新角色/角色培训练习

心理剧角色训练可以用来获得进入和适应所需角色的经验和实践。我们从经验中学习。心理剧可以提供一个舞台，在那里可以探索预期的、想要的、需要的或害怕的角色，并"尝试"新的行为。心理剧的一个重要用途是在未形成的角色中提供练习，这样一个角色的焦虑和新鲜感就可以在临床环境中得到探索和解决。

目标

1.提供适应新角色的实践和培训。

2.探索角色与自我相关的细微差别。

3.从其他人的角度探讨角色的影响。

步骤

1.让小组成员想出一个他们需要练习的角色，一个他们想要探索的可能性的角色，或者一个他们正在进入的角色，他们对这个角色感到焦虑或不安，例如：一个职业角色；一个亲密的角色，比如配偶、女儿或情人；一个康复的角色，比如清醒的人、清醒的人的伴侣或者自力更生的成年人。

2.邀请参与者，构建他们可能扮演新角色的预期场景。

3.设置场景，选择人来扮演所有角色，包括自我的角色。

4.角色扮演场景，主角扮演预期的角色。在任何时候，如果了解主角"内心"发生的事情似乎会有帮助，导演可能会要求主角"后退"一步，成为自己的内心生活的替身，然后再向前迈进进入角色，继续扮演。如果所有人都同意，团队成员也可以被邀请为主角替身。

5.使用角色互换，就像你在任何扮演中所做的那样，这样主角：①可以获得共鸣和理解成为另一个人的感觉；②可以从另一个人的角度看待她自己的行动。

6.继续扮演这个场景，直到它自己解决，然后结束它。

7.邀请群组成员与主角分享他们的个人身份和洞察力。

变体

主角可以被拉出场景，而替身则扮演她的角色。通过这种方式，她可以观察自己的行动，并洞察她的角色在整个背景下是如何发挥作用的。主角可能会走进场景，在受到激励时成为自己的替身，也可能只是简单地看着自己，就像在镜子里一样。

当主角不在现场时，其他小组成员可以轮流尝试这个角色，并尝试可能融入到角色中的各种方法或行为。在这个变种中，主角可以从安全的距离考虑各种角色选择。这也可以允许一定程度的嬉戏进入探索。

小组成员可以轮流扮演这个角色，如上所述，但在这种情况下，主角在角色互换时留在场景中。通过这种方式，主角可以从他人的角度体验自己。

摘要

心理剧提供了一种负责任的临床方法，通过这种方法，生活和性格受到成瘾和创伤影响的女性可以痊愈。行动方法是解决创伤的绝佳方法，因为它们涉及身体，因为它们具体化，并允许悲痛许多不可避免地因上瘾而造成的损失。心理剧是一种赋能的、创造性的和挑战性的形式，它为女性提供了希望和一种文化适应性的方法，一天一次地来开始治愈和恢复自我和关系的过程。

第三部分
在培训与咨询中应用

第13章

走向接纳和自信

雅各布·格肖尼

引言

与许多同时代的人不同，莫雷诺没有将同性恋纳入病理性，从未加入给男同性恋者和女同性恋者贴上变态或病态标签的精神健康专业人士的行列。这与他对人性的不同色调和色彩的深刻接受是一致的，这在他毕生与被剥削和压迫的人的工作中是如此明显。今天，他深刻的全球观点和远大的精神病学目标似乎与女同性恋者、男同性恋者、双性恋者和变性人（LGBT）社区特别相关。

通过我与同性恋来访者进行的无数次个人和集体治疗时段，我反复看到，LGBT问题与全球家庭、社区和更大的群体的问题惊人地相似。例如，当成年人回家看望家人时出现的熟悉的紧张局势，在我的小组和工作坊中经常被讨论。然而，对于同性恋者来说，这些普遍存在的问题往往与他们接受自己的同性恋倾向并将其透露给其他人的过程交织在一起，这一过程在社区内被称为"出柜"。因此，假期回家更加令人心酸：一名男子计划在感恩节与家人见面，他的母亲却让他将行程延后并警告说，这个消息可能会让人心烦意乱，以至于杀死他的父亲。"好吧，你是同性恋，"她补充道，"但你为什么要一直谈论这件事呢？"一名妇女在圣诞周外出后听到父母说："你毁了我们的假期！你怎么能这样对我们？"

这些声明和其他类似的声明在世界各地男同性恋者和女同性恋者的生活中得到了回应，因为他们正在努力定义自己在家庭、工作场所和整个社会中的角色。例如，在意大利，当地的同性恋社区计划举行一场世界同性恋游行，作为纪念新千年的庆祝活动的一部分。罗马市长援引居民的信件，表示担心游行可能会扰乱千禧年的活动程序，要求同性恋社区推迟游行，"以便重要活动可以不受干扰地举行"。当同性恋游行的组织者拒绝时，他惊呼道："如此合理的要求遭到拒绝，证明游行是企图在千禧年增添挑衅性活动！"

这位世界上最成熟、最国际化的城市之一的领导人要求不要讨论这个问题，从而将其降为一个小麻烦，并否认同性吸引力是人类的一种有效表达方式，他表达了许多父母多年来向他们的同性恋子女传达的信息。美国武装部队的裁决也是如此，该裁决要求男女同性恋者隐瞒他们对伴侣的感情，同时允许异性恋者充分表达自由。这类信息的隐含和有害影响是，难以接受自己真实和真实感受的 LGBT 人士还必须与对他们保持负面（如果不是敌意）态度的同龄人、家庭和社区打交道。

心理剧和社会测量学为我们提供了解决内部、家庭和社区冲突的重要工具，并引导个人走向自我接纳和自豪。本章确定了 LGBT 社区是如何经历这些问题的以及如何将心理剧和社会测量学应用于这一特定人群的工作。除了案例示例之外，还提供了一个主流社区中心的系列工作坊，作为这些工具的实际应用说明。

移民与同性恋文化

同性恋者总是从小地方迁移到大城市，从一个国家迁移到另一个国家，寻求自由和个人联系。因此，对 LGBT 群体的审查总是包括对移民的研究。在许多群体出于经济或意识形态原因而迁移的地方，大多数同性恋者迁移是为了寻求积极的身份认同。尼尔·米勒（1995 年）把"现代同性恋认同感"发展的起点放在 19 世纪末，那是"历史的时刻，那时人们可以通过吸引同性来定义自己，然后在此基础上建立一个社区"。从历史上看，同性恋者出柜并以这样的身份公开生活是最近的现象。直到 20 世纪 60 年代，随着同性恋解放运动的到来，LGBT 群体才显露出来，并逐渐开始为平等权利而战。

搬家、迁徙和建立支持性网络是由人的"社交智力"推动的行动——这个术语是由罗伯特·W. 西罗卡（普罗珀、福特，2001）创造的。对于许多同性恋者来说，这始于他们意识到为了自由生活，他们必须离开他们的原生家庭。因为他们的父母在向孩子传递社会价值观这一重要的家庭角色中，表达了对同性恋者的恐惧和敌意，年轻的男同性恋者和女同性恋者往往会把他们的父母视为文化上的对手。对许多人来说，这造成了终身的冲突，迫使他们搬出去，寻求远离父母的生活。父母原本会给孩子提供的支持环境被剥夺了，这些同性恋者必须找到或创造一个替代品来促进他们的个人发展。例如，出柜的重要过程最好是在一个支持性的社区环境中实现。在许多情况下，成年子女只有在达到一定程度的家庭外自我接纳后，才能站出来面对父母，与他们讨论一些问题。

角色理论、角色训练

从社会计量学的角度来看，出柜过程可以被视为与角色转换和角色扩展有关。莫雷诺（1946，1960）假设，自我源于角色，这些角色是通过一个人的社会原子中的行动和互动来学习的。这些角色可以重新学习、发展、修改或消除。莫雷诺的角色理论由哈雷（1996）进一步阐述，他们写到了影响角色设定的因素：角色的扮演方式和个人给角色带来的变化。这个渐进的过程是从没有明显变化的角色获取，到经过一些个人修改的角色扮演，再到最高程度的角色创造。在角色创造中，个人表达的是个人的诠释和自发性，超越了已学到的东西，被他人模仿，并超出了他们社会背景下的预期。

在对男同性恋、女同性恋和双性恋青少年发展的分析中，亨特和马龙（2000）指出，所有青少年都是异性恋的普遍假设构成了对年轻同性恋者生活的主要压力，使他们处于被污名化和孤立的少数群体的劣势地位。被自己或他人认定为同性恋的人会使之前被认为是异性恋的人失去社交地位。随着同伴互动在青春期身份发展中的作用变得越来越重要，同性恋青年遭到嘲弄、仇视甚至暴力。那么，同性恋青年可以向谁寻求支持呢？许多人离家出走，在城市离家出走的人口中发现了高比例的同性恋者就证明了这一点。如果他们和拒绝接受他们性取向的父母待在一起，他们最终会永远生活在被拒绝的恐惧中。在学校，同龄人不断的攻击，再加上缺乏任何有意义的教职员工支持，导致许多人辍学。在纽约市，为那些因为是同性恋而觉得不能再在公立学校上学而受到攻击的年轻人创建了一所特殊的学校。但在全国各地的学校，同性恋学生甚至不得不为权利而战，才能组成支持小组，就像最近加利福尼亚州奥克兰和犹他州盐湖城发生的备受瞩目的案件一样。

马丁（1982）认为躲藏是同性恋年轻人的共同选择。隐藏他们的性取向是为了生存而学会的一个角色；虽然它可能提供一定程度的人身安全，但它可能会造成严重的情感损失，导致严重的抑郁、自卑、自杀念头和孤立。矛盾的是，为肉体生存而奋斗会损害情感、精神和精神上的健康。马丁和赫特里克（1988）研究了社会孤立是一种强大的力量，它可以以不适应的方式塑造青少年的生活；一些人诉诸青少年的滥交，这进一步划分了他们的性行为，阻碍了他们体验亲密的能力。

这位十几岁的男同性恋者，与世隔绝在他的家庭、邻居、宗教组织和学校里，可能很快就会知道他可以在某些社区、书店、电影和公园进行"联系"。不幸的是，这种接触本质上通常是性接触。在几个偷偷摸摸的时刻，青少年可以从躲藏的压倒性紧张中获得一些解脱。他对自己性取向的强迫性担忧，由于他害怕被披露，变成了对性行为的强迫性担忧。随意性接触也有助于保持隐藏，因为它成为一种将他的生活分隔开来并将性行为与他生活的所有其他方面分开的手段（马丁、赫特里克，1988）。

发展积极的同性恋身份

发展积极的同性恋身份的过程与角色训练密切相关。以此为目标的心理剧课程可以为参与者提供宝贵的社会原子修复机会。通过角色扩展，作为边缘化受害者开始治疗的来访者可以离开他们被困的位置。在这样的治疗时段中，来访者分享的最痛苦的回忆往往是他们青春期的记忆。

案例示例

迈克尔在成年后多次表达了对自己同性恋的自我厌恶，他透露了青少年时期的痛苦细节，当时他在一次小组会议上拍摄了他在天主教学校的经历中的一个场景。迈克尔没有参加棒球队，因为他不擅长运动，所以他和另一名学生在其他人打棒球的时候，把他的时间都花在了种一个小花园上。他的同学们在经过他工作的花坛时侮辱了他，说他"娘娘腔"和"仙女"，直到其中一个人推了他一把，他跑去向修女老师抱怨。这位修女带着其中一名男性团员严厉的表情，草率地为其他学生的行为辩护，并告诉迈克尔，他"应该表现得像个男人"。在表达了他在现实生活中因为害怕被进一步嘲笑为娘娘腔而克制住的悲伤和愤怒之后，迈克尔被要求站在房间里的另一个地方，把他年轻时没有说过的话都告诉他的"同学"和"修女"。迈克尔被未表露出来的强烈愤怒所震撼，他选择了几个小组成员做他的替身。渐渐地，在替身的支持下，迈克尔感到有能力用一种新获得的自信来大喊大叫和哭泣。他松了一口气，得到了其他成员的一致支持。其中一人还高兴地指出，扮演一名辱骂的同学给了他一个机会扮演侵略者的角色，这是他年轻时没有扮演过的角色。分享阶段的认同有助于巩固新开发的角色，这样它们就可以逐渐成为迈克尔剧目的一部分。

应对外部同性恋恐惧症和暴力

迈克尔的故事并不少见。同性恋和异性恋教育网络是一个全国性的非营利性组织，致力于解决学校中的同性恋问题，该组织在 1999 年进行的一项调查发现，这样的事件太常见了。这项针对来自 32 个州的 496 名高中生的调查显示，91%的学生表示他们经常在学校听到仇视同性恋的言论，这些言论近 40%来自学校教职员工（贝克，2001）。《人权观察》（2001）发布的另一份报告称，面对无处不在的虐待，LGBT 学生生活在恐惧中，学校工作人员几乎没有努力结束这种骚扰。根据这份报告，"LGBT 儿童面临的欺凌风险比美国学校里的任何其他学生都大"。该报告还说，"在为同性恋学生提供安全的受教育场所方面，美国学校系统得了一个不及格的分数"。

石墙起义（同性恋维权历史上一个标志性的事件，发生在 1969 年 6 月 27 日）三十年后，尽管有关 LGBT 社区的信息大幅增加，但针对同性恋者的暴力仍然很普遍。当媒体将注意力集中在同性恋抨击或谋杀上时，团体成员经常会谈论这类事件。在 1998 年怀俄明州马修·谢泼德被残忍谋杀后，全国主流媒体广泛报道了这一事件，我们小组中的讨论是生动的个人讨论。大多数团体成员都曾经历过这样或那样的骚扰，一些人仍然报告说他们的社区受到了威胁。该团体为其成员提供的同理心、支持和安全是无价的，也是赋予他们的力量，使他们能够自由地讨论这类事件，既可以表达他们的恐惧，也可以交换关于社区资源的信息。

压迫的潜伏效应：内在化的同性恋恐惧症

从莫雷诺在维也纳当医科学生的日子起，他就表现出对被剥夺公民权和受压迫的人的深切同情。在那里，他与难民、无家可归者和妓女一起工作。他写的关于他与经常被警察羞辱和骚扰的妓女的工作，反映了他对个人造成的情感伤害的深刻理解，这些人将归因于他们的负面形象内在化。莫雷诺对他们的生活条件感到震惊，他发起了今天可能被定义为社区组织和集体治疗的活动。莫雷诺（1953）写道："1913 年，我开始拜访他们的家，陪同我的是一位内科医生，性病专家威廉·格伦医生和维也纳报纸的出版人卡尔·科尔伯特……这些访问的动机不是为了'改造'这些女孩，也不是为了'分析'她们……而是让他们恢复一些尊严"。莫雷诺觉得有必要帮助他们，"因为他们长期以来一直被认为是卑鄙的罪人和不值得尊敬的人，所以他们开始接受这是一个不可改变的事实"。循序渐进的工作类似于团体心理治疗的经典步骤和目标，并证明了这种方法的有效性，当时这种方法甚至没有被承认为一种治疗方式。

建立积极的同性恋身份的重要一步是处理同性恋恐惧症，无论是外部的还是内在的。温伯格（1972）最初创造了同性恋恐惧症一词，他将其描述为对同性恋者的非理性恐惧。由于仇视同性恋的态度在我们的社会中无处不在，大多数 LGBT 人士不可避免地会将这些负面的刻板印象和态度内化为他们自己不断发展的身份的一部分。

对同性恋者的压迫根深蒂固，并已被主要的当权势力——政治、宗教和专业力量——所宣传。因此，同性恋者被贴上了罪犯、罪人、变态和病态的标签。即使精神病学也将同性恋视为一种精神障碍，直到 1973 年，包括同性恋治疗师在内的各种团体的持续抗议促使美国精神病学协会改变了这一点（阿尔特曼，1971、1982；西尔弗斯坦，1991）。

当心理剧被用来处理同性恋恐惧症时，社会测量学增加了加强群体成员之间社会和人际互动的重要维度。对于 LGBT 人群来说，这是一场艰苦的战斗，需要消除耻辱、神话和刻板印象。一个将负面刻板印象内在化的男同性恋者，在真正解决自己的问题之前，是无法改变别人的态度的。这项工作是多方面的，既要对内进行，也要对外进行。

在处理内在化的负面声音、图像和刻板印象时，我发现一种有效的心理戏剧性技巧是"希腊合唱团"。以年近 50 的科学家拉里为例，它是在他加入小组一段时间并在小组中做过之前的心理戏剧性工作后使用的。尽管拉里拥有相当高的智力和职业地位，但其时常有自卑、悲观、孤立以及无处不在的绝望之感。由于多年来对心理治疗的严重不信任，他在参加了一个工作坊后加入了这个小组。起初，与拉里的合作进展缓慢，一年后，他对治疗师和团队成员有了少许信任。随着时间的推移，几部戏剧揭示了他对父母未解决的愤怒的历史，他指责父母偏袒他的农家兄弟姐妹。虽然他的父母早已过世，但他仍然对被拒绝耿耿于怀。这种愤怒后来在他对嘲笑他是同性恋的同龄人的态度上得到了体现。拉里从来没有建立过亲密的关系，认为他可能会发展出一种亲密的关系也只是个模糊的想法。

对拉里来说，转折点是一部戏剧，他在剧中说，他已经准备好控制他对父母的愤怒。由于小组成员的替身作用并得到支持，似乎可以安全地向他询问他从童年到后来记得的无数信息和声音。我们对合唱团进行了角色训练，每个人都重复诸如"你永远不会有所成就""你这个娘娘腔的白痴"之类的话。剧中还包括合唱队中的是最具破坏性的人物之一：他之前的精神分析师，曾试图将他转变为异性恋，但没有成功。当拉里告诉分析师自己和一个男人发生了性关系时，他的分析师回答说："你背叛了我！"这个声音加入了大合唱，但现在拉里准备反击：拍打枕头，拉里能够达到他以前从未经历过的宣泄程度，在这一点上，他得到了其他成员的全力支持，这些成员遭受了家人、同龄人和老师的类似攻击。虽然这是 LGBT 人士仍然受到对待的悲哀表现，但拉里表达了这些根深蒂固的情感，随后得到了该组织的认可，这是他进步的关键转折点。

理论与实践

在过去的几十年里，人们发展了各种关于出柜过程的理论模型。卡斯（1979）提出了六个阶段：身份混淆、身份比较、宽容、接受、骄傲和身份合成。科尔曼（1982）以不同的方式描述了这几个阶段：出柜前阶段、出柜阶段、探索阶段、第一次关系阶段和身份整合阶段。根据科尔曼的说法，达到身份整合的最终水平取决于早期阶段发展任务的完成，其中一些任务可以同时发生，对于一些人来说，这可能是一个终生的过程。特洛伊登（1989）详细阐述了前人的工作，并对四个发展阶段进行了自己的描述：敏感化、身份混淆、身份假设和承诺。

这些模型以线性、渐进的形式呈现，旨在澄清一个抽象的过程，该过程可能是流动的、复杂的，甚至是混乱的。科尔曼说，他的模型"给了治疗师一些关于综合身份形成过程的理解——仅此而已"。这些模型共同强调同伴支持的重要性，并与其他男同性恋和女同性恋者一起工作。一些人认为，身份融合只有在与同性他人建立成功的个人和社会联系之后才能实现。

在我二十多年的 LGBT 社区工作经验中，社会测量学和心理剧为有效工作提供了额外的蓝图和工具，帮助出柜的人们，达到更高水平的自我接受和积极身份的整合。从社会计量学的角度来看，上述各个阶段可以与莫雷诺对角色获取、角色扮演以及角色创造的最终成就的阐述相媲美（莫雷诺，1946）。

团体治疗在帮助客户走向自我接纳方面一直被认为是强大的（雅隆，1985），在被污名化的人群中甚至更有效（Tunnel，1994）。在团体治疗模式中，心理剧增加了另一个维度：主角在行动中工作，后来能够将他新学到的技能转移到团体治疗室外的其他环境中。奥舍森（1974）详细描述了一个案例中的心理戏剧作品，在这个案例中，主人公被帮助揭露了长期隐藏的秘密，这引起了极大的耻辱。这导致了更高程度的自我接纳。

多年来，LGBT 社区的成员一直相互支持。甚至在石墙起义之前，就有一些团体的主要职能（尽管是非正式的）是在出柜过程中和以其他方式相互帮助。同伴支持在帮助无数人过上富有成效的生活方面发挥了关键作用，即使"助人职业"让他们失望得如此悲惨。一些组织，如纽约市的认同之家（Identity House），已经通过同伴志愿者完成了他们的工作。由于同性恋不是一种精神障碍，按照逻辑，朋辈咨询师可以和专业治疗师一样提供帮助。随着人类性行为知识的不断发展，专业人士可以扮演不同的角色。本着莫雷诺断言治疗可以在任何地方发生，而不仅仅是在治疗师办公室的精神，现在也许是治疗师考虑在同性恋社区之外的环境中使用他们的技能来帮助那些努力出柜和自由生活的同性恋者的时候了。

下文描述了为此付出的努力：一个主流社区中心的四个工作坊系列。

四个工作坊

第一节

热身：晴雨表

在简短的介绍之后，我谈到了出柜是每个 LGBT 人生活中的一个重要阶段。还有人指出，出柜是一个过程，而不是一次性行为，对于是否出柜、何时出柜以及向谁出柜，每个人都有自己的决定。热身练习的目的是提供一张"集体照片"，用图形表示成员在出场和出场的连续过程中所处的位置。成员们被要求沿着地板上标有出局程度的线放置自己，从在衣柜里到"非常出柜"。大多数成员都"部分出柜"（例如，对一些朋友或少数同事，但不是对其他人）；只有一名成员表示自己"非常出柜"。这反映了成员前来寻求帮助的两个决定性目标：获得自我接纳的能力以及与对他们重要的人自由谈论自己的生活和性取向的能力。

热身之后，我们继续通过多数人选择的方式，对主人公进行社会计量学选择。为了确定哪个成员在他（或她）的工作中会得到最广泛的认同和支持，参与者被指示将一只手放在符合各种标准的成员的肩膀上（例如，谁和你一样？谁和你不同？）。随着他们的回应，另一幅生动的群体结构图景出现了，直观地反映了群体成员的选择。按照最后一个标准（今晚谁的电视剧对你最有帮助？），小组选择了安，她对自己与犹太东正教家庭的性别身份冲突进行了清晰而感人的描述。

扮演

在行动的"边走边说"的前期阶段，安继续描述她所说的让她心碎的事件。她与一位名叫米里亚姆（Miriam）的加拿大女子有过关系，米里亚姆是一名自我定义的双性恋，她拒绝承诺建立一夫一妻制的关系，因为她想"保留自己的选择余地"。在加拿大的两年里，安想要在那里永久地生活，安对米里亚姆的依恋越来越深，但随着安试图与她建立一种独一无二的亲密关系，米里亚姆变得超脱和冷漠。当她的痛苦变得无法忍受时，安回到了美国，她相信地理上的距离将有助于减轻她的痛苦。然而，当她试图在纽约开启研究生生活时，她发现自己渴望建立起亲密关系，这既不是与优柔寡断的情人之间的关系也不是与品头论足的家人之间的关系，他们不能将她的女同性恋行为视为一种有效而健康的生活方式。

安的戏剧在两个场景中上演：未来与米里亚姆的对话，随后可能是与她的家人的对话，就在逾越节庆祝活动之前。在第一场戏中，安向米里亚姆展示了她渴望的爱情和破灭的希望。这没有任何结果，因为米里亚姆坚决拒绝承认自己是女同性恋者，因此认为没有必要走出她为自己创造的厚厚的壁橱门。第二个场景包括与安的父母和妹妹的对话，他们似乎都没有表示愿意接受安的女同性恋身份。这对父母反复谈到他们的传统信仰，并坚定不移地期望安能像她的姐妹一样嫁给男人、生下孩子。安在扮演过程中抽泣着，感到绝望。她转向她的"妹妹"，表达了恼怒和愤怒，因为她可以有自称女同性恋的朋友，但仍然拒绝认为自己的妹妹是同性恋。

这一幕并没有一个圆满的结局，因为多重冲突还远远没有得到解决。然而，这项扮演突显了安推迟向家人出柜的决心。她清楚地意识到，她需要更多的时间和更多同伴的支持，才能从一个积极、自我接受的地方向家人走来，她的家人也需要更多的时间来达到一定的舒适感，这反过来可能会导致对他们女儿的明确接受。

共享

成员们与安分享了她的戏剧是如何触及他们自己的生活经历的以及他们在扮演过程中是如何认同她的。他们这样做帮助了她的康复过程，让她感觉到她并不孤单地面对内心和家庭的挣扎，在她继续追求个人成长的过程中，她将得到支持。安说，她想站在一个充满力量和自豪的位置上，向她的家人走来。

第二节

热身：未来的预测

在成员抵达期间进行了一次非正式讨论，然后是未来的预测练习，这要求参与者利用他们的想象力来探索他们与即将到来的过程有关的希望、愿望和可能性。他们被要求想象已经过去 5 年了，并谈谈他们当时的生活。在随后的群组分享中，大多数成员表示，希望能实现自己的愿望，达到更高的自我接纳水平，更"出柜"，很少或根本不用担心别人的认可。通过社会计量学的选择，这个团体选择了戴安娜作为主角。

扮演

戴安娜讲述了她的故事。几年前，她与丈夫弗雷德离婚，弗雷德是他们三个孩子的父亲。她在结婚前曾告诉弗雷德她对女人的吸引力，但他认为这只是一个转瞬即逝的阶段。几年前，她遇到了一个叫丽贝卡的女人，随着戴安娜对她感情的加深，她和弗雷德更加疏远了。她终于意识到自己的真爱是丽贝卡，于是她决定，唯一忠于自己的方法就是和他分开，和她的女性情人住在一起。弗雷德没有对离婚提出异议，并同意让戴安娜做他们孩子的监护人，经常去看望他们。她仍然对她的孩子和出身家庭保持着封闭的态度，称丽贝卡是她的"朋友"，而不是她的伴侣。

正在展开的场景的核心是与弗雷德的对话。通过一丝不苟的角色互换，饰演弗雷德的配角描绘了一个对孩子们尽心尽力的勤奋男人。自从妻子离开他以来，他选择了一种孤独的生活，大部分空闲时间都和他的孩子们在一起，他认为孩子们是他生活的中心。很明显，他接受了戴安娜的性取向，也认为她是一个好母亲。随着她与他在戏剧中的讨论加深，她承认对他和孩子们有负罪感。她表达了希望他遇到其他女人"并继续他的生活"，她将这一愿望与她难以接受自己的女同性恋身份，进而无法向自己和他人出柜之间，进行了一次有洞察力的联系。戴安娜质疑她不向孩子们表白的决定，就像她到目前为止所做的那样。她指出，由于有了孩子——这通常被等同于异性恋——以及她的父母不愿接受她为女同性恋者，而是维持了许多家庭常见的"不问不说"的政策，她仍然被关在衣橱里。

共享

扮演弗雷德的成员的分享深深地影响了戴安娜。他接受了戴安娜和他自己的选择，这驱散了她的负罪感。她说，减轻罪恶感会让她感到自由，并逐渐获得更好、更完整的自我意识。整个团队对此都非常支持，表达了浓厚的兴趣和寄予希望。

第三节

热身：光谱图

本节从对上一次研讨会的反馈开始，从而将成员们与以前的工作联系起来，并再次联系。热身练习包括一张涵盖小组成员生活中几个阶段的光谱图。我在房间里画了一条假想线，将空间分为"积极"和"消极"两个区域，中间有一个"中性"区域。成员们把自己放在连续体上，回答关于他们对生活各个方面的感受的问题。我指示团队成员想象他们现在 6 岁，并问他们，"你对你的家有什么感觉？你的家人呢？你们家的经济状况如何？你的同学吗？你的学校吗？"然后我让他们想象自己 11 岁的样子，并提出了相同和类似的问题，并询问他们对自己希望拥有的朋友、萌芽中的性感觉以及体育课的感觉如何。当他们把自己放在光谱图上时，一张集体照片出现了，他们简短地分享了一些浮出水面的感觉。

这项活动唤起了大量的情感意识，可以在渴望交谈和分享的成员之间建立牢固的联系。这是一项重要而微妙的任务，是从热身阶段进入动作部分，而且不失去仅有语言上公开讨论的自发性，而仅仅是口头上的换气。几名小组成员表示愿意在行动中工作，该小组选择了快 30 岁的消防员克雷格。

扮演

我们边走边聊，克雷格说他想在工作时出柜，但不确定该怎么做。他身材高大，肌肉发达，声音颤抖地描述了他是经过怎样的长时间考虑才决定加入这个团体的。他说，他的一位与其有着强烈的矛盾心理的同性恋朋友告诉他，"这是显而易见的。如果你这么痛苦，那你就得鼓起勇气去工作坊。"一直认为自己勇敢无畏的克雷格再也抵挡不住了。

对克雷格来说，从 6 岁开始的光谱图就很有影响力，第一场戏就是从那个年龄开始的。克雷格在宾夕法尼亚州小镇的一个县集市上为自己雕塑，坐在一辆消防车上，旁边是他骄傲的父亲。克雷格就是在那里长大的。克雷格说，他长大后一直知道自己想做什么，他曾为当地消防部门做过志愿者。当他最终进入训练时，他是班上的第一名。

下一个场景描绘了一个更加复杂和困难的情况。克雷格和配角们在他驻扎的消防站创造了一个典型的场景：一小群人住在狭小的房间里，分享食物和放松，总是准备好在警报声一响就开始行动。当他的同事们分享他们的生活和他们的家庭时，克雷格总是保持沉默，因为他知道他们认为他是直男，并用他的沉默延续了这一假设。他经常从他们那里听到同性恋笑话，这加剧了他的痛苦。压力越积越大，他说他觉得自己必须做点儿什么，否则他会爆炸的！

我请他想象一下向他的同事出柜的可能情况。他想和他们中的两个人单独交谈可能会很舒服。第一次尝试是如此僵硬，对克雷格来说是如此被迫，以至于我们停止了行动，继续进行扩展分享。

共享

这群人认同克雷格，成员们谈论了他们在工作场所出柜的不同经历。一些人分享了他们是如何决定向一些同事而不是其他人出柜的，因为他们觉得自己的工作不会因为披露而受到威胁。最情绪化的是一位股票经纪人，他在一家享有盛誉的华尔街投资公司工作。他感到愤怒的是，尽管他的知识、曝光率、法律进步以及他的同事们的教育水平很高，但如果他出柜，就有被解雇的风险。

克雷格聚精会神地听着，然后说，他认为现在不是出柜的好时机。在该组织的支持和强化下，他决定从朋友和其他人那里寻求更多的支持，直到他准备好承受可能的敌意反应。他说："我知道，作为一名城市雇员，他们不能因为我是同性恋而解雇我，但他们肯定会让我的生活变得悲惨。即使是同性恋消防员支持小组也是在他退休后才由某人创建的，只有几个人参加了他们的会议。我还是不敢去那里。"

第四节

热身：投射社会计量学

最后一节选择的练习是"投射社会计量学"。成员们被要求想象他们的戏剧将会上演，然后选择谁将在其中扮演主要角色——母亲、父亲、高中朋友、前老板、前情人和老师。他们的选择得到了友好的笑声，感情的交流，甚至歉意的耸肩。

这群人随后选择布莱恩作为主角，因为他们中的大多数人都表示希望更多地了解他。布莱恩在前几次治疗时段上表现得非常友好，但相对保持沉默。他说，他想在行动中工作，在前一周克雷格的戏剧之后，他感觉已经准备好了。

扮演

布莱恩告诉小组，他是在治疗师的建议下决定加入的。他说自己非常害羞和内向，并说他想向家人就出柜开展工作。他是四个孩子中最年长的，是唯一单身的。他的母亲在父亲 7 年前去世后变得与世隔绝；现在独自住在他们的大房子里，她将家人的探望作为主要的社交渠道。他想和他的母亲上演一场戏，但为了准备这场戏，他觉得先和一位非常要好的朋友出柜是个好主意。对于我说他需要"试水"并做好计划，他开玩笑说，"嗯，我是一名会计。"

不出所料，与他朋友的那场戏很轻松。布莱恩最初的声明反映出他避免与其他人谈论他的私生活，即使是那些与他关系密切的人。他问了很多关于他朋友的工作、丈夫、孩子以及搬到另一个房子的计划的问题。在导演的替身的帮助下，布莱恩得以将对话引向更个人化的水平，他说："有件重要的事情我一直想和你分享。"他接着告诉她他是同性恋以及他和保罗的新关系。他的朋友的反应是充满爱意和接受的，她鼓励以后与他和保罗以及她的丈夫一起聚会。这一幕加强了他的支持感和信任感。

然后我们转到一个场景，描绘了他与他母亲的讨论。他们的关系一直非常亲密，但在布莱恩看来，由于完全避免讨论他是同性恋，他们的关系是令人窒息的和肤浅的。在这部戏剧中，布莱恩实质上也有机会为可能的"真实"对话进行排练。因为父亲是中心人物，即使在他死后，布莱恩也被要求选择一名组员来扮演父亲，父亲被放在母亲身后。布莱恩在对父母发表讲话时泪流满面，描述了他为保护他们免受同性恋困扰所做的努力，因为他还没有接受同性恋，这是他生活中的一部分，他一直隐瞒着。现在，在接近更高的自我接纳水平时，他敢于告诉他们关于他的生活和他的男朋友保罗的真相。当他的母亲在剧中哭泣时，他的父亲仍然是一个他一直以来的坚忍的人，表达了他对以他的名字命名的布莱恩会"没事"的信心。场景结束时，布莱恩告诉他的母亲，他们需要更开放的讨论，她对此表示欢迎，并意识到她需要帮助才能谈论他，而不会隐瞒他的生活。

共享

很明显，大多数成员认为向家人，特别是父母出柜是最困难的任务。该团队对布莱恩为他的关系带来开放的勇气表示支持，甚至钦佩。大多数成员对布莱恩的认同感很强烈。到目前为止，这个团队更有凝聚力了，他们表达了很大的兴趣，想知道他将如何履行他新表达的承诺，将他的亲密关系引导到更真实、更真诚的方向。"敬请关注！"治疗时段接近尾声时，布赖恩说。

尾声

人们的态度正在改变，大多数精神病学家和心理健康专业人士都已经领悟到了这一点。其中极少数人仍然坚持同性恋取向是一种偏好，应该（或可以）改变。2001 年 4 月，荷兰成为世界上第一个给予同性伴侣结婚权利的国家，并获得了给予异性婚姻伴侣的所有合法权利，比利时在 2 个月后也效仿了这一做法。然而，大约在同一时间，埃及有 52 名男子因同性恋被捕，其中 23 人被判处 3 年监禁和劳役。在美国，只有佛蒙特州授予同性伴侣公民结合的权利，争取所有人婚姻平等的政治斗争正在顺利进行。

2001 年盖洛普民意调查揭示了接受同性恋的趋势，声称 40% 的美国人认为同性恋是基于生物学的。这比 1977 年的 13% 大幅增加，当时大多数人认为环境对性取向的影响更大。也许与这种看法相关的是美国社会对同性恋的总体接受程度发生了重大转变。在接受调查的人中，85% 的人支持工作场所的平等机会——比 1977 年的 56% 有所上升——尽管只有不到 50% 的人赞成将同样的法律权利扩大到同性伴侣和已婚夫妇。对这种转变的解释将其归因于这样一个事实，即越来越多的 LGBT 人出柜，从而让其他人逐渐对他们感到更舒服。心理健康专业人员可以在促进治疗室和社区中心的接纳氛围方面发挥重要作用，而不仅仅是宽容。我们提供的工具可以在任何地方用来帮助个人、家庭、团体和社区。这样的工作确实可以代表莫雷诺（1953）宣言的精神，"一个真正的治疗程序不能少于全人类的目标"。

第 14 章

夫妻的心理戏剧技巧

约瑟夫·L.罗曼斯

引言

我认识的一位健美操教练阿尔贝托·佩雷斯（Alberto Perez）的口头禅是："我们的身体是用来运动的；移动我们的身体不仅能让我们外表看起来更好，还能让我们内心感觉更好。"心理剧是关于运动的。这是一种心理治疗的行动方法，它促使来访者实践新的、更令人满意的行为，表达未表达的情感，并通过从他们的生活、梦想和幻想中创造场景来获得对自己和他人的新理解。虽然心理戏剧性干预结构最常与团体治疗联系在一起，但它们也用于个人、家庭和夫妻治疗。

理论框架

夫妻接受治疗至少三个主要原因中的一个或多个：婚姻争吵、与孩子的问题或性不相容/不忠（勒纳，1989）。海登-塞曼（1998）指出："浪漫关系的开始和结束都是人一生中最重要和最紧张的事件之一。"夫妻治疗师从哪里开始呢？我们在心理健康专业中知道些什么，我们有哪些工具来帮助我们指导这些夫妇？治疗需要与研究联系起来。约翰·戈特曼（1994）为夫妻治疗师提供了关于那些成功或令人满意的关系，以及那些处于崩溃轨道上的关系的坚实的、实证的数据。根据戈特曼（2000）的观点，当"日常"正面情绪增加、冲突期间正面情绪增加以及冲突期间负面情绪减少时，人际关系才是成功的。如果出现冲突期间的批评、蔑视、防御和阻挠（"启示录"中的四个骑士）、负面归因/负面情绪压倒一切、以粗暴的方式开始对话（在女性中最常见）以及不接受影响（在男性中最常见），那么两人的关系就会失败。

莫雷诺的角色理论和社会计量学哲学（1953，1966）在许多方面与戈特曼的研究相似。莫雷诺写了大量关于某些人是如何交换能量的，这种能量鼓励每个人和关系以自发的方式蓬勃发展。这与戈特曼的研究结果一致，即日常积极影响的增加预示着更幸福的婚姻。莫雷诺探索了角色选择、角色扮演和角色创造以及可能会削弱或鼓励自发性的角色疲劳。戈特曼在描述夫妇出于习惯或出于童年防御而求助于"启示录"中的四骑士时，提出了类似的概念来描述对婚姻的影响。莫雷诺把心理剧发展成一种释放自发性障碍的方式。戈特曼鼓励在婚姻优势的基础上再接再厉。本章试图将这两位理论家进行交叉研究。

开始：用于评估的心理戏剧技术

光谱图/LOCOGRAMS/刻度

重要的是要评估关系中的每个伙伴如何识别问题和优势。一种在评估中有用的心理戏剧性技术是 LOCOGRAM，它识别特定的地点。罗伯特·斯特恩伯格（1998）认为，浪漫关系的基础有三个因素：信任、承诺（能够依靠对方）和亲密（包括性亲密）。在将地板中间的每个因素具体化后——以三角形的三个点的形式——要求合作伙伴一个接一个地站在他们认为是他们最大优势的因素上，然后给他们的合作伙伴一个具体的例子来强调他们的选择。然后，他们站在他们认为是伴侣最大优势的品质上，并给他们的伴侣一个例子，说明为什么他们相信自己所做的事情。在双方都完成了这些活动之后，每个合作伙伴被要求站在他（或她）最需要改进的品质上，并告诉合作伙伴他（或她）准备做的一件事，以实现这种改进。观察伙伴也做同样的事情。这种心理戏剧性的技巧帮助这对夫妇和治疗师建立了一份合同……或者不建立。有时，夫妻中的一人会"坦白"，说他（或她）没有投入到维持这段关系上。

使用在 0~100% 之间的连续体——光谱图也是有益的（刘易斯与约翰逊，2000）。在看了一段 10 分钟的视频和一篇关于戈特曼的《启示录四骑士》（1998）的文章后，我用胶带在地板上设置了一个 1~10 的标尺，让合作伙伴轮流把自己放在连续体上，告诉他们的搭档四个骑士中的每一个都是什么数字——批评、蔑视、辩护和阻挠。光谱图设置为 10 表示"最不危急"，1 表示"非常危急"。作为比喻，1 被放置在距离观察伙伴最远的点，而 10 被放置在最近的位置。接下来，我邀请合作伙伴，一次邀请一个，从他们排名最低或最需要改进的四个骑手中选择一个，并站在他们给自己的数字上。我请他们想一想最近的一次分歧，他们求助于四骑士的特殊品质，给出分歧的简要背景，并发表一项声明或描述一种在这个数字上代表他们的行为。然后，我邀请他们往上移一两个数字（更接近观察伙伴），并发表一项陈述，这将代表对最初的改进。

理想的未来演习

这个理想的未来练习基于查辛、罗斯和博加德（1989）的工作。这对夫妇中的每一位成员都创造了一个特定的、理想的场景，说明如果他（或她）的关系目标实现了，可能会发生什么。这可以是在一天中的特定时间（例如，早上离家、晚上返家或上床睡觉），也可以是一项特定的活动，比如讨论问题、一起做一个项目，或者决定购买一件重要的东西。因为这项技术需要几次角色互换，所以在练习之前要进行简短的角色互换培训。对配角伙伴的角色培训给予相当的关注，以便他（或她）了解如何扮演它。当第一个成员结束时，配角伙伴被邀请分享他（或她）在未来伙伴的理想化场景中出现的感受。为了让每个人都有足够的时间进行戏剧化，通常需要 2 小时的会话，如果不可能，则保证配角伙伴将在接下来的会话中表演他（或她）的戏剧。

角色互换

让合作伙伴轮流互换角色，并在这次练习中成为他们的合作伙伴（字面意思是换个座位）。然后，作为他们的伴侣，他们会说两件关于这段关系的好的事情，或者说他们最喜欢伴侣的什么，然后说出他们对这段关系的两个主要抱怨。在此之后，观察的伙伴走到发言的伙伴后面。如果有任何更正，让角色互换的人重新演一遍。然后让剩下的伙伴陈述角色互换后的两个积极面和两个消极面，让他们同样的伙伴有机会做出任何必要的修正。

这些心理戏剧评估方法实现了几个目标。他们帮助这对夫妇和治疗师澄清每个伴侣给关系带来的力量、关系本身的力量以及需要改善的领域。此外，这些练习还鼓励合作伙伴像关注"正在进行的工作"一样关注合作伙伴的优势和积极因素。戈特曼（1998）指出，拥有最满意关系的夫妇对每一次抱怨都会表达五种赞赏和喜爱之情。在夫妻治疗的评估阶段，这些经验方法也有助于夫妻和治疗师识别夫妻模式的中断和他们自发地改变的努力，这两者都可以在治疗中进一步挖掘。最后，这些行动方法帮助这对夫妇开始练习新的互动方式，而不是继续他们以前的冲突调节方式，因为这种方式可能无效。

夫妻治疗中期的心理戏剧性技巧

这一阶段的治疗通常解决戈特曼（2000）所说的关系中的"永久冲突"和这些

慢性问题经常伴随的"僵局"。戈特曼的研究（2000）表明，略多于三分之二的夫妻冲突是长期的或永久性的。丹尼尔·威勒（1993）建议："当我们选择合作伙伴时，我们选择的是一组特定的无法解决的问题，这些问题将被努力解决，有时会持续数十年。"角色和行为往往是僵化的，看起来就像是在剧本里写的：一个薄薄的防御茧，使得进入核心并非易事。正如乔纳森·凯勒曼（1988）所说："心理治疗的科学知道该说什么，艺术知道什么时候说。"僵化看似坚不可摧，其常常伴随着困惑和好奇心。这就是下面的心理戏剧性技巧被证明是有价值的地方。

四骑士的解药

批评

如果一方或另一方在治疗过程中意见不合，就让这位伙伴讲述他过去父母、老师或其他重要人物批评他的特定事件，让他按实际情况重现那次事件，另一名合伙人充当辅助角色（一些心理戏剧家倾向于让治疗师在这次重演中扮演敌手的角色。我发现在另一方作为配角的情况下效果很好，因为即使有投射的危险，扮演敌方角色的另一方通常也会体验到同理心）。当主角完成了对实际发生的情况的重演后，让他按照他希望的方式重拍场景，通常要有一些温和的抱怨和/或分担责任。来自配角的简短分享有助于那个人去角色，也就是说，回到他自己的样子。然后让挑剔的伴侣回到最初对她的伴侣的批评，以软化的抱怨和分担责任的形式而不是批评的形式表达自己。

防御性

让防御性的合伙人与投诉人互换角色，以便登记投诉或需要的合伙人可以展示她希望听到的那种非防御性的回应。然后让每个人互换回到原来的座位上，"从头开始"，立即重演修正后的版本。另一种技巧是让防守伙伴站在原告身后，作为她的替身，然后回到他的座位上，做出非防御性的回应。

蔑视

蔑视通常以非语言的方式或以讽刺的语气表达，有些人甚至没有意识到他们是在表达蔑视。让表达轻蔑的人将其发挥到极致，当她的搭档在讲话时，只使用肢体语言（例如，翻白眼、发出咯咯的声音、叹息、做出负面面部表情等）。然后，让对方重复争论，让轻蔑的伙伴通过她的面部表情或声音表达兴趣和同情。在办公室里录制一段 10~15 分钟的典型的伴侣冲突"片段",可以帮助伴侣看到他们的肢体语言和面部表情,这可能是非常有益的。

阻挡/关闭

石墙是男性离婚的最大预测因素,这是解决这一问题的一个简短的经验热身(戈特曼,1998),它邀请伴侣探索四种主要的防御措施:阻碍者、歼灭者、和平缔造者和控制者(怀特,2001)。使用围巾或任何其他形式的记号笔,识别这些防御措施中的每一种,并让合作伙伴站在他们小时候最常求助的一种防御措施上,给出例子。让阻碍对方的人找出一种他不想退出的方式(最好是在不涉及对方的情况下,例如,工作,和朋友在一起,等等)。建议采取自言自语、呼吸、动作、视觉化等形式。让阻碍者想出一句咒语来帮助他避免关门。另一种选择是让阻碍者扮演一个他成功自我安慰的实际事件,并使用伴侣作为配角。然后让伙伴重复这个论点,而没有让阻碍的伙伴退出。在另一个版本中,退出的伙伴说出他退出的过去的一个人的名字。把阻碍他的人放在他要退出的伙伴后面的椅子上,让他描述一下自己扮演的角色。把阻碍者换回到原来的座位上,让他分配一个他过去对那个人的恐吓的百分比,以及一个对他的伴侣的感觉的百分比,这样改变就可以修改了。

上演的冲突

这种技巧更多的是社会戏剧性而不是心理戏剧性(斯特恩伯格、加西亚,2000)。社会剧与心理剧的不同之处在于,它涉及"好像"的表演,而不是作为主角的自己。邀请陷入僵局的夫妇扮演两个有冲突的角色——两个不代表他们个人关系的人(例如,学生和教师、工会代表和管理层、老板和员工等)。向他们挑战,让他们提出一个论点,让他们从两极分化的立场开始,并试图达成思想上的契合。在这场人为的分歧持续了 10~15 分钟后,合作伙伴轮流对彼此说,他们做了三件有助于加强对问题的监管的事情,另一位合作伙伴做了或说了三件有助于缩小差距的事情。最后,让合作伙伴将他们在预演冲突中的所作所为应用到他们自己的个人冲突中。

"扭打"

当情侣们陷入僵局,消极情绪升级时,一种有用的心理戏剧性技巧是让情侣们站起来,把手放在对方的肩膀上,同时互相推几分钟。(注:采取预防措施以确保本次演习的安全)。然后,叫他们停止搏斗,并指示他们把手放在对方的腰上,轻轻地推,对方被推着让步,随着推和拉而轻轻地来回摆动。

借口

这种技术是基于维纳（1999）的工作。再说一次，这更多的是社会戏剧性而不是心理戏剧性。这对夫妇扮演一个场景，他们是两个年幼的兄弟姐妹。当面对台下一位家长的声音（治疗师）时，他问道，例如，"这个冰激凌是怎么弄得床垫上到处都是的？"他们要编造一个故事来避免他们受到惩罚。他们确实有罪，但必须用极大的想象力和创造力编造一个奇妙的故事，才能走出困境。他们必须相互支持，相互纠正，表现出许多兄弟姐妹的和睦，从而让父母因为养育了这样的模范孩子而看起来很好。在这扮演之后，让合作伙伴彼此告诉对方他们对全面协作角色怎么感受以及其中一些可能如何应用于他们正在进行的冲突。

软化启动——UPS 及接受影响

帮助夫妻提高这些技能的心理戏剧性技巧包括以下几个方面。

让带着粗鲁启动的伙伴识别并承担最友善、最温和的老板、父母、祖父母、朋友或其他角色。治疗师甚至可以让那个人坐在房间里的另一张椅子上，采访她，让她进入这个角色。让扮演角色的伙伴以柔和的方式向其伙伴登记原始投诉。然后让她回到自己的状态，以更温和的方式重复抱怨。

让难以接受影响的伴侣找出他真正想取悦的人（例如，父母、老板、孩子、朋友）。让他承担这个角色，并从这个角色对他伴侣最初的建议或需求做出回应，接受影响。然后，让他互换过来，像他自己一样接受影响。

怀疑的好处/积极情绪优先

要求合作伙伴想出一个例子，从错误或疏忽中提取有意之处。例如，一个合作伙伴可能会想到一封被邮政服务延误或丢失的信件。人们通常不认为邮政服务是故意延误或丢失邮件。鼓励这对夫妇表现出一种没有相关意图或负面归因的失望情绪。然后要求他们将同样的积极情绪压倒在他们的婚姻冲突上。例如，如果一个伴侣看起来心烦意乱，积极的情绪将其解读为可能有什么事情困扰着她（例如，工作或家庭），而不应用负面的情绪看待，即她试图通过分散注意力来惩罚她的伴侣。这是在实际冲突的背景下进行的。

结局：终止夫妻治疗

在夫妻治疗结束时，经验上的心理戏剧性技巧对于巩固成果和防止回归是必不可少的。以下技术可以在治疗结束时使用。

跨过门槛

在房间中间设置一个门槛（例如，使用胶带或围巾），面向观察伙伴。让伴侣轮流使用房间里的围巾或物品，将他们随身携带的三种工具或技能具体化，使他们的关系成为他们一直想要的那种关系。让他们说出这些技能的名字。然后让伴侣在门槛外放置几条围巾，说出他们对技能的使用将对夫妇的日常生活产生影响的情况。

珍贵的时刻

让伴侣重演一次治疗过程中的场景，这一场景促使他们在关系中的行为、思维或感觉发生了重大变化。让他们在扮演之前命名行为或洞察力，并在完成后为场景命名。

治愈弱点

让合作伙伴彼此互换角色，并让他们说出他们（作为他们的合作伙伴）拥有的一个弱点，以及他们的合作伙伴能够以一种方式为治愈关系做出贡献。然后让他们换回自己的角色，并做出任何认为必要的更正。

零星记录

更新

我通常会在最后一次治疗时段后安排 6 个月的后续访问，以了解合作伙伴在贯彻其意图和变化方面的最新进展。最新情况是有帮助的，因为它鼓励这对夫妇在很长一段时间内继续努力改善关系，知道他们将承担的责任。

男女同性恋伴侣

因为他们都是男性，同性恋关系中的伴侣通常很难摆脱他们的社会化角色，即竞争与接受影响。因此，接受影响的技巧通常需要重复几次。因为女性通常是为了适应而社会化的，她们往往会压抑愤怒或不满的情绪，然后在无法再压制的时候脱口而出。对软化的启动进行锻炼，并鼓励在投诉出现时立即提出投诉，这对女同性恋夫妇来说至关重要。

在与男女同性恋伴侣合作时，同样重要的是重演他们的出柜经历，也许是除了实际体验之外的一种愿望体验。社交原子（刘易斯、约翰逊，2000）有助于确定他们在人际关系之外得到的支持种类。

热身

作为情侣治疗时段的热身活动，我使用了大量的心理戏剧性技巧。

·合作伙伴告诉对方，他们在实际训练中的热身是什么。

·伴侣们互相讲述他们正在脑海中写的一封情书。或者，他们在会议开始时写这封信（为此，我使用大型新闻纸）。

·伴侣轮流扮演最珍视、最爱、最珍惜他们的人（无论是死了的还是活着的），然后讲述他们在这一周的关系中表现如何（例如，描述困难、成就）。

·伴侣们站起来，进入一个舒适的拥抱姿势，深呼吸，完全呼气三次，呼吸同步。

·伴侣们用洗手液按摩对方的手，然后告诉对方给予和接受的感觉。

·合作伙伴对他们的合作伙伴在前一周给予他们的一项好意表示感谢。

结论

我记得我和一位同事谈过"抵抗"。那是很久以前的事了，在我知道莫雷诺认为抵抗是在不充分的热身之前。我的同事共情地强调，治疗师办公室里最具抵抗力的人往往是治疗师他（或她）自己。当我对在夫妻治疗中实施心理戏剧性技巧感到害羞或抑制时，我就会想起那次讨论。然后我读到 T. 刘易斯、阿米尼和拉农（2000）的话并感到鼓舞："没有什么比传统心理治疗训练刻意培养的令人目瞪口呆的惰性更快地杀死治疗。许多有前途的年轻治疗师的反应性被抹去，因为他们被教导成尽职尽责的中立观察者，比外科医生缩手缩脚用未消毒的手接触开放的切口更挑剔地避免情感接触。结果是致命的。由于治疗是边缘相关的，情感中立会将生命从治疗过程中抽干，留下空洞的语言外壳。这是我的信念和经验，心理戏剧技术解决了夫妻治疗中边缘关系的需要"。

第 15 章 | 作为体验式教育的心理剧：探索文学以及营造合作学习环境

介绍

在这一章中，我使用在最广泛语义背景下的心理剧（莫雷诺，1969）一词来表示这一三元系统。在这一系统的创造早期，莫雷诺确定了三种主要的方法：团体行动疗法、自发性戏剧和体验式教育。莫雷诺认为他的方法是强有力且富有成效的学习方法，他意识到这些方法在明确的教育环境中与情绪困境疗愈时一样可以提供益处。事实上，在美国和国外的各种创新举措、实验和实例达成了这一希望。早在1928年，莫诺雷就在学校中展示了这一演化的自发性行动方法（玛丽伲，1989）。他于1932—1938年在哈德逊山谷女子学校中把社会测量法这一教育工具进行开创性拓展，将角色扮演加以运用（莫雷诺，1978）以及展示角色扮演示例的纪录片都是最早的教育应用实例。

至少部分源于莫诺雷关于如何使他的系统得到更广泛地接受的策略选择，其在实际的教育机构的应用还无法达到与致力于确定性治疗目的同样的使用水平。

从美国团体心理治疗和心理剧协会以及许多当地心理剧团体中心理健康专业人员与教育工作者的比例来看，在美国更是如此。目前，在巴西、英国、澳大利亚和新西兰等国家，自发动作方法和社会计量学似乎在教育环境中得到了更广泛的应用。但是，这一普遍看法需要更严格的调查和数据收集来支持。

在美国，心理剧的应用领域主要是在指导与咨询中，或者是在心理剧、社会剧以及社会测量学的教学中，作为心理学、咨询和心理健康的项目课程。这些方法得到广泛应用的潜力仍然没有完全实现。另一方面，由于社会学、心理治疗和体验式教育中团体技术的发展，莫雷诺作品的特定技术和某些部分已进入更广阔的教育领域，因此出现了显著的"涓滴"效应（布兰特纳，1997）。角色扮演模拟作为教育或培训技术的盛行以及合作学习在各级教育机构中的普及表明，莫雷诺系统的某些部分已经渗透到整个社会，并且人们在广泛的学习情境中越来越意识到它的益处。

自发行动方法在教育中的实际和潜在的广泛应用已被其他人详细讨论。较早的例子是亨德瑞、李佩特和让得（1947），他们在大学社会学课程中描述了社会戏剧角色扮演作为一种学习策略的好处，另外还有哈斯（1949），他从事一项非常广泛的研究，列出了哲学和教学原理以及各种具体应用示例。它以《社会学》杂志的特刊形式出版，包括莫雷诺（Moreno）本人在内的 32 位教师、教育研究人员和心理医生/社会计量学家为此书的出版做出了贡献。第一个主要部分论述自发性理论与教育的相关性，讨论诸如过程教育、全民学习和社区致富的好处等主题。第二部分介绍了在小学、初中、高中和大学等学习环境中的实际应用。这些描述了角色扮演、社会剧、社会计量学、生活报纸的使用以及社会学家。这一部分还包括个人和组织咨询中的行动方法示例。第三部分详细介绍了如何促进社会图、角色图、角色测试、社会测验和其他特定干预的操作方法说明。本书最后总结了影响和建议，包括对社会戏剧和社会计量方法的价值和益处的扩展讨论。这项工作为使用这些方法提供了远见和广阔的计划，也隐含着对实行这些方法的呼吁。不幸的是，这些呼吁和方法仍未像书中描写的一样得到实施。

最近，舍容（1973）详细描述了一个从《哈姆雷特》中的角色进行心理剧探索和讲授音乐概念中的动作方法的工作坊。Allen（1978）和阿茨储勒和彼康（1986）对"社会学习"的益处进行了广泛的理论论证、应用和研究，利用社会戏剧和社会计量方法改善了教育环境中的人际关系。Lee（1991）以及加得勒（Guldner）和斯通-温斯托克（Stone-Winestock）（1995）提出了在小学和大学课程中特定领域的最新应用。

正如布兰特钠（1997）所观察到的，"角色扮演是莫雷诺心理剧的衍生产品，从学龄前到专业研究生课程的教育中都广泛使用角色扮演"。正如作者在"教育中的创意戏剧和社会戏剧"的拓展参考书目中所指出的那样，这些方法已获得了广泛的应用。这些发展虽然令人欢迎且有用，但它们往往集中在儿童工作或在"人际关系培训"的原则下提高社会或生活技能，或者主要限于对教师、社会学家、心理学家或公共服务专业人员的培训。而且，大多数这样的工作和培训没有利用全部的社会戏剧方法，包括独白、替身、镜像和角色转换以及社会方法和干预手段。

斯滕伯格和喀什（2000）对社会戏剧在教育情境中的应用进行了广泛的调查，例如历史和社会研究、文化问题、外语、生活技能、文学、心理学、医学、护理和成人教育。他们为如何在这些领域的学习过程中深化和丰富这些方法提供了极好的指示。他们的讨论中有很多实用的建议和示例，但没有广泛描述特定探索是如何进行的。

在各种主题领域中的应用示例

为了扩展以前的工作范围并进一步展示自发行动方法的潜力，我将重点介绍我自己在实践中对示例的扩展描述。我希望这些内容能够触动教师和教育工作者以及已经在其他环境中实践过这些方法的人们的想象力，并会激发他们扩大学习策略的范围，丰富他们的实践的经验。

戏剧与文学界人物简介

作为戏剧和文学的老师，我发现心理剧方法对于使学生深入了解所研究的人物、主题和处境并与之建立情感联系具有重要的价值。在戏剧文学和戏剧课程中，我经常为学生提供与主角和配角进行自发对话的机会。通常，我首先为两个或三个突出角色设置空椅子。由于这些探索是在 30~45 分钟的时间范围内进行的，因此需要限制关注的重点。为了进行热身，我要求学生想象坐在空椅子上的人物，并鼓励他们非常具体、生动地看待人物（同时建议他们人物可能会以非常传统的着装和态度出现在他们面前，或以某种陌生和令人惊讶的方式）。根据学生对想象性动作训练的熟悉程度，设置需要一些时间和耐心。

然后，我邀请他们向角色讲话，再次鼓励他们说出任何想到的事情。当学生们开始热烈地参与互动时，我会经常回应他们的发言，以强调和支持他们，或者让他们兼演角色以澄清对所提及角色的情感反应或态度。在这个阶段的初期，我经常要求他们将问题重新整理成陈述，以再次阐明他们自己的感受和态度，而不是出于消极判断指责某人。当热身充分深化后，我请一个充分热身的人到某个特定角色的人坐在该角色的椅子上，对自己以及对有想法或问题的其他学生做出回应。

此后，动作自发进行，有时一次专注于一个角色，有时导致角色之间的对话。其他被热身为特定角色的学生也会被要求担任该角色一段时间，因此会经常出现扮演多个角色的学生。通常，角色扮演者们对同一角色具有不同的联系，或者具有相反的正面或负面观点。这可以导致探索和表达角色的重要且相互矛盾的方面。例如，在对欧里庇德斯（Euripides）的《美狄亚》一次探索中，一个学生支持该角色由于被剥削和被抛弃而对杰森进行强烈的报复，而另一个学生则认为美狄亚的母性是为了保护自己的孩子。每个学生都自发地，热情地为自己的立场辩护，为整个班级有力地呈现角色内心的冲突。在对《罗密欧与朱丽叶》的另一次探索中，罗密欧与蒂巴尔特之间展开了激烈的对话。罗密欧最终为冲动杀害了她的堂兄而致歉，这反过来导致了两个角色去世后的另一现实和解。

这些类型的探索还包括例如易卜生的《玩偶之家》中的娜拉和托瓦尔德，欧里庇德斯的《美狄亚》杰森，萨姆·谢泼德的《真西方》的奥斯汀和李之间的相遇。最近的一个例子是，在研究马洛（Marlowe）的《浮士德医生的悲剧史》时，绝大多数学生选择了专注于浮士德和墨菲斯托尔这两个角色。每个椅子都坐满了人，热身由两部分组成。首先，学生被要求尽可能形象化每个角色。然后，他们被邀请为每个人在一或两个初始述。最终，他们与浮士德进行了激烈的讨论，讨论了浮士德对自己选择与路西法绑定应负的责任。随着与角色碰撞程度的加深，几个人自发地坐到浮士德的椅子上。绝大多数人赞成浮士德在屈服于诱惑方面是意志力薄弱的，事实上，他的堕落是墨菲斯托尔的责任。最终，小组中的一位学生提出了没有听到墨菲斯托尔的可能性，因此他被邀请扮演这个角色。当该小组中尚未发挥作用的其余人员被要求与另一方保持一致时，他们全都选择了浮士德。这导致了两个角色之间的激烈讨论，即谁应对浮士德的堕落负最终责任。然后，我要求演员扭转角色，短暂地体验相反的观点，然后回到他们的原始角色以作最后陈述。结果在浮士德内部产生了分歧，分为承认自己对命运负有责任和希望通过指责外来力量以避免一个成年人做选择的痛苦两派。由于之前的课程研究了欧里庇得斯的美狄亚，因此将浮士德的分裂与美狄亚在谋杀其子女的决定方面的内在冲突进行了比较。

这是通过将美狄亚带到相遇中来完成的，由一名学生演出她的两方面。随后的对话被证明是比较和分析浮士德与美狄亚之间存在的相似性和差异的丰富来源，正如共享部分的学生所表达的那样。

在这一部分，有充分潜力而未被充分探索的是浮士德博士与特洛伊的海伦之间的关系（是这张脸引起了数千艘船投入的战争并且烧毁了伊利昂的无极之塔的？）。创建这些角色的自发互动可能会唤起男性理想化幻想，将女性作为爱情对象的客体化以及将女性视为自己的向往的主题。当然，这将使学生对戏剧产生更深层次具有卓有成效的见解，并为有意义的讨论和课堂探索材料中固有的重大问题和主题提供机会。

表演和表演艺术的动作探索

在剧本创作的讲习班课程中，我将创建过程中与角色的空椅子相遇作为中心方法。这是一种激发学生剧作家的创造力想象力，并利用其自发性将特定角色置于更清晰的焦点上的方法。它使学生能够克服创造力的障碍或探索角色创作的各种替代方法。实践证明，这种方法在角色创建的早期和后期都非常有用。它可以提供可能的新动作，并揭示给定角色中的内在动力和无法预料的个性。该过程的基本方法与先前的示例相同，不同之处在于，最富有成效的信息和见解来自角色反转为新角色后对学生的访谈。当出现有关该角色过去的经历或该学生剧作家尚未想象的场景的线索时，该法规将扩展，以允许该角色（由该学生剧作家扮演）在他或她的虚拟世界中，展示与其他角色的经历和互动。结果为剧作家提供了大量潜在的素材，然后他或她可以自由选择或丢弃。

在与学生表演艺术家合作时，成文法可分为两大类。首先是重现学生选择的个人经历，然后他成为心理戏剧的主角。重演可以包括各种探索来加深体验，包括独白、旁观、兼演角色和角色逆转。

在与学生表演艺术家的合作中，扮演（法规）分为两大类。一种是一个由学生选择的个人经历的重演，然后他成为这个心理剧的主角。重演可以包括各种深化体验的探索，包括独白、旁白、重复和角色转换。然而，在一门行为艺术课程的背景下，这种探索的目的不仅仅是自我意识的发展和个人的成长。它为学生提供了一个基于个人经验创造一件表演艺术的独特过程。在大多数情况下，它为学生在自我展示时提供了更多的信心并且显著减少了表现焦虑。另一种是帮助学生在过程中发现一件表演艺术作品。这种类型的探索取决于给定作品的发展阶段。在非常早期的阶段，这通常开始于学生遇到作为一张空椅子上的角色的"项目"。在充分的热身之后，项目角色可以被要求描述它自己，定义它的目标或对观众的影响，或者表达它需要从学生那里得到什么来成长和成熟。对于较高级阶段的项目，学生通过将项目的各个组成部分识别为单个角色，通过角色表示来定义每个组成部分的角色，然后在各个角色的辅助下构建一个活动雕塑模拟表演。然后，学生主角扮演编曲者、导演或表演者的角色，试验作品或替代作品的各种形状。观众的角色通常也包括在内，以探索可能的影响和艺术意图，并通过学生主角与观众角色的角色转换来探索沟通的清晰度。与剧本创作探索一样，学生们普遍发现这种方法具有高度的刺激性和创造性，为他们提供了洞察力、灵感以及对形式和表演与观众之间关系的更成熟的认识。

神话学研究中的行动方法

介绍

在过去的五年里，我和一位文学教授一起教授"神话学"。我的主要贡献是运用动作方法来探索各种神话人物和文学作品。我们都强调，这门课的一个基本观点是，对神话的富有成效的研究不仅仅是一种智力的、客观的和解析的方法。它需要一种真实的尝试，以开放的态度接受神话人物和材料对自己的影响，并以一种全心全意的方式与他们接触。课程平均人数在 35 人左右，分别来自不同专业的高级本科生。课程内容主要集中在三大领域：古希腊神话，包括两个著名的悲剧（《酒神巴卡》和《俄狄浦斯与安提戈涅》）；亚瑟王和圣杯的传说；几个广为人知的圣经故事，包含了文献戏剧的标准和可供选择的动作方法（Pitzele，1997 & 1999；Miller，1997）。这种设置为一系列行动方法的使用提供了丰富的机会和肥沃的土壤，我将描述其中比较典型的一些例子。

许多学生以前彼此都不认识。为了创造一种让他们克服与许多人进入课程时的学习阻力的氛围，各种社交方法被用来促进团队的建设和凝聚力。这些都在后面进行描述。早期的课程会议只提供简单和简短的自发行动机会。随着课程的发展，许多行动探索被设计成包括整个小组的行动，因此那些习惯性地不积极参与的学生，无论是在讨论中还是在行动中，都有机会在不受关注的情况下参与进来。

简单地开始行动：独自遭遇空椅子

在最初的课程中，学生们被要求说出任何他们觉得与之有某种联系的神话人物。这包括当代文化中的人物。在随后的课程会议中，他们被要求首先根据自己的人物与一个或多个其他学生建立联系并分享，然后再与另一个与自己截然不同的学生建立联系（找到相反的极点）。在他们有足够的时间进行交流和分享后，我邀请那些想要进一步探索他们与人物之间的联系的学生站出来，为整个群体讲述他们之间的联系，在这个过程中，一个或多个学生成为主角与他们各自的人物进行短暂的"空椅子"接触。这通常包括一系列陈述，其中有些是我的回应，有些是我的重复；角色转换成人物，并选择一个替身；根据人物的角色产生一个答案；并反转回自我的角色去聆听回应，以替身为辅助。这次偶遇以自我对角色的结束语而结束。作为结束语的一部分，我鼓励学生在以后的某个时间与人物进行对话"预约"，可能是在安排的课程会议期间，也可能是在学生空闲时私下进行。

典型的社会剧或文献剧：每个角色只有一个演员

这种方法使用了更常见的社会剧或文献剧的方法，即由单个志愿者扮演角色。游戏开始时，主要角色的椅子都是空的，而团队成员则有机会扮演其他大多数人认为值得考虑的角色（例如，在《创世纪》故事中，那棵树或是通往伊甸园的大门）。在完成最初的热身（通常是导演面试）之后，角色之间的互动就开始了。我经常使用旁白或重复来鼓励重要情感的表达，以加剧冲突，并避免演员的刻板印象或自我意识倾向。为了让其他人参与进来，我还经常征求重复的陈述，或者说出他们的不同态度和反应。热情高涨的观众会被邀请加入到情节中来，可以是替身，也可以是联合演员。

这种方法的一个优点是，那些自愿承担初始角色的学生是最没有自我意识的学生，他们最乐于参与课堂的各个阶段。他们往往会更充分地融入这个角色，产生更多作品，并采纳导演的建议和干预。而它的一个明显的缺点是，许多比较被动的学生在活动期间仍然如此。我不断地尝试通过让观众对强烈的或不寻常的时刻做出反应，并将这些反应重新组织成对所涉及的角色的直接评论来应对这种情况。我的经验是，这种方法在课程的早期阶段效果最好，采用下文所述的其他方法，让整个小组从一开始就参与行动，在教学上更有成效。

全组行动：小组简介

一种不同的方法是从一开始就使用整个小组，由一个突出人物开始（例如，为每三到四个人物设置一个椅子，在每个椅子周围留出足够的空间以允许聚集）。例如，我在《伊甸园的故事》和《德墨忒耳颂》中就用到了这种方法。前者最初的角色位置是亚当、夏娃、上帝和蛇。有时，小组会在行动中自发地添加其他成员，例如苹果或知识树。对于《德墨忒耳颂》，通常的位置是德墨忒耳（谷物女神，婚姻和女性的保护者）、珀尔塞福涅（宙斯之女，被冥王劫持成为冥后）和哈迪斯（冥王）。有时，小组还会选择加入宙斯，因为他在故事中扮演了重要角色，尽管在实际文本中只出现了很短的时间。

一旦这些场所建立起来，学生们就被要求把自己置身于他们感觉联系最紧密的地方。我还提到了一个社会关系的探索，即让学生接近那些他们感觉联系最少的角色，那些他们感觉最困难的角色，或者那些他们感觉最神秘的角色（后一个标准有助于让学生超越从简单的情节剧角度来看待角色，即从"好"和"坏"角色的角度来看待角色的个人倾向）。第三个社交行为是学生最感兴趣的角色，或者是他们想从中学习的角色。当使用多个移动时，我会让学生选择他们在动作开始时想要扮演的角色。

作为行动前的热身，学生们被要求说出他们对所选择的角色的主要情感和态度。通过指挥的重复，我指示他们不要太担心声音中明显的矛盾和不一致，提醒他们这些角色和真实的人一样，经常会有矛盾或不一致的情感和态度，也就是说，他们是复杂的，不是一维的。当各个角色得到充分的热身时，他们就准备进入交互式对话了。角色被鼓励彼此做出陈述并对陈述做出回应，而持续的指挥重复则可以澄清并关注情绪反应。当相互作用的强度达到一个显著的水平时，小组就会通过融入其他任何一个角色从而被引导着改变观点。在持续一段时间以提升对新观点的理解和欣赏之后，学生被要求回到他们原来的角色继续对话，并最终通过做最后的陈述来结束行动。之后，学生们分成几个小组，最常见的是社交三人组或四人组，如果可能的话，每个角色由一个人扮演。

在一次关于伊甸园的探索中，亚当最突出的话语是"我感到孤独"和向上帝提出的问题"你为什么创造我？"那些来自蛇的是"我不应该受到责备"和"我所做的一切都不涉及罪！"在这次特别的探索中，夏娃基本上是沉默的，因为那些扮演她角色的人觉得她是一个非常顺从的女性。知识之树在行动过程中自发产生，它对上帝感到愤怒，同时也感觉到，由于它就是字面上的扎根的，它应该体现了真实的生活。上帝最突出地表现出渴望的法官的角色，他给亚当的基本信息是"我给了你自由意志。你自己做决定"。为了回应亚当对答案和情感满足的要求，这已经发展成为行动的主要焦点，那些扮演上帝角色的人们被指示暂时聚在一起，寻找他们最强烈的共识反应。亚当的核心问题"你为什么创造了我？"变成了"这是我的计划"。对上帝"过剩现实"的进一步探索产生了一个富有同情心的男性次要角色，他的目标是消除亚当的愤怒、沮丧和无能为力的感觉。这位上帝最终决定把他唯一的儿子送到人间，作为救赎人类、亚当和他所有遗产的祭品，来掩盖他对亚当所受苦难的悔恨。

另一种富有成效的整个小组的方法是通过以下对《圣经》中亚伯拉罕和以撒的故事的处理来说明的，这门课从不同角度来研究这两个故事，一个是《创世纪》第22章1~19节中的描述，另一个是来自著名的中世纪循环剧《布罗姆循环》。这种方法利用整个小组的创意资源，创造出各种版本的故事中的突出时刻和不太突出的次要人物。这些包括最明显的突出和戏剧性的时刻以及其他在传统展示中暗示或掩盖的时刻。为了做到这一点，首先将小组分成四人组，使用不同的社交标准，以确保出名的和不太出名的同学能相对平等地分配到每个四人组中。四人组有时间讨论自己对故事的反应，并决定一系列特定的时刻，以简短的动作场景或雕塑的形式展示给整个大组。他们有很大的选择余地，可以决定是要展现一个引人注目的时刻，还是一个在文本中没有直接描述的时刻。准备好后，每个小组做陈述。作为导演，我通常鼓励他们深化或简要扩展他们的展示，最常见的是在关键时刻对一些角色使用独白技术。这些都提高了对各种角色的情感、未表达的想法和多余的现实形象的欣赏。

因此，涵盖的材料和经验的范围特别值得注意。例如，一些雕塑关注的是祭祀公羊的经历。还有一位考察了在旅途中陪同亚伯拉罕和以撒但没有出席献祭的重要时刻的仆人们的感受和反应。另一个四人组，有已经熟悉社会剧的学生，在《艾萨克的结合》中使用了亚伯拉罕和艾萨克的替身。还有一个人选择把亚伯拉罕带到摩利亚山（上帝规定献祭的地方）。在这个版本中，亚伯拉罕试图通过合理化"我只是在做我的工作"来处理他对于父母和雅维的忠实仆人之间的矛盾感情。

事件发生后，艾萨克下山时的几句自言自语集中表达了被深刻背叛的感觉，如"我再也不会信任父亲""我们的关系永远改变了"或"我等不及离开他，创造我自己的生活了"。

从行动后的分享和一般讨论中可以明显看出，这种方法极大地提高了学生对材料的鉴赏和情感联系。在对得墨忒耳的圣歌赞美诗的研究中类似地使用了相同的方法，以探究德墨忒尔和波耳塞福涅的神话，结果大致相似。

集体行动：主要角色的相遇

在对《约伯记》的研究中，作为最初的热身，要求学生思考他们认识的任何遭受了特别多的苦难的人。然后，他们形成了三人组合，扮演受难者、安慰者和苦难中的重要因素，即第三个社会剧的角色。为了避免过多的责备、羞辱和单向的愤怒，我以这种方式定义了第三个角色，而不是只分为明显的引起者和受难者。在短暂的自发互动中，会定期指导学生将每个角色的重点放在"我感觉如何"和"我需要什么"上。然后，他们经历了一段三人一组的分享。对于全组动作，我只选择了两个角色——约伯和保惠师。小组分成两半，每半首先扮演一个角色，然后再扮演另一个角色。在每个角色中，他们都被要求专注于"我对他人的看法"和"我对他人的需求"。

这场热身之后，有几位志愿者出来扮演了每个角色。我一次邀请一个角色对另一个角色发表一系列陈述，偶尔澄清两次或强调感情和要求，然后随着演员的进一步热身而进行更多的互动对话。其余的人随着热身完成也自发加入。约伯在此部分中最突出的陈述是"你不了解我的经历"和"我现在以不同的方式了解上帝"保惠师最重要的一句话是："我被痛苦吓到了。那就是我需要您接受我的安慰的地方。"

由于时间限制和保持对重点的关注与限定，这次没有引入上帝的角色。它本来可以很容易地实现，并且在不同情况下可以很好地扩展和丰富该行动。从小组内部的反应可以看出，撒旦的作用也可能包括在内。

然后，表演者调换角色，并从行动的另一极出发开始对话。有一次，被问到了保惠师们他们想要自己和约伯之间的物理距离是多少。关键的回答是"我几乎可以把自己放在你的鞋子里。但是我因自己的恐惧而退缩"。该小组的其余成员都以见证人的身份受邀对每个角色发表讲话。一些人表达了他们对约伯和保惠师的认同和同情，而另一些人仅对保惠师发表达了看法。

　　会议以热烈的小组讨论结束，他们分享了他们对整个展现过程和故事的反应。他们最重要的讨论集中在一个人是否可以真正理解另一个人的痛苦的问题上。最广泛认同的结论是，试图对另一个人的痛苦敞开心扉会给双方带来最大的安慰。一项非常有用的经验研究（针对该课程的未来版本）将是研究角色转换的经验在多大程度上有助于学生集中于这个特定问题。

其他非典型动作方法

　　作为研究丘比特与赛琪神话的一部分，学生被要求专注于故事中的关键时刻。赛琪受到善妒的姐姐的驱使，在丘比特与她睡着后，用姐姐带来的油灯看了丘比特的脸，违反了丘比特禁止发现他的身份的命令。一滴灯油洒在丘比特身上，唤醒了他并导致他抛弃了赛琪。经过全组的热身，直到闭上眼睛的时刻，两名志愿者就赛琪被发现时的内心想法和感受，说出了自己的独白。鼓励小组兼演两个角色，以支持志愿者扩大感情的范围和深度。然后，小组要求他们写一段简短的叙述，讲述他们的个人经历中以某种方式与赛琪被发现时的任何主要情感有所联系的时刻。然后，在小组中两两成对分享自己的写作内容。

　　作为本课程中希腊悲剧研究的一部分，我用一个简短的片段向学生介绍合唱团。合唱团的贡献和意义很可能是现代学生最难掌握的戏剧要素，尤其是因为如此高的专业水平实际表演实例很少。两个悲剧中的第二个是欧里庇得斯的《酒神的女祭司》，其中合唱团由女祭司们组成，她们是信奉狄俄尼索斯的信徒，行为以狂喜的舞蹈以及庆祝生育和性狂喜为主。

　　我为此实例设计的动作片段虽简短但功能强大。该组分为两个同心圆。内圈的学生提供了运动和声音部分，而外圈的学生提供了打击乐的击鼓节奏。内圈的文本由经常在合唱颂词中重复的词句组成，这是该时期庆祝仪式的传统部分，即"哎欧！狄俄尼索斯！布罗米乌斯！咆哮！巴克斯！"学生在移动、跳跃时随机地、尽可能大声地把它们喊出来。外部打击乐节拍将一个小节（长短）和短短长格（短短长）组合成一个简单的而典型的合唱节奏，即形成 5 节拍的节奏。导演在圈内的替身（或拉拉队长）被证明有助于激发学生更充分地表达。持续了足够长的时间达到充分热身后，内外圈的作用迅速反转，鼓手成为舞者，反之亦然，动作继续进行。例如，经过一段适当的时间后，当学生的精力开始下降时，该动作便会结束，开始分享。典型的回应是，这对于使学生更深刻地了解合唱的情感力量很有帮助。

文学作品中的人物不在的多场景戏剧

　　另一个富有成效的途径是允许学生探索那些不直接包含在特定文学作品情节中

但可以合理地在故事中占有一席之地的人物。尽管这种超文本的追求可能会引起某些文学理论和批评学派的强烈反对，但它的好处是可以通过让学生用自己的创造性和想象力来扩大他们的视野，从而极大地丰富许多学生的经验。在这方面，自发动作方法与最近使用超文本的实验有很多共同点。

课堂中的社会测量学介绍

心理剧和社会测量学的实践者当然不会感到惊讶，后者可以作为提高课堂学习的一个有价值的工具。到目前为止，所有类型的学校中，从主流学校到替代学校，再到实验学校和非传统学校，最大比例的学习情境都发生在群体中。一般来说，教育小组有明确的目标、任务和整体角色结构。小组的动态和气氛至少对学生的学习气氛和学习经验的相对成功有一些影响。调查和揭示学生之间、教师和学生个体之间的隐秘关系，可以对学习气氛产生积极影响，使学生更容易把精力更有效地集中在手头的特定学习任务和挑战上。

以下是我在课堂上使用社会测量学的一些例子。这些包括范围广泛的干预措施，主要取决于主题内在的教育目标以及班级的规模和结构。教育或学术契约以及特定学生群体对自我表露的成熟程度和舒适程度提供了界限，并且通常减少了更深层次的分享和接触。然而，无论学生群体或干预的深度如何，在群体凝聚力、学生自尊和能力等方面都有显著的好处。

公共演讲课程：结对练习和光谱图

在一门关于公共演讲的课程中，我用了几种不同的方法来使用社会测量学。在早期的课程中，一个主要的目标是建立一种积极的支持氛围，以减少学生在公共演讲时经常出现的焦虑。在这个阶段，我介绍了一些两人或三人的非正式会面，重点是交换个人信息。当学生们发现他们在本课程中所扮演的角色之外，还有其他共同的联系和角色时，他们就会对各种主题领域的交流感到更加自如。在随后的课程中，为了准备一般性信息和说服性演讲，我介绍了光谱图，使学生有机会获得关于他们的听众的具体信息（在这种情况下，是其他班级成员）。这包括对特定主题领域的兴趣或知识水平，或对特定问题或有争议的主题的一种信念和态度。例如，一个学生在考虑一个关于堕胎的说服性演讲时，不仅可以了解这个群体中从赞成到反对的态度范围，而且通过一些探究，还可以获得更多关于听众的信仰结构和动机的具体信息。如果一个学生打算告诉小组一个具体的问题，他可以发现听众掌握了多少知识，从而避免重复他们已经知道的信息。

在有争议的问题上使用光谱图，并对学生在这些问题上采取特定立场的原因进行一些探讨，能产生了一个额外的好处，即增加了对与强烈持有的信念相反的意见和观点的容忍度。因此，对许多学生来说，至少听一种相反的观点，而不陷入对这种观点和持这种观点的人的感情谴责中，就比较容易了。

文章写作：减少焦虑和促进角色转换的光谱图

在散文写作的导论课程中，社会测量学也被用来帮助学生获得关于作为他们的试听读者的同学的兴趣、价值观和观点的具体知识。缺乏对读者兴趣和品位的了解以及对这些兴趣和品位的无效或扭曲的假设，是造成写作障碍和学生作家高度焦虑的因素。换句话说，他们缺乏想象一个观众的能力以及与一个或多个潜在读者角色转换的能力。频谱图的重复使用，加上非正式的两人或三人对话，明显有助于训练学生把写作重点放在具体的读者身上，想象出一个定义明确的听众，而不是陷入内在的焦虑驱动的精神迷宫。

神话课程：行动干预与社会活动测量

如上所述，另一门需要不同的社会测量学应用的课程是"神话学"。由于大多数学生在上课之前并不了解彼此，为了克服固有的对行动方法的抵触和抑制以及克服许多学生在大班上保持隐形的愿望，需要注意小组凝聚力和建立信任。然而，所研究材料的智力需求，包括历史背景和语境、神话研究学术视角的介绍和文本分析，使得在课程的任何阶段都难以投入大量时间进行纯粹的社交练习。然而，从微妙的干预到大规模的社会关系测试，社会测量学在各种各样的情况下都起到了很好的作用。前者的一个例子涉及座位安排所反映的空间社会测量学。在第一次会议期间，大多数学生在教室找到一个座位，并声称这是他们自己的座位。许多这样的选择是基于课前建立的友谊而做出的。为了促进讨论过程中的眼神交流，并创建一个中心行动空间，我们要求学生将自己排列成单排的马蹄形。在这种格式中，也有明显靠近中心的偏好，在最接近入口的末端，或在离入口最远的末端。然而，到目前为止，还没有可能研究这种社会测量偏好水平，因为它与课程内容没有直接关系。为了抵消这种僵化的体位安排，对于许多双人或三人小组的热身活动或讨论，我要求学生站起来，围成一个圈，并选择圈子对面或跟自己有一定距离的伙伴。

另一个早期阶段的社会关系分组是在第二次班级会议上根据内容相关的标准进行的。学生们被要求选择一个他们非常认同的神话人物，并大声地向小组说出这个角色的名字，然后让他们与其他选择相同角色的学生一起，或者根据角色之间的相互关系与其他人一起，最后与他们所在小组的其他人分享他们对自己选择的角色的联系和感受。然后，他们被要求与那些选择的角色看起来互补或者有很大不同的学生交流，并分享他们选择自己角色的原因。

在接下来的课程中，在某些全组的行动探索中，经常会有其他基于神话人物亲和力的社交关系实例。尽管偶尔会通过招募一些志愿者作为角色扮演者来开始行动，但我发现，只要有可能，让整个团队参与行动通常会更有成效。这种包容性可以改变许多学生在大班上变成被动、冷漠的旁观者的倾向。例如，在探索伊甸园的过程中，我为亚当、夏娃、上帝和蛇分别在不同的象限空间中创建了一个由椅子组成的字形图，并要求学生坐到椅子上，这个椅子代表他们对谁有最强烈的感觉（无论是积极的还是消极的）。然后，他们有机会通过与那些做出相同选择的人分享来进行角色之间的互动热身，经常会发现在个人选择标准和对角色的感觉上有很多相似之处和不同之处。在探索后的分享中，他们经常被要求与选择其他角色的伙伴组成一组，以便通过与那些观点和看法与自己不同的学生互动，加强社交联系。

其他社会计量学分组发生在使用四五个人的小团体进行的神话探索中，其中每个小组准备一个动作雕塑或一个简短的微型演示文稿，以选定的精彩时刻与全班分享（例如，围绕以撒的牺牲）。工作小组的组成方式是首先指导学生选择一个不坐在他们旁边的伙伴，然后指导每对选择另一对他们都不熟悉的伙伴。与以前一样，这使学生可以在空间和情感上与以前远离他们的其他人进行联系。受加得勒和斯通-温斯托克（1995）的启发，另一项重要的社会计量学干预是用于确定五人项目组的全面社会计量学测试。这些小组的任务是开展一个 15 分钟的小组项目，内容涉及教师确定的内容中未包括的神话学。当我们最初允许学生针对这些小组进行自我选择时，就需要更多由社会计量确定的分组。不可避免也不足为奇的是，那些在课程内外都已建立起紧密联系的学生赶紧与他们的朋友们聚在一起，只剩下一两个小组几乎完全由孤立的个人组成，他们几乎没有亲和力。这些孤立的群体在功能上遇到了重大困难。他们的演讲质量明显低于其他小组，因此导致在此作业上评分低。

我设计用于改善这种情况的社会计量学测试包括三个标准，其被选择为引发与一个生产性高、功能强大的项目组相关的有目标的连接。

（1）在项目组中，谁最能倾听并尊重您的观点？

（2）谁最能激发或启发您对神话材料的思考？

（3）谁将是最有能力的小组组织者，可以最明确地帮助小组集中工作？

要求学生针对每种标准给出前三个选择，并简要说明每个选择的原因。

为了避免引起潜在的拒绝或排斥问题，这些问题在课堂上无法得到适当处理，请确保学生的选择将是保密的，只有我和我的同伴知道。结果以表格形式列出，列出了各种程度的互惠关系以及收到的选择的数量。从这些信息中，可以看到相对正星和孤立星。到目前为止，还没有一个学生成为真正的孤立者（既没有选择也没有被选择），尽管有些学生没有得到任何人的选择）。

最后，我和我的同事分配了项目组，试图安排它们的组成，以使每组都没有太多的被多次选择的明星学生或被孤立的学生，因此每个学生都被分配到包含一个或多个自己选择了的学生的组中。使用社会计量学测验为亲和力分组提供更合理的基础，通过对项目的课堂反应，我们的主观感知以及每个学生在此作业上取得的年级水平来衡量，可以使各组之间的表现更为平均。但是，它并未在所有项目组中产生同样多的功能，这是因为该测试在提供线性信息方面不够复杂，并且由于学生的学术能力、动机和纪律水平各不相同，正如他们之后在这样规模和人数的班级中一样。另一方面，选择方法确实提供了足够的、积极的结果，远超过证明其使用的正当性。

社会计量学是课程结业典礼的一部分。要求学生确定至少一位同学的存在，该同学以某种方式使他们对课程的学习更加丰富，然后与该同学分享他们选择的理由。

结论

前面的示例简要介绍了社会计量学在课堂环境中可以发挥的重要作用，并为扩大社会计量学和能力知识在各级教师中的使用提供了理由。

第 16 章

心理剧与审判：训练审判律师

詹姆斯·D.里奇

当律师正在与陪审团讨论恐惧时，一位心理剧治疗师从听众角度认为这种恐惧似乎很像独白；在审判的稍后阶段，律师从其他角色进行交谈，包括她的委托人和一个无生命体，心理剧治疗师认为律师进行了角色互换；律师谈论证人没有说的话。心理剧治疗师听起来是律师做了证人的替身。

陪审员们在认真地聆听，而不仅仅是礼貌性地注意律师讲的故事。他们被拉了进来，感到与律师有联系，是因为他们知道审判律师在告诉他们比其他律师能告诉的更多事实。他们听到的真相更多是涉案人员的人性现实。

庭审结束后，心理剧治疗师接近律师并说："我从未见过这样的事情。通常，律师只是在审判中做同样的事情。您从哪里学到的东西？"律师说："好吧，我从来没有那样做过。我按照在法学院和法律研讨会上的教学方式来做，但成绩却很差。您听说过心理剧吗？"

精神卫生专业人员努力评估患者的治疗效果：他们辩论如何衡量治疗效果，如何评估治疗效果随时间推移而持久还是消退以及如何评估不同治疗方法的有效性。试验是不同的。审判具有明确的开始、结束和结果。陪审员或在某些情况下的法官做出判决，即对案件及其中的人的判决。判决可能会产生现实后果：监禁、罚款，甚至死刑。

陪审团的裁决评估了陪审团的审判结果，毫无疑问，心理剧是法庭上极为强大的工具。受过心理剧训练的律师取得了他们和同事都认为不可能的结果。心理剧培训已帮助缺乏经验的律师和经验丰富、成就高的律师获得了满意的判决结果。接受过心理剧训练的律师仍然会在审判中失败，但他们并没有像以前那样频繁失败。而在被告人被定罪的刑事案件中，审判期间被告人性化可能会让被告获得更轻的刑罚。

心理剧为什么在培训初审律师方面起作用？它是如何工作的？心理剧如何用于培训初审律师？

现在，人们达成了审判是关于故事的共识。如今的法律文学充满了对'故事'或'叙事'的赞誉。每个人都有自己的故事。陪审员将找到一个故事。倡导者有一个更好的方法。法官将认同一个故事或是补全提供判决的背景。陪审员正在等待，一旦锁定了事件的暂定版本，他们就会以与故事框架保持一致的眼光收集并处理所有以后的信息（泰格，1999）。

审判是生活的缩影，生活是由故事组成的。以某种被发现的，常常令人困惑的方式，故事组织了构成它们的事实。因此，人类的现实及其"事实"不仅由叙述来讲述，而且由叙述构成（阿姆斯特丹、布鲁纳，2000）。

心理剧提供了发现、学习和讲述构成审判故事的独特方式。独白可以访问一个人的想法或感受，但不能说出来。兼演另一个角色可以帮助我们了解一个人正在经历什么，但不说出来，甚至不知道。角色扮演使我们能够从别人的视角了解世界，并使我们体验生活中复杂而丰富的主体间性。过去或将来事件的展现使我们从内部了解现实。镜像使我们可以从新的角度理解事件。所有的心理剧方法都可以使我们有机会接近以前被隐藏的故事部分以及未知的新故事。

这些新信息一旦找到并传达给陪审员，便可以为律师讲述强有力的故事提供巨大的新帮助。"许多故事的拥护者明确地对比了理性的论点和故事的更直接的情感力量"（布鲁克斯、吉维兹，1996）。就像经典的心理治疗法对于它揭示的事实有强大的作用一样，用于准备法庭和法庭上的心理剧方法对他们揭示的事实也有强大的作用。

就像经典心理剧使集体成员有接触彼此的心的新途径一样，心理剧方法也可以为法庭做准备，而法庭上使用的心理剧方法也可以为律师提供触及陪审员的心灵的新途径。就像经典心理剧会创造更大的团队凝聚力一样，心理剧方法也可以用来为法庭做准备，并在法庭上帮助律师创建一个由律师、委托人和陪审员组成的同盟，而该团体不包括其他律师和委托人。

这种进行审判的方法与传统方法截然不同。学习如何"像律师一样思考"是通过法律培训的一种仪式。律师被训练在法庭上思考，而不是去感受。律师被训练为以程序化的，经过计算的和有目的的操纵方式行事。这种行为的问题在于，包括陪审员在内的每个人都可以从程序化的、经过计算和操纵的角度来理解它。这样的行为会将陪审员推开而不是拉近与他们的距离（里奇、诺特、拉瑞莫，1999）。

法庭上的律师总是在舞台上，与陪审员交流的时间比委托人要多得多。陪审团最终对律师和委托人都做出了判决。律师诚实吗？值得信赖吗？公平吗？心理剧培训通过提高律师发现并说出人们通常找不到或不会说出的真相部分的能力，提高了律师的信誉。心理剧允许律师体验故事，而不仅仅是知道故事的"事实"，而经历过故事的律师在法庭上讲故事并帮助其他人讲故事会更具有说服力（科勒，2001）。

通过使律师更好地了解委托人的世界，心理剧可以改善律师与委托人的关系。通过进入委托人的世界，律师更能与委托人共情，对他或她的评判也就减少了。律师与客户之间的纽带将持续存在于法庭上。陪审员敏锐地意识到律师与委托人之间的情感交流，因此不免受到其影响。正如小马丁·路德·金（Martin Luther King Jr.，1963）所说的那样："我们陷入了不可避免的相互联系的网络中，并束缚在命运的统一之中。直接影响一个人的会间接影响所有人。"

正如关于如何指导心理剧只有唯一的准则而不是规则一样，关于如何使用心理学来准备审判以及律师如何在法庭上使用心理剧方法也只有准则而不是规则。正如导演的自发性对于激发主角和其他小组成员的自发性至关重要一样，心理剧治疗师的自发性对于律师的审判准备工作也至关重要，而律师的自发性则在审判过程中至关重要。因此，尽管下面的示例、方法和理论可能有用，但必须始终以自发性和创造力来应用它们。法庭内外的每一个新的个人处境都是不同的，并提出了新的独特挑战。在各种新情况下，说服他人相信自己听到的是真理，而不是经过精心演练的版本，这是在瞬间出现的自发地、创造性地和诚实地生活和工作的能力。

评审团选择

选择陪审团可能是任何审判中最重要的部分。在选择陪审员时，他们正在对所有法庭参与者形成意见。与所有第一意见一样，这些意见通常不会有太大变化。

律师为一名被控谋杀的男子辩护。陪审员都很紧张、警惕，几乎不怕一切。无所不能的陪审员的担忧包括：他们是否足以胜任将要受到质疑的潜在陪审员的角色；是否胜任被选择为陪审员；他们是否会说出被他人拒绝的言论。当律师站起来开始对陪审员进行讯问时，她伸手去找一个自言自语的人，找到后说："很难成为谋杀案的一部分。今天早上我的胃不舒服。恐怕我会很难找到正确的词。"然后她问："今天早上有人在害怕吗？""有人害怕在法庭上说错话吗？""有人害怕在谋杀案中担任陪审员的责任吗？"陪审员和律师举起手来，开始谈论他们的恐惧。法庭的气氛，尤其是律师与陪审员之间的空间，变得柔和了。陪审员开始信任律师，他说的是实话，在情感上与他们保持联系，并且听出了他们的恐惧。

当律师继续与陪审员交谈时，她询问案件中的其他问题，包括被告的肤色、犯罪团伙成员以及他们承认使用了毒品。在每种情况下，律师都会承认自己的感受，并就这些问题进行非判断性、非操纵性的讨论。陪审员们感到自己向律师敞开了心扉。尽管陪审员不知道，但律师与一名心理剧治疗师合作为陪审团的选择做准备。心理剧治疗师帮助律师找到了她对案件的独白——这些独白大多充满恐惧，并鼓励她将这些独白作为与陪审员讨论的基础。

处理过先前案件的陪审员立即注意到与其他律师处理陪审团质询的方式不同，这是隐藏他们的恐惧并表现出信任的形象，从而避免了与陪审员建立诚实情感联系的可能性。

律师已经受过培训，可以将法庭视为与普通人类经历不同的现实。法庭的现实是人类的现实。在非法庭团体中建立信任或破坏信任的力量也存在于法庭中。知道如何建立人际关系对于任何律师来说都是一笔巨大的财富。

一位参加了包含心理剧的培训计划的律师这样解释了他的经历："我喜欢那些对自己的感受保持透明的人，不信任那些掩盖了情绪的人。当他们表现出恐惧时，我喜欢他们，因为这让我感到不那么孤单（暗示害怕自己）。当他们'真实'时，我喜欢他们。从别人那里，我了解到他们和我一样喜欢和不喜欢同样的事物。最终，我得知那里的每个人都在暗自害怕某事，而那些说他们不害怕的人是你不信任的人。无论你是否了解，你都不会对他们感觉良好。"（阿伯瑞芝克，1997）。在法庭上也是如此。

就像生活中一样，在法庭上公开自我是一种舞蹈。像在其他群体中一样，在错误的时间或以似乎是表演的方式进行过多的自我披露会将陪审员推远。"在早期会议中进行广泛披露的患者通常在他们的小组中很受欢迎。人们向喜欢的人透露更多信息。相反，那些能够自我展示的人更容易被别人喜欢。但是喜欢与自我披露之间的关系不是线性的。一位自我披露太多的人引起他人焦虑而不是喜爱。自我披露是一种受情况和角色约束的复杂社会行为。没有一个人会孤立地自我披露：必须始终考虑时间、地点和人物"（亚龙，1995）。尽管如此，律师已经接受了如此全面的培训，不会在法庭上自我披露，而他们的自然焦虑也使他们进一步退缩，以至于对于大多数律师而言，更晚、更少的自我披露的风险比尽早、更多的小很多。

随着陪审团的选择继续，律师根据陪审员的陈述使用另一种心理剧方法，兼演两个角色。一名陪审员说："我不知道在这种情况下是否公平，"律师根据陪审员的发言，她说："你真的为此感到困惑，是吗？"陪审员，听到律师的赞同和愿意倾听的意愿，以更深沉、更开放的声音回应："是的，我是。我很难接受它。"另一名陪审员是白人，他描述的是与非白人被告肤色相同的人所经历的经历。律师回答："对您来说，那确实是一次艰难的经历，不是吗？"陪审员回答："是的。我不想被歧视，但也许我是。"

在这两种情况下，律师都有能力为陪审员替身，并发现陪审员的潜意识，这会使陪审员公开更多信息，因此律师对陪审员的了解更多。同样重要的是，陪审员知道律师是一个真正聆听陪审员，与陪审员个人相关并理解陪审员的人。真正被别人聆听的经历在我们的一生中并不常见，我们喜欢并信任真正聆听我们的人。律师与这些陪审员建立了情感纽带。

在这种情况下，就像在大多数情况下一样，陪审团的选择，例如心理剧，是一个集体过程。所有陪审员都观看律师如何与他们互动。律师与任何陪审员的每次真实互动都会将其他陪审员拉向律师，并使他们也想见她。律师与任何陪审员之间的不正当互动都会使其他陪审员远离律师，并使他们想隐藏自己的思想和感情。

律师通过心理剧训练发展了替身的能力，在这种训练中，她学会了如何以替身去发现另一个人未说出口的想法和感受。通过这次训练，律师提高了她的聆听技巧，这样她就能听到没有说出口的话。她认识到，她只能通过注重当下和保持诚实来聆听，而不是像她在法学院接受的训练那样，试图按照事先计划好的论点来操纵陪审员。

律师以另一种方式使用心理剧准备审判。当天早上，她将一名心理剧作家带到法庭上，坐在听众席上。在开始选择陪审团，在前五分钟，律师对陪审员将对她与他们进行的诚实、公开和自我披露的讨论后做出何种反应感到焦虑。心理剧治疗师把律师带到最近的可用私人空间———一个小储藏室，问她最担心哪种陪审员。她告诉他：一个大约 50 岁的男人，双臂交叉在胸前坐着，脸上露出酸涩的表情，他没有说话，只是最后问律师为什么要谈感情，感情与本案有什么关系。心理剧作家的律师角色与想象中的陪审员相反，然后，心理剧作家询问了律师在陪审员角色中的几个问题。通过扮演陪审员的角色，律师能够感受到陪审员的内心体验，了解他的性格，并意识到如果她对他是坦诚的，他对她也会是坦诚的，尽管他有坚硬的外壳。律师的焦虑减轻了。当她离开房间，开始与陪审员们讨论时，她说话像一个普通人一样，而不像律师那样，陪审员们立刻注意到她的诚实，并开始对她的诚实作出反应。

直接讯问

一名男子在诉讼中作证，控告他的前雇主没有正当理由就解雇了他。这是"直接讯问"，律师向被传唤到证人席上的证人提问。律师正在了解他这个案子的关键时刻。律师问了他一些问题，让他能够在此时此地为陪审员们设定一个场景："你要去哪里？""你现在看到那个地方了吗？""它长什么样？""它闻起来像什么？""现在是几点钟？""那个房间里有什么家具？""房间里的温度是多少？""这里还有别人吗？"标准法律问题用的都是过去时，不询问详细信息，例如场所的味道、家具的种类和当时的温度。律师使用了场景设置的心理剧技巧，把场景带到此时此地，就像心理剧导演所做的那样。律师甚至可以让证人从证人席上下来，用几把椅子来布置现场，从而让他采取行动。律师正在使证人热身，使陪审团也热起身来。律师会问一些问题，引导证人在陪审团面前进入并重温那一刻。证人的记忆力得到增强，他的感情从他站在证人台上时所承受的焦虑情绪转变为当下他害怕因做错了事而失去工作的那一刻的情绪，他不知道该怎么做。

就像当导演让主角设定好，然后开始重新体验时，心理剧的观众被吸引到那个场景中时一样，陪审员也被吸引到这个场景中。他们不再评价证人的故事，而是开始和他一起生活。随着律师的继续引导，律师把证人与陪审员一起被拉进现场，律师的语气发生了变化，变得更加柔和与深刻。律师所说的每个词现在都具有更多的含义。律师和当事人都不必再纠结于文字，因为场景的设置和当前时态的使用已使他们完全融入了当下。

随着审问的继续，律师要求证人进行独白："告诉我们你对自己说了什么。"证人回答说："我正在试图弄清楚该怎么做。"一个人告诉我做一件事，另一个人告诉我做另一件事。律师说："告诉我们你在想什么。"证人说，"我不知道自己有什么选择。我只是坐下来，它就来了，那里的房间很小，房间变得越来越小，很快我就站起来，离开，摔门，跑了出去。"陪审员与证人共同生活过，毫无疑问，他们看到了证人内心斗争的真相，基于证人对他们的坦率和诚实，他们与证人产生了共鸣。他们之间的情感纽带由此产生。

律师在心理剧训练中学习了场景设置和独白。两者都有助于创造出一个被陪审员认可的真实场景。但现实是，另一位没有接受过心理剧训练的律师将会有一段令人不安的艰难时光。

就在证人作证之前，律师的心理剧作家把律师拉到一边，让她短暂地做了会儿证人。这只需要几分钟，但当律师离开了证人的角色时，与证人有了直接的共情联系。在律师在法庭上询问证人的过程中，法官、对方律师和陪审员都感觉到了律师和证人之间的纽带。律师发现很容易与证人保持一致，因为她帮助他讲述了他的故事。证人发现与律师相处很容易。这个故事讲得很好，而且没有被过度排练的感觉。

在另一个案例中，一名女子在诉讼中作证，控告一名粗心大意的机动车司机伤害了她。她作证说，由于受伤，她不得不使用一个挂在床上的家用颈部牵引装置。这位律师使用了心理剧的格言"演示给我，不要告诉我"，将牵引装置引入证据，然后让这名女子从证人席上下来，躺在律师桌上，向陪审员展示该装置是如何工作的。律师用现在时问她问题，以便把陪审员带到现场。律师让女人描述她的卧室。律师用问题和陈述来设置场景："告诉我们你在这个房间里看到了什么？""这个房间的光线如何？""告诉我们你听到了什么？""当你使用这个设备时，你的身体有什么感觉？""告诉陪审员你在想什么？"

现在，读者可能会想："什么样的法官可以让律师从事这类工作？"或者"哪些司法管辖区允许律师做这样的事情？"如果读者是一名律师，那么他的想法就会包括更有力的陈述："在我认识的法官中，没有人会允许我做这样的事情"或者"在我执业的地方，你不可能逃脱惩罚"。对方律师会疯狂地反对，而法官会支持对方的反对意见。

律师倾向于放弃太多他们认为法官会或不会允许的权力。从来没有人（包括法官）会保证做或不会做。这里描述的每种方法已在美国法庭或被广泛认为是省级的司法管辖区中被认为是保守派或纯朴作风的法官面前成功使用。这里描述的每个示例均来自真实案例。

法官也是人。总的来说，他们和陪审员一样有能力被吸引到一个好的故事中去。大多数法官每天的大部分时间都是无聊的，看着同样的保守行为一遍又一遍地出现，不同的律师做着同样的事情，用着同样老套的方式。

如果一些真实的、新的、自发的或创造性的事物开始在法庭上发生，那么他们可能很感兴趣，想看看它是什么。如果它具有真实感，法官就不太可能想要阻止它。每一个有经验的律师都知道，即使法官拒绝，坚持不懈和创造性可能会让律师以稍微不同于法官最初不允许的方式完成工作。对律师来说最大的危险是律师会放弃太多或太容易，因为他认为法官不会允许。

盘问

盘问——询问对方律师传唤的证人——是审判中律师试图通过一个不情愿的主角讲述故事的唯一部分。律师在准备盘问时需要很多技能。心理剧就是这样一种技能。

有效的盘问包括通过证人讲一个故事，该故事与证人在直接询问中讲的故事有所不同。心理剧作家可以通过与证人进行审前角色互换，帮助律师为盘问做准备。律师从证人的角度了解世界是什么样子的。律师了解了证人没有讲的故事。

一名律师正在为他的当事人杀害 6 人的案件辩护，其中包括 4 名儿童。当事人已经认罪。唯一的问题是，他是在监狱里度过余生、不得假释，还是被执行死刑。律师知道陪审员们对谋杀感到愤怒，他需要帮助陪审员们摆脱愤怒，而不是将注意力集中在可怕的犯罪上，而应关注他们是否应该判处被告无期徒刑或处决。

一名州法医为他对 6 名受害者进行的尸检作证。由于杀戮的事实和其恶劣的性质是毫无争议的，因此传统的方法是很少需要盘问的。然而，辩护律师用一种亲切的谈话语气反复询问法医，询问他是如何处理如此困难的工作的。通过他，律师讲述了这样一个故事：当法医第一次看到尸体时，他充满了愤怒，尤其是对那些儿童受害者。后来这变成了悲伤。尽管他又生气又难过，但他知道他必须客观地对待他的工作。他希望要是死亡从来没有发生过，他可以在其他地方就好了。但他必须面对现实。他必须按照法律规定工作。做这项工作对他来说很难，他希望他不必这样做。但总得有人去做。他已经学会了给自己时间来摆脱愤怒。他知道这是至关重要的，因为如果他让自己被愤怒支配，他将无法清晰地思考和保持冷静，做他必须做的工作，变得镇静并按照指导他工作的准则行事。

在法医讲述这个故事的过程中，律师为陪审员提供了一个榜样，从一个无懈可击的来源，告诉他们应该如何对待他们的工作：认识到他们的愤怒，然后克服它。因为如果他们让愤怒控制住，他们就无法履行自己的职责，他们需要着眼于事实和法律准则来决定生与死的工作，并冷静而清晰地思考摆在他们面前的唯一问题：被告在监狱中度过余生，还是被国家杀害。

律师在审判前通过与证人的角色互换获得了很多有关盘问的信息。这对律师来说是很痛苦的，但是这是进行盘问的必不可少的准备，因为它使律师能够找到一个真实的故事告诉陪审团，这将有助于挽救当事人的生命。在法庭上进行质证时，律师从未忘记证人的世界观。用心理剧术语来说，律师在扮演自己的角色的同时，也不断地在心理上与证人互换角色。这使得律师能够继续讲述故事，而且是以一种礼貌、有尊严、尊重证人的方式。

在另一种情况下，审判前的律师准备对医疗事故案件中的医生进行盘问。律师知道医生要讲述的故事：他尽了最大的努力救治一位病人，但这位病人没有按照医生的指示做，不幸的是结果很糟糕，诉讼毫无根据。律师带来了几个朋友，其中一些是律师，以帮助他做准备。一位朋友接受了心理剧训练。该小组坐在一个不惹人注意的房间里，里面放着几把旧椅子。接受过心理剧训练的朋友请了律师，由其担任医生的角色，并讲述医生将在审判中讲述的故事。

当律师用医生的角色开始讲话时，接受过心理训练的朋友在转为医生的律师的椅子后面不远处放了四五把空椅子，并邀请小组成员坐在椅子上，试图找到律师转变为医生没有说出的想法、感觉或事实。当小组成员倾听时，故事逐渐升温，人们很快就从座位上跳到空椅子上，以医师的身份发言并提供医师未说过的信息，产生了很多想法。由律师担任的医师可能被要求继续待在这个角色里，并说出哪些想法合适、哪些不适合，或者可能退出该职位，聆听或询问他对空椅子上人们的任何疑问。他从中获得了很多关于盘问的潜在的想法。

开幕词和结语

除了陪审团的选择，对证人的直接检查以及对证人的交叉询问外，审判的其他部分还包括开庭陈述和闭幕辩论。律师在所有证人作证前向陪审员作开幕词；在所有证人作证后，律师将作最后辩论。在开庭陈述和结束辩论时，律师直接与陪审员交谈，并告诉陪审员能打动他们、让他们做出有利于自己判决的故事。

律师正在发表关于谋杀案的开场白，其中一名警察被杀，辩方是自卫。开庭陈述开始后不久，律师对陪审员说："现在让我告诉你们，从我的委托人的角度来看，证据将显示什么。"然后，他扮演委托人的角色，并在陪审员面前重新制定委托人的事件版本。陪审员被委托人的故事吸引，如果律师用传统的方式讲述，陪审员绝不会被这样吸引。让陪审员从委托人的角度看待事件，这在任何情况下都是至关重要的。

在有心理剧学家在场指导委托人的情况下，委托人在心理上重演了杀人事件，律师在这种情况下准备开场白。重演时，委托人在当晚经历的、之后无法接触和表达的想法和感情，重新涌现上来了。律师以前所未有的方式理解委托人的行为。

通过从心理上体验故事，律师将故事内在化了，这样他就永远不会忘记故事，获得更多事实，获得更多情感，增加自己对案件的热情，并以一种更人性化、更少律师化的方式经历故事，后来他以这种方式向陪审团提出了此案。

可卡因案件中有一名律师在作结语。她将扮演被指控销售毒品的药物的角色。她对陪审员说："我一直在想该药会说话。我认为这是一个故事。"她走过去，拿起毒品，向后走，然后站在陪审员面前，双手紧紧握住毒品。她说："如果我可以和你说话，我会说这样的话：'我重 5 克。我住在一个塑料袋中。我来自另一个国家，被偷运到这里。我被隐藏了。大多数人都害怕我，因此他们害怕在我附近发现的任何人，例如路易斯。无论我在哪里，似乎周围都有人。我从来不认识路易斯，但我在他被捕的房间里。由于他有毒品记录，所以我知道每个人都会以为我是他的。我失去了生命，但我可以变得非常有价值。目前，对于路易斯的朋友约翰来说，我是地球上最有价值的存在。约翰说我属于路易斯，因此他能避免长期监禁、远离他的妻子和孩子。他无法用金钱或武力避免监禁，但他只要说我属于路易斯就能避免。人们对我的感情如此强烈，以至于他们停止思考，只是做出反应，就像在这种情况下警察和检察官的反应一样。我想知道您是否会做出反应，而不是停下来看看这里真正发生的事情。"她仍然扮演着毒品的角色，慢慢地补充道："我还要告诉你一件事。人们将我与西班牙裔人联系在一起。即使听到与我相关的名字'路易斯'，人们也会认为我一定属于路易斯。就像火腿和鸡蛋，或烟和火。路易斯没有要求此责任，但他承担了。约翰来到这里告诉你我属于路易斯时，我就知道这一点，我想知道你们中的任何人是否知道根据对您的先入为主的判断而不是根据您实际所做的事情来进行判断。如果您曾经有过这样的经历，您也许可以想象成为路易斯的感觉。"

在一宗伤害案中，一名正在结案的律师在陪审团面前谈到委托人的痛苦。"我是玛丽的痛苦。在这次审判中，您没有收到我的来信，因为通常我不会讲话。我总是和玛丽在一起，但是我是隐形的。有些人声称我不存在，因为我无法客观地证明或衡量我，但他们不必与我同住。我整天和玛丽在一起。当她想和她的孩子们玩耍时，我和她在一起。当她吃饭时，我与她在一起。当她睡觉时，我与她在一起；当她与丈夫亲密时，我与她在一起。几秒钟后，我将停止讲话，您将再也听不到我的消息或再见到我。但是我会和玛丽在一起很长一段时间。"

这些律师通过心理剧培训，学会了如何扮演其他角色，包括无生命的物体或人的隐藏部分的角色。律师进入角色后，律师自然会从中讲话。陪审员被吸引入故事。这个故事绕开了陪审员对律师的自然抵抗。陪审员为这个故事所感动，他们在构建自己的案件故事时并不会忘记它，当他们在审判结束时进入陪审团进行裁决时，会互相争论。

法庭之外

即使是最忙碌的审判律师，大部分时间都花在法庭之外。律师不断面对生活中困难时期与人打交道所面临的可怕问题和奇妙挑战。心理剧培训在律师遇到的每一种人类情况下都是有帮助的。一种从心理上戏剧化的方法，首先是律师在人类冲突的喧嚣和争端中，放弃他本应享有的特权，然后全面地进入每个新的时刻。

在死刑案中，律师正在努力解决如何在审判前与受害者的家人取得联系。律师知道这是案件的关键部分。律师希望他能与家人建立人际关系，这将帮助家人减轻痛苦，让家人不会妖魔化他和他的当事人。并最终动员家人不要坚持要求检察官寻求死亡。律师知道，作为被控谋杀的男子的代表，家人对他很生气。律师意识到，他对家庭的态度可能适得其反，并使家庭更加怀有敌意，更坚持死刑。

为这种经历做准备，律师请了一名心理剧治疗师和一些朋友在现实生活中发生这种情况之前就进行了陈述。律师扮演他的角色，然后在场景中扮演其他角色。通过所有常见的心理剧方法，包括角色转换、自言自语、替身和镜像，律师对现实生活中可能发生的事情有一种认识，并了解了其角色固有的一些问题和机会。他了解到，如果他使用脚本进入场景，将会被拒绝。他了解到自己必须自发进入现场，并且他的自发性可能会触发受害者家属的自发性，并帮助其家人摆脱"讨厌辩护律师和他所支持的一切受害者"的角色。他对未来相遇的忧虑减少了，成功的机会也增加了。另一位接受过兼演角色训练的律师写道："我开始在所有工作中都使用替身方法。当我在桌子上与客户交谈时，我会兼任他们的角色。在发言中，我坐在客户的后面一点，然后从客户的身体姿势来推测和感知他的感受，但不说话。在为客户准备证言时，我会以他们的双重身份发言，并询问他们是否合适，并且大多数时候会这样做。我甚至可以在和解谈判中担任辩护律师的双重角色，而且行得通"（布兰可，2001）。

一位接受过心理剧训练的律师说，他与对方以及坐在另一方的律师坐在一个房间里休息一会儿，然后在与对方的心理交换之后对对方说："我也被起诉了。我知道这很难。"双方之间的僵局被打破，此案不久后解决。

为谁工作？

社会关怀是心理剧和社会计量学的核心。J. L. Moreno（1953）写道："一种真正的治疗方法，其目标不能少于全人类的目标"。与律师合作的心理剧学家绝对不能忘记他们不是零和游戏的一部分：对人的严重后果是有争议的。工作的可用性应该不足以成为心理剧学者选择是否卷入案件的标准。对于心理剧治疗师而言，真正的问题是是否协助诉讼的某个方面。

在做出这样的选择时，心理剧学家可能希望考虑到，西欧所有主要国家的监禁率都在每 100 000 人中 100 人左右或以下，而在 2000 年的美国，白人的监禁率为每 100 000 人中 449 人；西班牙裔男性为每 100 000 中 1 220 人；非裔美国人为每 100 000 中 3 457 人（贝克、哈瑞斯，2001；柯里，1998）。美国对非裔美国人的监禁率约为南非黑人监禁率的 4 倍。与大学相比，美国有 20~29 岁的非裔美国人在监狱、缓刑或假释中的人数要多于（汉尼、津巴多，1998）。

民事案件通常涉及伤者向保险公司寻求赔偿，但是保险公司的大规模广告宣传和公共关系活动使大多数公众相信，伤者的许多诉讼都是轻率的，陪审团是不可靠的，对于原告而言过于慷慨，这样的主张缺乏制度上的支持（威德玛，2001）。过失受害者的赔偿不足是很常见的。

作者在这些问题上的选择从本章显而易见：在刑事事务中，他协助被告而不是检察官；在民事事务中，他帮助受伤的人，而不是政府或保险公司。每位心理剧学家都会做出自己的选择。任何一位心理剧学家都不应该忘记那些选择对他人有重要影响。

第 17 章 | 精神科医生与初级保健医生进行系统性会诊中使用的心理剧技术

克里斯·法默

概述

本章讨论的是家庭医生与患者工作时经常遇到的典型困境。在某些情况下，医生可能会发现，自己对患者的反应感到不舒服或者无法帮到患者。本章描述了五个案例，其中一位精神科医生和一组家庭医生采用了心理剧方法进行医患互动。治疗的目的是模仿心理咨询的情感基调，研究系统的思想和角色训练如何协助发现问题和寻求恰当对策的新方法。

简介

在过去的 8 年中，我每隔 6 周就与我的一些家庭医生同事进行一次应用性心理剧治疗。治疗是在健康中心开放前的清晨举行。这些医生是来自一个小地方的三位私人执业者，这个地方在地理和政治上独立于英国其他地区，因此不在国家健康服务体系之内。但是，我本人拥有精神科医生的职位（尤其关注发展不同的心理治疗模式以治疗精神疾病），因此在上述地区可以公开地开展精神健康服务工作。治疗在上述其中一个健康中心进行。我们都愿意花时间在这个非正式和自主的治疗上。

开展这个治疗的最初灵感来源于我阅读迈克尔·巴林特（Michael Balint）所著的《医生，他的病人和疾病》（1964）这本书。作者的主要论点之一是，一些难以应付生活问题的人转而求助于生病这一解决方案。最初，患者经常"提供"或"提议"各种疾病，直到患者与医生之间达成协议，证明其中一种疾病是合理的。因此，当患者长时间就诊时遇到多种模糊的症状或被认为无法诊断的疾病时，医患往往会相互妥协。它介于患者的抱怨（表达隐藏的情感需求）和医生对这些抱怨的回应之间。这种妥协一旦形成，便会固定下来。患者的请求和医生的个性之间的相互作用决定了医生的反应以及患者的角色。巴林特的这本书非常详细地描述了作者与来自整个伦敦的全科医生定期开展的半日研讨。研讨的主题是医患关系，目标兼顾研究和教学。他的主要假设是：最有效的"药物"是医生本人。如果可以识别和利用这一点，那么可能会发现识别和帮助患者情绪状况的替代方法，从而避免形成这些棘手的妥协。

对精神病学的兴趣促使我对医患之间某些类型互动的意义寻求更多的理解，在这种互动中双方都感到不舒服且常常是徒劳的。但是，与巴林特不同的是，我将注意力集中在医患之间特定交流的每个案例上，而不是持续的医患关系或特定医生的一般态度和角色。我们发现某些情况下医生之间经验的共同性，我们所有人都可以很容易地确定这些情况。治疗的主要目的是找到引起医生兴趣和好奇心的方法，以增强他们的理解力，使他们对所呈现的患者现象有更多了解，并找到似乎更有意义的、使医患都感到舒适满意的应对方法。

尽管我有一个鼓励自发介绍和自由讨论的巴林特模式，但我也介绍了系统思考和学习的方法，这些方法是从我在治疗、督导和训练中使用的心理剧技巧而得来的。在 8 年的时间里，有 12 位家庭医生参加了治疗，平均每次治疗有 5 人参加。在过去的 4 年时间里，有 3 位新成员加入了治疗，有 5 位医生一直持续参加治疗。案例按顺序列出。病例报告很少事先准备。治疗通常以非正式的聊天开始，直到不久之后，我们中的某个人开始谈论与患者有关的经历，这些使患者感到沮丧或其他不适。

尽管呈报和讨论案例的方式各不相同，但演变出的典型顺序似乎是最快的方法，每次治疗仅需 50 分钟即可。医生通常坐在患者的椅子上，以患者的身份介绍案例。另一名医生扮演主治医生的角色，坐在桌子后面的椅子上。小组成员将通过要求"医生"和"患者"暂停心理剧演出，或退出角色后的回答问题及阐述来协助治疗。主角和配角也可以随时自由地离开演出或完全退出角色，以征求小组成员的意见，而小组成员也被鼓励自愿表达任何想法或者分享他们想要分享的感受。作为导演（被大家称作"克里斯"），我鼓励患者和医生之间的角色互换，鼓励小组成员通过镜观或举例为患者或医生助力加油，并担任配角，扮演患者家庭成员。

"被操控"

乔治（George）报告了玛格丽特（Margaret）的案例，玛格丽特是一位 30 岁的母亲，她来找他是想要转介另一位治疗师，以治疗自己的背部问题（关节滑脱）。她已经在"操纵者"那里接受治疗长达 13 年，每 3 周见一次面。同时，她还抱怨手臂出现症状，并进行了脑部扫描以确认她抱怨过的其他症状。 从这两种情况看来，她得到的信息都是负面的。 乔治以前曾将她转介给整形外科医生，后者认为外科手术不会有效。 这位医生还向乔治建议，患者的症状与其家庭状况有关。

查尔斯（Charles）扮演乔治（家庭医生），吉姆（Jim）扮演玛格丽特，乔治扮演玛格丽特的丈夫安迪（Andy），后者介绍了自己并描述了自己的家人情况。 小组成员以安迪的身份向乔治提出有关家庭和背景的更多问题。

安迪报告说，玛格丽特与她的后背相处得很好，除了在地板上俯身与两个年幼孩子一起玩耍的时候。 安迪是个矮个子，没有受过良好的教育，但是他扮演妻子时表达得很好。 他报告说，妻子看起来非常年轻，很吸引人。

该小组询问了玛格丽特的原生家庭。 安迪说，他的岳母在外观、着装和发型上也显得很年轻。 他形容岳母常常不请自来，不断到自己家里来，提供建议尤其是照顾孩子方面的建议。

脱离角色后，乔治报告说自己快要崩溃了，感到自己被压扁并陷入困境，很想要大喊大叫来发泄自己。

克里斯介绍了一些可能有助于理解这种经验的假设。首先，面对整形外科医生的信任和来自患者家人的压力之间的冲突，作为医生的乔治有被撕扯的感觉。患者家人迫切要求玛格丽特作进一步的治疗，而这一过程充满不确定性，可能会延续下去。其次，在安迪的角色中，他潜意识会感到妻子的永久康复可能是喜忧参半。

根据 Elkaim（1997）的说法，当我们听到的故事与我们自己的经历有关联的时候，我们可以表达共情。我们应该利用自己的共情能力来增进理解，而不是无视这种反移情。因此，如果我们想不合时宜地大喊大叫，那么确定是什么导致这种感觉很重要。这种感觉想要告诉我们什么？ 更重要的是，我们所描述情况的本质是什么，导致我们对此产生了共情？ 也许作为丈夫的安迪有种复杂的感觉，他无法发声。克里斯建议该小组可以探索这些可能性。

克里斯：首先，谁最希望玛格丽特的状况变得更好？ 大概是玛格丽特，但不一定。

乔治（扮演安迪时）：我岳母没有多少理由必须来我家。她足够好，但是她总是在我家。我感到不受重视，因为我的妻子将注意力更多地放在岳母身上。

小组成员：安迪，也许你喜欢岳母来，因为她为你提供了充足的机会去做运动或者和朋友一起度过晚上和周末的时间。要知道，玛格丽特很高兴有母亲的陪伴，她不会抱怨你经常晚上出去。

因此，安迪对妻子的病情可能会产生非常矛盾的感觉，当然这纯粹是猜测。乔治在遇到患者真正的家人时可以检验这个假设。

小组成员：安迪和玛格丽特可能很难接受这样的事实，他们花了13年的时间来支付似乎没有任何效果的治疗费用。他们可以接受吗？

约翰（扮演玛格丽特）：我一方面很想要见到母亲，因为假如她不来我家，她照看婴儿的机会和理由就会非常少。另一方面，我有充分的理由告诉妈妈我可以自己搞定孩子，这让我感到宽慰。我深爱着她，但我也需要自己的空间。此外，我发现当母亲太频繁地来我家时，我的丈夫会变得烦躁。因此，我不希望与他在这件事情上产生不良情绪。

小组成员一致认为，最好是让家人一起来检验治疗中有关家庭系统的假设。这可能会让那种毫无成效的多年治疗或类似进程不再必要。也许有一种方法可以更积极和富有成效地表达家庭成员之间的感情。

"我要求你做些事情，但让我来决定做什么"

在小组成员集会时的非正式讨论中，出现了一个经常性的话题：患者因不同的议题去见不同的家庭医生。有些人似乎想要对自己的决定和生活有更多的掌控感，而且出于他们的自发性，他们首先寻求的是自然疗法。他们认为现代医学是人工的，因而只是一个次要选择。因此，患者有时会给家庭医生一个互相矛盾的信息："请给我提供建议，但只给我我想要的建议"。

马丁（Martin）介绍了一个他最近见过的家庭案例。他扮演55岁的父亲，并介绍了该家庭的其他两名成员，请小组成员扮演这两个角色。乔治（George）扮演的母亲比父亲年轻了20岁。她担心家庭的财务状况，并感到对家庭的福祉负有总体责任。马丁认为，这位母亲的担心是为了保护丈夫，不让丈夫因为无法保证家庭经济安全而感到自己不称职。母亲把睡着了的5岁女儿抱在自己腿上。这个孩子在夜间腹痛、腹泻和呕吐。父母希望医生把孩子紧急转诊给外科医生。

查尔斯（Charles）扮演家庭医生，马丁扮演父亲。这是一位有说服力的人，据说是有关绿色问题的演讲者和政治家，不断跟医生说话。他认为医生未能诊断出妻子的严重疾病，因而将责任归咎于医生，表达了对医生的蔑视。

心理剧导演为查尔斯做替身，就像家庭医生一样，问母亲："现在，您需要我做什么，以减轻您现在感到的沉重责任感？"母亲将熟睡的孩子交给家庭医生，然后说"医生，我要你照顾我的孩子！""我记得有一次你把手放在我的肚子上，我立刻就放松下来睡着了"。

显然，父亲和母亲想从医生那里得到的东西不同。该小组对此感到好奇，并创造性地寻求更多信息，来理解这些相互矛盾的信息。

克里斯向马丁询问了家庭情况。 他们的孩子只有 5 岁，是他们唯一在世的孩子。11 年前，他们的第一个孩子在出生几天后因脑出血而去世。 他们都因此指责产科医生。 显然，父母对于失去现在唯一的孩子感到恐惧。 他们俩都想得到承诺和安心，但他们却都害怕信任医生。

克里斯问作为父亲的马丁，他的妻子是否还遭受了其他灾难。 马丁的角色与乔治（扮演母亲）相反。 母亲说："我自己的母亲在 40 岁时去世。"

克里斯接着问："您是否认为自己的母亲在精神上仍然活着呢？"母亲回答说，"是的，我一直都在思念她。 她希望我能够尽我所能为家人做事情，因为这是她未能完成的事情。"

在随后的讨论中，通过回顾过去的背景并构建一种叙述，来理解目前出现的僵持感，这将为冲突关系提供可能的意义，并可能为个案接受干预提供合理的机会。母亲似乎承担了她的母亲对家庭成员未尽的责任重担，由此使她对母亲去世的哀伤得以转化。当她的第一个孩子去世时，她不仅感到了丧失，而且自罪自责，感到自己因为没有尽全力照顾孩子而背叛了自己的母亲。 这种自罪自责是她无法忍受的，因此转化成了对他人的责备：产科医生乃至一般的医生。 结果，她尽可能地选择了能够替代医生的从业者。

母亲对家庭医生的感觉是，他是一个思路开阔的人，不仅开了常规药物，而且会用手治愈（即"握住"），这似乎代表着一种授权和舒缓。不幸的是，她丈夫为了弥补自己作为家庭物质供应者的不足，通过争论来保护自己的妻子和孩子，以此获得某种满足。

这项干预措施减轻了母亲的哀伤和责任重担，她认识到自己在担心进一步的丧失，不仅体现在言语上，而且也体现在她按照检查惯例将孩子交到医生怀抱的时候。小组工作解决了父母的矛盾需求。医生已经接受并抱住了孩子（他的选择），母亲也有机会（也根据自己的意愿）将孩子交给医生。双方都行使了自己的选择权和决定权，并保持了自主性，即使自主性没有得到增强。

心理剧艺术的一个重要部分是提供更多的选择和自发性，从而实现相互促进的自主性。这是一项创造性的努力，源于参与者之间的相遇。

"失望或团结"：谁有问题，医生还是患者？

吉姆（Jim）介绍了一个运动教练的案例，该教练服用从商人而不是从医学界获得的合成代谢类固醇。吉姆对患者的一般医疗状况有些担心，最近把他转介给专科医生。 患者曾经去看过一两次专科医生，但决定不再继续看医生，也不接受医生的建议。

吉姆：我要从这里去哪里？

克里斯：想象一下，下一次会在哪里与患者相遇，然后表演给我们看。

吉姆扮演医生，坐在桌子后面，保罗（Paul）扮演病人，名字叫罗宾（Robin）。

吉姆（旁边）：罗宾穿着短裤，露出肌肉发达的腿。当他进来的时候，接待员被他的一般男子气概所吸引而抬起头来。

医生和病人交换角色。

吉姆扮演病人：如果我服用药力更强的止痛药来治疗膝盖，您认为可以吗？（他采用了低调的要求风格，给人的印象是，假如医生拒绝，他会感到害怕。）

他们又恢复了原来的角色，保罗向医生重复了这个问题，医生有点儿犹豫。这时他们使用一种称为"最大化"的心理剧技巧（有关角色训练的术语和技巧的完整说明，请参见 Clayton，1992），患者开始施加压力，方法是更强烈地重复该问题，直到他显得霸道。

吉姆（扮演医生）：（看上去很镇定，与他实际处理的情况恰恰相反，说话冷静而平静）您知道的，我更关心的是您的整体健康状况。很明显您正在服用类固醇，这将对您有害。我很确定地说，医学界不推荐也不建议使用这个药物。那您从哪里得到的它们呢？

罗宾承认他从黑市获得类固醇激素，但随后很快坚持认为，他的生计取决于他的职业，他的客户不仅在运动上而且在职业上都需要他，因为他们也是专业人士。此外，还有很多其他人也来找他，因为他可以帮助他们保持身体健康，这对他们的思想和精神也有好处。"是的，我的膝盖确实很痛，但是许多运动员都不得不忍受一些身体损耗，其伴随工作而来。假如我们从事要求很高的职业，我们都会付出代价，但是如果没有像您和我这样的人，社区将会变得非常枯竭，不是吗？"

吉姆（旁白）：这次见面让我感到完全枯竭！他要让自己疲惫不堪。我应该同意他吗？不，我不得不让他失望。

小组成员说，尽管吉姆内心有自己的感觉，但仍然保持了冷静，大家对于这点印象深刻。旁白给吉姆提供了思考的空间，这样他就可以理性地做出回应，而不是针对罗宾向他发动的言辞攻击自发地做出反应。

约翰（去除角色后）：（与小组成员讨论他的下一个应对方案时说）我要明确地说，他将使自己筋疲力尽，以至于根本无法工作，这将对任何人都没有帮助。我要开一个不那么强劲的止痛药。最后，我将再次建议他接受医师的建议。

吉姆坚定、清晰、毫不动摇地把这件事告诉了罗宾。小组成员认为他富有成效并且毫不妥协地传递了信息，因此罗宾如果要保持礼貌的态度，就不可能拒绝听到这个信息，也不能轻易地抗议它。罗宾知道，如果他因侮辱医生而声名远扬，他将一事无成。

在随后的讨论中，大家一致认为吉姆处于非常困难的境地。访谈开始时，罗宾似乎有些担忧，但是当事情进展不顺利时，罗宾试图坚持自己的立场，以至于医生感觉自己已经耗竭。那个时候医生看上去似乎比患者更难受，但这又怎样呢？毕竟，治疗是为了患者而不是医生的利益而进行的。

克里斯谈到了投射认同机制，通过这种机制，患者通过将自己无法忍受的不适感（此处是一种耗竭感）放在他人（此处为医生）身上来避免自己的不适。换句话说，吉姆感觉到了那种罗宾无法忍受的感觉。幸运的是，因为吉姆能够掌控这种耗竭感，所以他能够控制住形势，并向罗宾提出必须采纳的建议，即便这不是罗宾想要的。在小组讨论环节，吉姆被给予了时间和空间，在旁白时以及在退出角色后，思考和参与有关他的感受的对话。小组的支持有助于他控制自己扮演罗宾时的强烈感情。

Spillius（1992）清楚地说明了投射认同概念的发展。这种现象可以帮助我们理解原本无法解释并因此令人震惊的感觉。我们有机会思考、学习和回应，而不是因强烈的直觉而做出反应。

此外，当人们承受巨大的情感压力时，他们的思维过程并不总是连贯的，简直就像想法从感觉中分离出来一样。有时候，人们无法用语言来形容自己正在经历的感受。比昂（1962）描述了这种现象，人们需要寻找方法来表达一些强烈的感情，这些感情有针对自己的，也有针对他人的，这样他们才能清楚地思考并有效地传递困难信息。治疗的设置可以使吉姆和小组一起行动，寻找控制耗竭的经验，以便吉姆可以找到合适的语言向患者传达他的意见。

最后，治疗可能不仅对吉姆，而且对所有参与者都是一次学习的经历。在未来的访谈中，他们可能会发现有机会在压力情境下涵容自己的思考过程，因此可能会更有效地进行处理。再者，使用心理分析技术，可以说，该小组成员通过积极的内射认同过程，呈现出了一个建设性的形象。一个健康工作的医生可以保有其判断力并阐明他的建议，即使是在自己受到严重情绪攻击的时候。

在讨论中，关于类似案例还有很多评论，其中有很多的期待是来自于表达患者的要求（就像在魔幻商店中）以及迅速结束治疗，特别是还有其他患者正等待跟医生见面。

解决第三代家庭问题的反思性小组设置

当医生讨论杂志上的一篇文章时，家庭治疗的主题就出现了，该文章展示了如何在一般的治疗实践中使用单向屏幕、电话和视频。克里斯说，一些家庭治疗师（Andersen，1990）选择在小组讨论时不使用屏幕，这样家庭就可以自己听到小组表达的不同意见。此外，在听到干预措施后，家庭还有机会直接对治疗小组做出回应。

为了说明这一点，克里斯建议小组成员呈报一个家庭案例。马丁已经有一个三代家庭案例，其中有两个明显棘手的问题患者。

马丁："查尔斯（Charles），您会成为一个问题吗？您是一位 58 岁的外公，两年前您的妻子去世后就来到了这个地区。您是个暴饮暴食者，会给警察带来麻烦。在两次发作之间，您来和女儿丽莎（Lisa）及其家人住在一起。格雷格（Greg），请您成为第二个问题患者——7 岁孙女蒂娜（Tina）。您被正式认定为行为障碍患者。据描述，您不能在学校教室里学习，在家里也无法被管理。乔治（George），请成为她的母亲丽莎（Lisa）。保罗（Paul），请成为丽莎的丈夫鲍勃（Bob），这意味着您是蒂娜的继父。"

克里斯："谁对这种情况最有意见？"

马丁："丽莎，你过度工作，决定一切，并要对所有人负责。丈夫鲍勃，因为丽莎的越权行为，您被剥夺了做父亲的权利。因为丽莎的原因，蒂娜总是在家里烦扰。反过来，丽莎一直向我求购哌甲酯，但没有药物能对她起任何作用。丽莎，您 17 岁时就离开家搬到了苏格兰，13 岁时被强奸，在青少年时期开始与男性发生一系列短暂的创伤性关系，直到您有了蒂娜。"

克里斯："太好了。整个家庭似乎都在这里，这意味着既然您——蒂姆（Tim）是他们的医生，您和我在一起就可以形成一个治疗系统。我们进行交谈和反思，而家人则可以倾听和评论。家庭成员将一切都带到这里是一件好事，他们显然正在努力互相帮助。感到需要对家人非常负责的丽莎正在尽自己最大的努力，她可能以为，自己在十几岁离开父母前往苏格兰时，带给了父母一段糟糕的时光。也许她现在想通过给丧偶的父亲一个家来做些补偿。并且，丽莎可能正在采取建设性和补偿性的举动，以减轻失去母亲后的痛苦。"

也许丽莎也觉得照顾蒂娜应该完全由自己负责，因为鲍勃不是亲生父亲。但是，鲍勃可能想行使更多做父亲的权利，来照顾蒂娜。他可能会担心，假如自己行使更多父亲的权利，就会对母女关系形成干涉，所以也许他觉得退后一步更安全。

至于蒂娜，她可能感受到了母亲的悲痛，也可能会担心祖父。蒂娜的举动也许是试图减轻母亲的痛苦，以便让她去看医生。

马丁："您是这样认为的吗？那很有意思。我以为蒂娜正努力表现得痛苦，以至于鲍勃可能会更多地让自己后退一步，以便让蒂娜拥有母亲。"

克里斯："好主意。丽莎可能会认为，与鲍勃分担养育责任的选择比自己独自承担要好一些，因为那样对于蒂娜和鲍勃的关系更好。而且，丽莎也说过，自己已经不能承担更多了。"

马丁："但是，如果鲍勃更加武断，那对外祖父意味着什么呢？也许鲍勃更倾向于多跟丽莎在一起。如果外祖父觉得自己正在干涉女儿的婚姻，那么他可能不会在他们身边待更多时间，进而会感到更加孤独，更容易被酒精吸引。"

克里斯："那会让丽莎感到困扰。她会觉得那样做好像是在抛弃父亲，背叛了已故的母亲。那样对她的哀伤无济于事。的确，如果她不必花太多精力来照顾家人，她可能会更加强烈地感受到失去母亲的痛苦。当丽莎忙着做各种决定时，她就没有时间顾及无助或沮丧的情绪。"

马丁："无论如何，我不知道外祖父对女儿的婚姻有何看法。似乎他不知道自己该如何跟这对夫妇在一起。"

克里斯："你的意思是他正在试探吗？如果鲍勃和丽莎站在一起，假如他再次喝酒，他们可能会拒绝让他回来，但至少他会知道鲍勃已经妥善照顾了自己的女儿。另一方面，他们站在一起也会对蒂娜的病情产生抑制作用。"

马丁："也许丽莎不会减轻对母亲的压力，直到鲍勃最终介入并证明他是母亲所需要的男人。"

克里斯："那么蒂娜很可能会接受鲍勃做她的父亲。那将意味着外祖父也必须听从这对夫妻的意见。问题在于，鲍勃是这样认为的，还是他太体贴和尊重妻子了？"

马丁："不过，我想知道鲍勃是否真的准备好更多地参与其中了。他似乎认为自己已经在这样做了。也许他没有想到丽莎的父亲要与家人住在一起，并且他可能会担心自己无法扮演更加积极和核心的角色。"

克里斯："你可能是对的。鲍勃可能会继续这样做，只是希望情况会好起来，直到连丽莎都无法承受压力为止。但是可能为时已晚，丽莎可能会精神崩溃，然后鲍勃必须独自处理一切。"

马丁："好吧，我们可以让丽莎和鲍勃下次来演他们自己，我们可以看看他们是否清楚自己想要从对方那里得到什么。"

克里斯："是的，我想鲍勃非常关心他的家人，听了我们今天所说的话，他将继续努力，证明自己确实已经准备好，来帮助我们了解丽莎的需求。"

　　这场正式对话结束后，其他医生都分享了角色内外的他们听到这些对话后的感受。这样就可以呈现多种观点，并提出一个整体假设：丽莎和鲍勃需要就父母的边界进行沟通，他们在等级上与对蒂娜和祖父的共同责任是一致的。其他扮演配角的医生反馈说，鲍勃认为，如果他再次与丽莎一起看医生，他将得到支持和授权。丽莎也感到被理解和被支持（有人担心，她因没有更有效地处理蒂娜的事情而害怕被批评）。当然，外祖父也有一些疑虑和有益的警示。蒂娜松了一口气，不必再参加下次治疗。当然，将来可能会遇到一个更加团结的父母阵线来控制自己的行为，对于这一点蒂娜可能会感到不满。

　　如安德森（1990）所述，在一个反思性小组里，当成员可以在没有竞争和对抗的情况下发表评论，而患者在听取专业人士的谈话时会感受到被赋权。使用正面表达很重要，因为患者更倾向于接受正面表达。当一个家庭成员有机会从另一个角度看待自己时，他们很可能会受到他人言语的影响。即使他们不一定认为这就是客观事实，他们也会经常发现，自己对一些原本混乱的情况多了些理解。通常，这会为他们带来一种新的思维方式，他们会发现可以有多种方法来解决问题。由于家庭成员在一起目睹了这些对话，他们都知道每个人都关心家庭关系，并决定是否接受小组提出的多样化且常常相互冲突的想法。

　　帕普（1983）提到了一种小组对话，这种对话是家庭可以听到的。与安德森的自发性和自由流动的对话相反，我们制定了专门设计的权威性对话模式，通常是沿着获益的思路与变革的风险两条主线，旨在向患者家人有意识地和蓄意地传递一系列信息，这些信息是关于特定结果可能产生的影响。我们还设计了一个治疗三角形，患者家人在此聆听治疗师的话语，看到治疗师像神灵般的权威一样，在与被称为"希腊合唱团"的同事们对话的同时，倡导进行改变。这个合唱团抗议改变，强调所有风险都要付出太高的代价。家庭最终通过其随后的行为来确定谁是"正确的"：如果他们改变了，治疗师就是正确的；但是如果他们没有改变，"希腊合唱团"就是正确的。这种对话的组织方式会让家庭发现，不改变的代价是无法接受的，而家庭动力证明治疗师是正确的。

　　从安德森的角度来看，马丁和克里斯是医生和团队的同事，代表了辅助家庭成员的反思性小组。就帕普的模型而言，医生还是担任治疗师，而克里斯则代表"希腊合唱团"。

　　由于在治疗中使用了安德森和帕普两种对话模式，家庭可以听到意见、问题以及思考，但没有任何指导。这与 Maturana 和 Varela（1987）的原理是一致的，即指导性互动与我们的生物学构造不符。我们之所以能够受到信息的影响，不是因为我们能够遵循指导，而是因为受到我们特定神经元结构的影响来吸收和处理信息。

承受压力后出现"错误"

在一次治疗中，马丁谈到自己一个并不完全开心的决定。他感到自己完全有能力处理儿科急诊问题，并据此给父母提供建议。但是，患儿父母却坚持一些事情，因此他将患儿转诊给专科医生的时候感受到了压力。那个孩子头天晚上窒息，但是第二天检查的时候身体还不错。马丁想知道为什么父母不接受他的意见，因为他觉得没有必要把患儿转诊给专科医生。

这种想法促使吉姆报告案例，因为认为不合适，吉姆拒绝给病人开具病假说明书，而病人则坚持要见别的医生。

该小组继续讨论初级保健医生承受的压力：对他们声誉和业务需求的威胁以及保持礼貌态度和控制各种临床状况的期望，而这些是医生专业权威和专家知识的标志。

然后，小组重点讨论了乔治呈报的一个案例，该案例以他的整体立场而闻名。一位名叫罗斯（Rose）的母亲和她 13 岁的女儿海伦（Helen）一起来找他，女儿自述劳累和瘀伤。她以前被认为是"容易发生事故"的，并且关节和韧带多处受伤。她的哥哥也有类似的事故历史。在过去的两年中，海伦还被发现患有慢性疲劳综合征。

有时，母亲会去找一位幽默乐观的儿科医生，但她也会来找乔治寻求整体建议和药物治疗。乔治说："我知道罗斯正在把自己的焦虑转移到孩子身上，但是我该怎么办？我给孩子做了测试，结果是负面的。然后怎么办呢？她希望再次转诊给儿科医生，所以我们只是原地打转，毫无进展。"

吉姆（Jim）扮演海伦（Helen）的角色，乔治（George）扮演罗斯（Rose）的角色。罗斯向吉姆描述了女儿的性格和说话方式，以便他可以扮演海伦的角色。乔治继续扮演罗斯的角色，描述了罗斯的性格，特别是她的社会史和幽默感。罗斯在南非长大，恐怖分子在那里暗杀了她的父亲。海伦的父亲由格雷格（Greg）扮演，总是爱开玩笑，说话从不严肃。罗斯的母亲 80 多岁，做过很多骨科手术。现在她的臀部也出现了很多问题。查尔斯（Charles）扮演罗斯，乔治扮演家庭医生。

在互动过程中，我们决定，只要小组成员对乔治如何评估该问题有任何想法，他们都可以随时退出角色。例如，使用与母亲相同的整体语言会有所帮助。克里斯建议，扮演的角色是"天真的问询者"，而不是"无所不知的专家"。例如，家庭医生可能会问："罗斯，您能否告诉我，您和家人经过如此全面的研究和理解后，您的整体理论如何解释女儿容易发生事故这一现象？"

随后进行了有关家庭内部政治和动力的讨论。大家有种感觉，父亲是家庭中的外围人物，而罗斯和她的母亲以及罗斯和海伦之间的联系最为紧密。罗斯在协助母亲方面感到无助，转而将精力聚焦在女儿身上。她带女儿去看医生，以获得似乎无法从丈夫那里得到的情感支持。

罗斯除了对母亲的身体状况感到担忧和恐惧外，还因为以前的医生似乎无益母亲的臀部治疗而感到不满。此外，有人提出，由于罗斯对杀害其父亲的恐怖分子充满了痛恨，因此她通过投射认同将自己的感觉转移到海伦身上，这是罗斯必须支持的另一个"受害者"。

一周后，乔治报告说，他应海伦母亲的要求将海伦转诊给了儿科医生，但他还是向儿科医生解释了这一处理过程以及有关患者症状及其家庭动力之间联系的所有想法。因此，他找到了一种表达自己观点并行使其真实判断力的方法，而不必屈服于海伦母亲的一再要求，也不必参与她徒劳而不断升级的权力斗争。乔治通过他的行动和对尊重患者的整体理解，鼓励患者倾听并进行治疗，这些治疗可以提供有关家庭背景的更多信息。因此，他更深刻地理解了这个似乎是矛盾的、整体的方法，这个方法是罗斯之前试图拒绝的。

总结

一组初级保健医生和一位精神科医生使用心理剧技术作为团队的治疗媒介，探索了 5 个具有挑战性的案例：首先，共同制定系统的假设；其次，通过角色训练来协助达成可能的解决方案。系统性概念通常来自后米兰或建构主义理论，并通过心理剧，在结合了一些现代精神分析概念的帮助下，积极地利用了参与者的主观性。

这些治疗的启示有以下 4 个方面。

首先，它使参与者对咨询实践中的现象有系统的认识，特别是与患者家属有关的现象。

其次，角色扮演增强了参与者的自发性，参与者可以在自己之后的治疗实践中调用它。

再次，主治医师结合了一个带有系统假设的模型（有时是多个模型）来测试下一次见患者的时间。

最后，医生有机会检查和检验自己对患者的感觉，这些感觉是诊断辅助手段和适当干预的基础。